U0392064

AROMATHERAPY
AN A-Z

芳香疗法
大百科

[英] 派翠西亚·戴维斯 著
Patricia Davis
全球芳香疗法最权威著作
迄今为止最全面的精油百科全书

李清芳 译

中信出版社·CHINA**CITIC**PRESS·北京·

图书在版编目（CIP）数据

芳香疗法大百科/（英）戴维斯著；李清芳译. —北京：中信出版社，2014.1（2024 .11重印）
书名原文：Aromatherapy An A-Z
ISBN 978–7–5086–4276–5
I.芳… II.①戴…②世… III.香精油－按摩 IV. R454.4
中国版本图书馆CIP数据核字（2013）第239796号

AROMATHERAPY AN A-Z：THE MOST COMPREHENSIVE GUIDE TO AROMATHERAPY EVER PUBLISHED BY
PATRICIA DAVIS，ILLUSTRATED BY SARAH BUDD

Copyright © 1988，1995，1999，2000 BY PATRICIA DAVIS，1999 ILLUSTRATIONS BY SARAH BUDD

First published by CW Daniels, an imprint of Ebury Publishing, a Random House Group Company

This edition arranged with Ebury Publishingthrough Big Apple Tuttle-Mori Agency, Inc., Labuan, Malaysia.

Simplified Chinese edition copyright © 2013 by China CITIC Press

All rights reserved.

本书译文由世贸出版有限公司授权使用

本书仅限于中国大陆地区发行销售

芳香疗法大百科

著　　者：[英]派翠西亚·戴维斯
译　　者：李清芳
策划推广：中信出版社（China CITIC Press）
出版发行：中信出版集团股份有限公司
　　　　　（北京市朝阳区东三环北路27号嘉铭中心　邮编　100020）

承 印 者：北京通州皇家印刷厂

开　　本：787mm×1092mm　1/16　　　　　印　张：34.75　　　字　数：355千字
版　　次：2013年11月第1版　　　　　　　印　次：2024年11月第19次印刷
京权图字：01–2010–0714
书　　号：ISBN 978–7–5086–4276–5 / G·1048
定　　价：98.00元

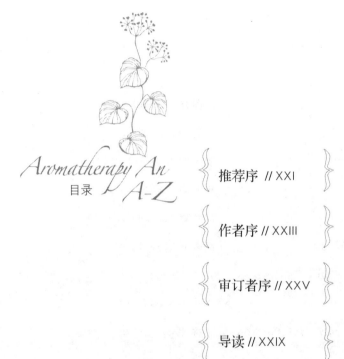

Aromatherapy An A-Z

目录

第一章
精油、植物油、纯露、浸泡油

第二章
精油相关名词

第三章

化学成分及激素

第四章

精油运用法及其他疗法

第五章

疾病与症状

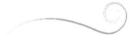

第六章

其 他

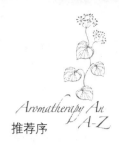

我不得不说，现在的年轻孩子们要比我们幸福多了！

1988 年，当我第一次踏上英国土地，在春天湿冷的英伦乡间学习芳香疗法时，这几部书的作者已经是课堂上如雷贯耳的大师级人物。可是，当时没有人为我把艰深的专业词汇翻译成中文，因此，我每天只能一知半解地听老师讲课，回到宿舍之后，再抱着书，拼了命地翻查书里密密麻麻的英文单词。

那段在英国乡间学习芳香疗法的岁月，与其说是带着我见识了芳香精油的神奇世界，倒不如说是我自己跌跌撞撞地认识精油单词和术语的艰苦历程。所以，日后每当有人问起我那段"美好的"英伦芳香疗法学习生涯是否是我充满感性的心灵华丽盛宴时，我都会苦笑着说："哪是啊！那段时间，简直就是我心力交瘁的理性煎熬时刻！"

不过，虽然我这么夸张地"诋毁"我在英国专业芳香疗法的启蒙经历，但实事求是地说，那段时光确实为我学习专业知识奠定了良好的基础。尤其是那么多拥有扎实理论和临床实践经验的前辈们所写的书，更引导我深刻地理解芳香疗法。

1993 年，承蒙媒体厚爱，我惶恐并荣幸地被称为"中国芳香疗法第一人"，通过杂志的采访报道，第一次把芳香疗法的概念带到国内；2000 年，我又第一次在国内举办国际级专业芳香疗法治疗师的培训课程。不管是通过电视节目的宣传，还是通过几本拙作的讲授，我欣慰地发现，芳香疗法和精油已深入到许多关心自己生活的人心中，甚至已成为一种生活习惯。就拿我的微博来说，只要我在微博中回答了一位网友有关芳香疗法的提问，接下来的几分钟之内，就会有数十条相关的问题弹出，可见大家对它的需求和信任。

有关精油如何改变我们的生活品质，增加我们对幸福感受的论述，我想已不需要在此赘言。况且，作为晚辈的我，面对大师级前辈们的精彩著作，也似乎没有能置喙或推荐的余地。因此，只能借这短短的篇幅，与大家分享我所景仰的这几位大师们的传奇之处。

派翠西亚·戴维斯（Patricia Davis）大师于1988年首次出版的第一版《芳香疗法大百科》，至今还在我家书房的书架上占据着最重要的位置，而且这是全世界所有学习芳香疗法的学生们几乎人手一册、奉为圭臬的教科书，可见派翠西亚·戴维斯大师在专业芳香疗法界的崇高学术地位。

中信出版社出版的《芳香疗法大百科》是大师于2005年的修订版，内容上增加了许多芳香疗法学界新的研究心得和见解。此外，它的叙述方式深入浅出，轻松易懂，即使是没有学过芳香疗法的业余爱好者，也能很好地理解书中内容。

许多年轻孩子问我：怎样才能学习好或运用好这么神奇的大自然的礼物？以前我会开张单子，让他们试着到国外的购书网上去寻找好书，买回来之后，再辛辛苦苦地抱着英汉词典，一个字一个字地读懂它。现在，中信出版社把这几位大师的经典著作集结成册，翻译成既适合专业学习者又适合一般消费者的中文之后，我想，那些曾经辛苦查字典的学生们，终于可以卸下重担，并开始真正享受与大师们同行的快意了！

金韵蓉

2011 年 3 月

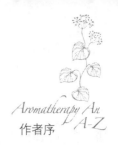
实在令我感到惊讶，转瞬间距离这本书首次问世的时间已经 17 年了，书中的部分信息，已经和现在的知识产生出入。因此，我非常高兴有这个机会能重新修订本书，修改不符合现状的部分，同时吸取读者的意见。

现在和以前最大的差异在于：芳疗师可以运用的精油种类比以前多了很多，一般人也比较容易买到有机栽培技术下生产的精油。但是，市面上出现了许多劣质的精油，夸大扭曲精油疗效的广告也很常见，我们必须非常谨慎小心，才不会落入商人的陷阱。

越来越多的人发现芳香疗法的优点，并且利用芳香疗法维持身心的健康。随着许多现代新疾病的出现，医学界一直在发展新的治疗法，在传统的药物治疗之外，再添加芳香疗法的治病方式，也已经成为医疗新趋势。芳香疗法的广泛使用，为很多人带来好处，但也产生某些危险，因为许多未经训练的人是完全盲目地乱用精油。安全一向是我最关心的问题，因此我希望这本全新增订版书籍，可以提供一些信息，协助专业治疗师和一般读者安全地使用精油。

在这段时间中，很多事情都有了变化，我也很高兴再次有这样的机会，能够对本书的内容做一些增加及修改。主要的修改在 1995 年出版的扩充版时便已完成，但我仍非常高兴有这样的机会来增加一两种精油的解说，修改一些隐含在其中的错误（我认错）。

此外，更让我感到兴奋的是看到这本书改版后精美的新封面，以及在新版中增加的图标，而这些图标都能提供给读者更多的信息。

派翠西亚·戴维斯

2005 年 9 月

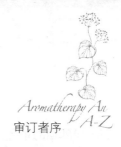

审订者序

在英语世界的芳香疗法书籍中，有三本书是芳疗师书架上必不可少的，其中之一便是这本书。通读完这三本书，我们不但可以了解芳香疗法在英国的发展，也能够更准确地评判这本书的价值。

1977 年首先面世的《芳香疗法的艺术》（The Art of Aromatherapy），是战后婴儿潮时期批判科技文明，回归自然的先声，也是让芳香疗法在英国一炮而红的传世之作。我还记得在 1997 年国际芳疗会议上，该书作者罗伯特·滴莎兰德（Rober Tisserand）在一场讲座中秀出他在 70 年代初组团演唱时，发如披头士，身若瘦皮猴的照片，使得满座对他格外敬仰的芳疗后辈们惊笑连连。一名披着长发的摇滚青年，摇身一变成为英国芳香疗法之父，足见芳香疗法的流行，呼应着西方社会对现代文明的批判式反省。

1988 年，派翠西亚·戴维斯写出了这本书，仿佛为 80 年代的"药草复兴"与"感官复苏"运动做总结。经过一个时代的碰撞与沉淀，本书不仅帮助读者在使用精油前对各种精油知识有一个广泛的了解，更引领读者在使用精油后加深了对它们的认识与感知。我们从派翠西亚对精油安全与精油心灵疗效的详细描写，就可以充分感受到这两个特点。

进入 90 年代后，芳疗作者的职责不再是启蒙陶冶，而是提供更全面与更多样的用油指南。于是，瓦勒莉·安·沃伍德的《芳香疗法配方宝典》出版了。这类书籍的实用性强，趣味性强，不仅是专业人员极佳的参考书，一般读者也能轻松阅读。此书的持续畅销是芳疗发展迈入成熟期的里程碑。

如此看来，《芳香疗法大百科》在众多芳疗书籍中的确居于承先启后的地位。这本书在全球畅销，至今仍是各类芳疗著作最常引用的数据之一，原因不仅仅是因为其富有历史意义。除了像辞典一样的编排方式极占优势以外，作者动人的笔触也是关键所在。大部分的芳疗书籍读起来不是像园艺指南加食谱，就是像医药方面的教科书，鲜少有作品像本书一样耐人寻味，可供人反复阅读咀嚼其中的滋味。这倒不是因为派翠西亚特有文采，主要还是她眼界不凡，能带领读者通过精油重新认识自己与周围的世界。

读者若是先了解派翠西亚·戴维斯其人其事，也就不难理解为什么这本书会如此与众不同。派翠西亚·戴维斯与罗伯特·滴莎兰德同为英国芳香疗法界的先驱，两人与芳香疗法结缘，都与法国有关。罗伯特·滴莎兰德有法国血统，所以他能从法语的芳疗文献中汲取养分，他的母亲属于英国最早一批接受欧陆芳疗训练的美容师，师从摩利夫人的嫡传弟子米西琳·艾歇尔。派翠西亚·戴维斯则是在巴黎学芭蕾的时候开始接触芳香疗法，在巴黎带大四个孩子并丰富自己的芳疗学识。她后来成为国际芳香疗法治疗师协会（IFA）的发起人之一，创办了伦敦芳香疗法学校（LSA），启发了无数像我一样的芳疗初学者。其实，这本被奉为圭臬的书，原本就是作者为她的学生们写的，所以读者可以发现很多"身为一个芳疗师""一个具有整体治疗观念的芳疗师"应如何如何的描述。由于是写给那些选定芳香疗法作为一生事业的学生看的，所以作者的笔调自然多了师者的谆谆教导，以及传道、授业、解惑的热情与使命感。如此"笔尖常带情感"的风格，即使是不懂芳疗为何物的读者，读来也会为之动容。

遵循这样的基调，派翠西亚在书中大量运用她自己的临床经验来介绍各种精油的用法，不仅增强读者用油的信心，也使读者与这些陌生的药草拉近了距离。此外，派翠西亚的艺术气息（早年曾为芭蕾舞演员，最近几年居住在乡间专攻绘画）与人道主义关怀（如关注艾滋病、毒瘾等问题），使她笔下的芳香疗法多了几分人文色彩，而不只是另一种头痛医头、脚痛医脚的"奇技淫巧"。我在伦敦芳香疗法学校进修期间，派翠西亚已经不再教课，但其他老师还是深受这种"人文的芳香疗法"的影响，所以我对书中某些论点也就特别有感受，例如在"手"的专论中，派翠西亚开宗明义便指出："如果没有手，就不会出现芳香疗法了。"她的意思是，一个芳疗师只有具备了同情与博爱，双手才会产生治愈力（healing power），也只有这样的手才能活化精油，为患者带来温暖与生机。换句话说，她最看重的还是人对自我的觉察以及民胞物与的情怀。派翠西亚这句简洁有力的感言，恰好可以与摩利夫人的名言互相辉映："不管医生用什么来帮助我们，是精油、蜂王浆、活细胞，还是普鲁卡因，唯有人的意志才是最有力的健康之钥……"派翠西亚在"苦恼、悲伤"单元里，更明确地指出："有时在芳香疗法的书籍中，可以看到某些精油可以消除苦恼的叙述。但我认为：芳疗师充满爱心的照顾要比精油的功效重要得多。"只有这样做，我们才不会为物所役，精油才能发挥最大的功效。

虽然本书是我最为欣赏的英语芳疗书籍，也是芳香疗法界所推崇的权威之作，但它还是有些数据方面的瑕疵，我不能不提。书中的讹误多半都与精油的化学结构有关，这也是普遍存在于英语芳疗书籍中的问题。有关精油成分及其属性的研究，可说是一个日新月异的领域，但英语芳疗作者一般对此涉猎较浅，引用的数据又比较陈旧，难免陷入以讹传讹的窘境中。比如"大西洋雪松"这一条目的最后，派翠西亚警告读者不可在怀孕期间使用，但并未做出任何解释。原因是大西洋雪松精油里含有20％的大西洋酮，而酮类向来都被视为婴儿与孕妇的禁忌。这些英语作者不了解的是，酮类有单萜烯酮与倍半萜烯酮，前者具神经毒性，确实不宜让婴儿与孕妇使用，但倍半萜烯酮毫无毒性，完全不必有所顾忌。有关大西洋雪松的安全性问题，就连大名鼎鼎的法国医生潘威尔也犯了错误，将它列为婴儿与孕妇的禁忌用油，可见隔行如隔山，任何人都有智虑未及之处。鉴于此，一些德国的生物化学家甚至打算出一本书来纠正这些英语芳疗书籍中的谬误。

　　审订本书并为之作序，对我而言是一件具有历史意义的工作。我在伦敦芳香疗法学校接受芳香疗法的启蒙教育，而后又在法国医师与德国生化学者的个别训练课程中不断拓展视野，受后者的影响更为深远。然而，真正让我感受到芳疗之美的，仍是"派翠西亚流"的芳疗理念。对派翠西亚而言，芳香疗法是通往具有感知力的生活的一条道路，你可以选择其他的道路，只不过这是景致最秀丽的一条。相信本书也能为每一位向往有感知力生活的读者铺路。

温佑君

2000 年 9 月

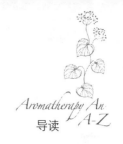

芳香疗法可说是一种整体治疗法，涉及人类的身体、理智和心灵深处的需求，以及生活形态、膳食内容和人际关系等方面，也是一门使用植物油治疗疾病的艺术科学。

虽然"aromatherapy"（芳香疗法）这个英文词汇，在20世纪才出现（最早提出芳香疗法的是一位法国人，或许"芳香疗法"应该写成"aromathérapie"，用以描述利用植物精油来治病的疗法，但是芳香疗法遵循的原理却有非常久远的历史。

芳香疗法的前身——药草疗法，可说是人类历史上最古老的治病方法。在蒸馏萃取精油的技术出现前，几千年以来，人们一直将这些会产生精油的香料植物当作重要的药材。考古学家发现：在早期人类的墓园或居住地区，都可以找到许多药用植物的遗迹，利用变成化石的花粉，就可以分辨出植物的种类。当时的人们对这些药用植物的疗效，必定有某种程度的认识，虽然他们可能只是偶然地发现这些植物的功效。

早期的人类可能会意外地发现，某些他们当作食物的叶片、浆果或树根，患者吃了之后竟然觉得比较舒服；或者他们发现这些叶片、浆果或树根的汁液，可以促进伤口的愈合；他们也可能观察到生病的动物，会选取某些特殊的植物来吃。这些发现，对当时完全依赖四周

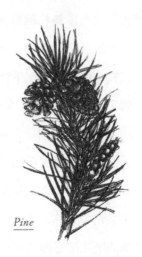

Pine

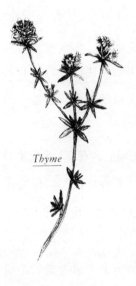

Thyme

环境资源的人类来说，是非常宝贵的知识。因此，一旦有了这样的新发现，大家就口耳相传，慢慢地整个部落的人都具有这种知识。

也或许有人发现燃烧某些灌木的小枝条或树干，会产生烟和香气，让人们昏昏欲睡，快乐、兴奋，或产生某种"神秘"的感觉。如果所有围在火堆旁的人都有同样的感觉，再次燃烧同种灌木的枝条时，又出现相同的情况，人们就会认为这种灌木具有"魔力"，有特殊的功效。

利用"烟"来治病，可说是最早出现的医疗方式之一，又由于早期的人类社会中，医疗和宗教总是密切地结合在一起，因此在原始的宗教活动中，也可以看到特殊的点火起烟的仪式。当古代的人们把芳香植物当作祭礼献给他们的天神时，可说是献上他们最大的诚心，把他们最珍贵的东西——芳香植物，奉献给天神。目前，东西方的主要宗教，仍然持续使用神圣或神奇的烟，即保留了熏香（烧香）的仪式。到 20 世纪，使用芳香植物进行烟熏消毒，已经成为标准的医院消毒程序。最明显的例子是：法国的医院过去一直都在病房中燃烧百里香和迷迭香作为消毒的方式。但讽刺的是，在科学研究证实百里香和迷迭香具有强力杀菌功能的同时，法国的医院竟然停止使用百里香和迷迭香来消毒病房。不过，在世界上其他较落后的地区，烟熏消毒仍是标准的医院消毒程序。

公元前 3000 年，埃及人就用芳香植物作为药材和化妆品，甚至用来保存尸体。基于公共和个人使用的目的，埃及人储存许多香料。遇到重大庆典时，他们会点燃熏香，把香料涂抹在跳舞女奴的手上，让香气随着女奴的舞蹈，散布在空气中。从多本古籍的描述中（最早的记载约是公元前 2890 年），我们知道了数种埃及人使用的药材以及使用方法。他们将内服药制成药丸、药粉、栓剂、药饼和药汤，外用药制成油膏和药糊等。他们使用的药材十分广泛，包括树木、花草、动物和矿物，连植物的灰烬和烟也是药材之一。洋茴香、蓖麻油、雪松、芫荽、小茴香、大蒜、葡萄和西瓜等等，都是当时埃及人常用的药材。

　　早期的埃及人是否具有提炼精油的技术，一直是个争论的焦点。埃及的古籍中，没有任何萃取精油方法的记录，墓穴里也没有发现适合储存精油的容器。研究人员发现，大量盛装油膏和化妆品的罐子以及油瓶都存放在金字塔中，而少部分瓶罐中的物品还保存得很好。瓶罐中的物品，大部分是油膏和黏稠的药糊，而且还能够从气味中分辨出乳香和安息香等香料。有些泥板上记载着进口雪松油和丝柏油的记录，证明当时已经有国际油品的贸易，但这些都是简单的浸泡油（使精油及其他药用成分溶入植物油内，然后沥去原植物）。不过，墙壁涂料的证据显示：最晚在公元前 3 世纪以前，埃及人就已经掌握了简单的蒸馏技术。

　　在埃及的东方，两河（幼发拉底河和底格里斯河）流域的美索不达米亚平原上，巴比伦的医师已经把药物的制法和处方记录在泥板上，而早期刻在泥板

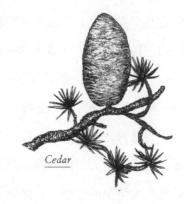

Cedar

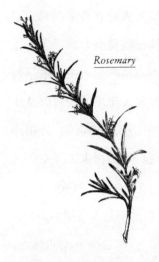

Rosemary

上的文字，都是苏美尔人的楔形文字。巴比伦的泥板记录和埃及古籍记录最大的差异在于：巴比伦人没有记录药物的使用剂量（药物的使用剂量在当时可能是一项普通常识），而是很详细地记录治疗时机——通常是在清晨，尚未吃早餐之前。有个巴比伦的国王，命令他的臣民把整个花园种满药用植物，当时种植的植物有：苹果、温桲树、胡瓜、南瓜、大蒜、洋葱、番红花、甜茴香、百里香、芥末、藏茴香、芫荽、玫瑰、杜松和没药。也就是说，现在我们所使用的药用植物和芳香疗法用植物，当时的巴比伦人就已经在用了。

　　古希腊人学习到很多埃及的药物学知识，并以埃及人的成就为基础，继续深入研究，有了许多新发现。例如，希腊人注意到某些花的气味会刺激神经，起到振奋精神的作用，而某些花的味道会让人放松，昏昏欲睡。他们利用橄榄油（希腊过去和现在产量都很高的一种农产品）来吸收花瓣或药草的气味，再将这些具有香味的油，当作药物或化妆品。希腊的士兵随身携带着没药制成的油膏上战场，用来治疗他们的创伤。至今仍被尊为"医学之父"的希波克拉底（Hippocrates），在他的著作中提到许多药用植物，包括大量的天然麻醉剂——鸦片、颠茄和曼陀罗花，食用植物——大黄、温桲等。他曾写道："让你的药物成为食物，让你的食物成为药物。"希波克拉底不仅是个药草学家，更具备了洞察力、谦逊和奉献等医师的特质。希波克拉底的格言仍然提醒着医学院的学生，虽然他们学了很多医药方法，但世上的医药学仍是一片混沌，人们要更深入地研究。

罗马人从希腊聘请许多医师，担任军医或御医等职务。马尔库斯·奥勒里乌斯的御医——盖伦（Galen），曾在一所罗马竞技学校担任医师的职务。根据记载，在盖伦任职期间，没有一位格斗竞技者因格斗受伤而死亡。这并不需要惊讶，因为盖伦知道非常多的药草制剂，善于利用这些药草挽救生命。盖伦写下了许多植物药学的理论，并依照植物的医药功能，将它们分门别类，这就是现在的"盖伦分类法"。盖伦还发明了最早的"冷霜"，它是现在所有药膏的原始形态。另一位希腊人——迪奥斯科里德斯（Dioscorides），是罗马帝国时代的军医，他收集许多地中海沿岸国家的药用植物，并且在公元78年，完成了共5卷的巨著《药物学》（De Materia Medica），记载了他所收集到的药用植物的知识和使用方法。

起初，希波克拉底、盖伦、迪奥斯科里德斯和其他医师的著作，只有一部分翻译成阿拉伯文，而在罗马帝国灭亡之后，部分幸存的罗马医师，带着这些不朽的典籍和精湛的医学知识逃到君士坦丁堡，在君士坦丁堡将大量的希腊罗马医学典籍翻译成了阿拉伯文。著名的亚历山大医学图书馆收录着许多经典著作。借着这些文化交流，古希腊罗马建立的医学知识，便广泛地传播到了阿拉伯世界。阿拉伯历史上第一位伟大的阿拉伯医师是拉奇（Abu Bahr Muhammed ibn Zakaria al–Razi）（公元865~925

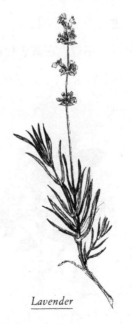

Lavender

年），他写了超过 24 本医学书籍，详细记载了药草的收集方式和制作程序。

但阿拉伯历史上最伟大的医师，是阿布·阿里·侯赛因·本·阿卜杜拉·本·哈桑·本·阿里·本·西那（Abu Ali al–Husayn ibn Abd Allah ibn Sina）（公元 980~1037 年），也就是西方人说的阿维森纳。他精通逻辑学、几何学、形而上学、哲学、天文学和当时所有的自然科学，当然包括医学，事实上，他可以说是标准的"现代文艺复兴人"（现代文艺复兴人——兴趣广泛，而且样样精通的现代人）。他是个天才儿童，18 岁时就以精湛的医术闻名。他留下了许多珍贵的典籍，记录了 800 种以上的植物以及它们对人体的功效。目前，他使用有些地区的俗名称呼的植物，我们还无法辨认出来。而在已经完成辨识的植物中，我们发现了洋甘菊、薰衣草、玫瑰和其他现代芳香疗法常用的植物。他也提到全水果膳食、脊椎调整术和许多医学知识的细节。

不过，在芳香疗法的历史上，阿维森纳最大的贡献是发明了蒸馏精油的技术，比较正确的说法是他改良了蒸馏精油的技术，而非发明了这项技术。考古学家在早些时代的遗迹中，找到了简单初步蒸馏技术出现的证据，阿维森纳可能为这个装置添加了冷却圈环，改良了旧有的技术。

罗马帝国灭亡后，到第 10 世纪之间的欧洲历史（就是所谓的黑暗时代，缺乏有条理的历史记录），我们都不甚了解，不过可以确定当时已经有使用药草的习

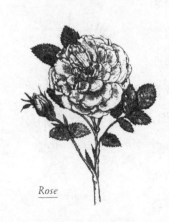

Rose

惯，延续到现在成为民间的药草偏方。我们已经知道，12世纪时的"阿拉伯香水"就是精油，并且闻名全欧洲。参与十字军东征的骑士，不但把香水带回了欧洲，也把蒸馏萃取精油的技术带了回来。由于欧洲十分缺乏这些具有香气且会产生胶状物质的东方植物，欧洲人便尝试在欧洲内陆栽种一些原产于地中海沿岸地区具有香味的灌木，并以这些灌木及欧洲原产的薰衣草、迷迭香和百里香作为原料，生产精油。

中世纪的文献记载了制作薰衣草纯露和浸泡油的多种方法。印刷术发明之后，这些制作方法很快被印制在了"药草学"的书中。16世纪时，任何一个识字的人都可以按照书中的制作程序，制造浸泡油、纯露、药汁、浸液和其他的药草制剂。当时的家庭主妇都会制作这些药草制剂，来治疗家人的疾病；或是制成香包、薰衣草袋和其他的药草包，用来增加家中的香气或防止害虫蛀蚀。但更复杂的药草医疗法必须向药剂师购买。药剂师通常都有幢大房子，内有一间蒸馏室，可以自主生产和贩卖珍贵的精油（当时称为"化学油"）。在瘟疫流行的地区，人们将花瓣和药草撒在路上，用脚踩踏，挤出花草内的油汁。公共场所内也挂上香包和一束束的芳香花草，作为"护城符"，避免流行病扩大蔓延。这些举动经常被历史学家视为迷信而忽略不谈，但现在我们已经知道，当时人们所使用的植物，大多数都是强效消毒剂、杀菌剂，有些甚至可以杀死病毒；还有些植物是很好的杀虫剂或防虫剂，可以防止跳蚤、虱子和苍蝇滋生，传染疾病。

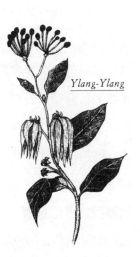

Ylang-Ylang

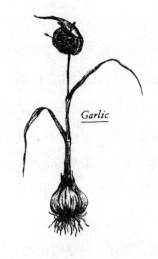

Garlic

英国的杰拉德（Gerard）、班克斯（Banckes）和卡尔培波（Culpeper），德国的布伦费尔斯（Brunfels）、富克斯（Fuchs）和博克（Bock），西班牙的尼古拉斯·莫纳德斯（Nicolas Monardes），这几个人各自编纂了几本当时赫赫有名的药草学。而将新大陆（美洲）上的植物列入药草学中的，则有法国的夏尔·德莱克吕兹（Charles de l'Ecluse）和意大利的皮耶特罗·马蒂奥利（pietro mattioli）。马蒂奥利的药草学，是根据迪奥斯科里德斯的著作再修订的，当时翻译成好几种欧洲语言，卖出了 32 000 本，成为 16 世纪最畅销的书籍。

中世纪和都铎王朝的医师与药剂师甚至一般民众，都开始运用各种植物制成的药剂来治疗大小疾病。但到了 17 世纪，一门新科学——实验化学的出现，引发了化学物质在药学上的应用。卡尔培波以激烈的言辞，公开指责那些让患者服用水银等有毒物质的医师。只可惜当时的人完全忽略卡尔培波的意见，仅把卡尔培波视为一个"紧抓古老药草疗法的顽固老学究"，或是"忌妒其他成功医师社会地位的小人"。某些危险有毒的药物会引起副作用，这对现代人来说已经是常识，但是在当时运用化学物质治病的医师，反而是比较先进的医师呢！17 世纪欧洲爆发"烧死女巫"的风潮，正好和早期化学疗法出现的时间相同，由此可知当时化学药物取代古老秘方是一种趋势，和宗教强烈排挤异端邪说的浪潮结合，形成了疯狂的除魔扫巫行动。

当然，不是所有的化学物质都有害，现在我们已经知道当时的重要矿物质中，有一些（例如硒）和身体的健康、心理的安适有着非常密切的关系。化学家佛里德里希·霍夫曼（Friedrich Hoffman, 1660~1742年）针对精油的特性做了许多研究，同时他也对不同种类温泉的天然矿物水做了深入研究。这些专门的研究，使得这方面的知识越来越晦涩难懂，渐渐脱离一般人的生活，进入学术领域。

18~19世纪，化学家们持续研究药用植物中的有效成分，分离出咖啡因、奎宁、吗啡和阿托品等有效物质，这些分离纯化的研究成果，促使化学家们将几种有效的单一物质合成新的药物，不再依赖天然的混合物来治病。不过，人们仍然使用精油。20世纪之前，许多精油的使用方法还完整地保留在药典中，只是人们使用的精油种类缩减很多，只剩下常用的几种（例如：薰衣草、没药和欧薄荷等）。合成的药物，尤其是煤焦油的衍生产物，逐渐取代了天然的精油，特别是在20世纪后半叶，这种情况尤其严重，这也造成了现在的种种灾难。

在此，将焦点移至亚洲地区，特别是印度和中国。运用植物药材治病，可以说是这两个东方古国延续了千年的传统之一，和欧洲世界极为不同。西方人其实是重新找回他们"遗失"的传统知识。

印度人对植物的利用，反映出他们对生生不息、持续不断变化的自然界的宗教观和哲学观。印度最古老的宗教典籍——公元前2000年的《吠陀经》，记载了药方以及对植物的祈祷文："药草啊！

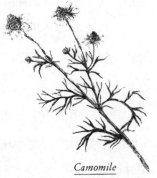

Camomile

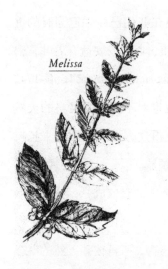

Melissa

你们是如此长寿，甚至在天神诞生之前，你们就已经繁衍于世上，我希望了解你们所有的秘密……来吧，智慧的药草，请为我治愈这个患者吧！"印度的药物，全部是用植物制成的，充分反映出印度主要宗教的素食精神。印度的阿育王（公元前3世纪）组织和管理药用植物的种植方法，使得人们在药用植物生长与采摘的过程中，必须投入相当大的精力，并且还要注意："只有纯洁至善的男人，才能采收药物，并且事先不得进食。药材必须种植在远离人群的地方，栽种在肥沃、排水良好的土地上；同时必须远离寺庙或其他神圣的地区，也不可以种在墓地附近。"印度的药材因而成为亚洲著名的高贵药材，甚至在西方的药方中，也可以找到印度药材的踪影。印度药材的蓬勃发展，奠定了传统印度医学（阿育吠陀医学）的基础。印度药材的种类有：安息香、藏茴香、豆蔻、丁香、姜、胡椒和檀香、大麻、海狸香油、芝麻油、芦荟和甘蔗。现代的芳香疗法中，还在使用前7种植物的精油。

中国也拥有使用植物药材的悠久历史，这些药材可作为附加药剂、补药或针灸疗法。同样，许多药物的特色、使用方法，都已经发展好几千年了。《黄帝内经》是最早的一部药典，在公元前2000年之前就已经出现了。中国药学经典中，最伟大的就是《本草纲目》，书中记载了2 000多种药材（大多为植物），以及8 160多种不同的药方。这些药学典籍说明当时中国人利用药草的程度，可以说远远胜过其他国家的传统医学。许多中国人使用的药草，西方人也有使用，例如雏菊、龙胆、甘草、胡桃、桃子、车前草、大黄等。中国茶可以治疗感冒、头痛和腹泻。

让我们再回到现代欧洲，我们可以发现有工业界支持的合成药物研发，正蓬勃旺盛地发展，芭芭拉·格里格斯（Barbara Griggs）指出：植物不能申请专利，因此研发植物药剂的获利很低，工业界不愿投资。同时，人们也重新检视传统医学，用更完整、更天然的方式使用植物药材。

在这个潮流中，人们开始对精油的特性和功能产生兴趣。19世纪20年代，在家族企业的香水公司担任化学研究员的勒内-莫里斯·盖提佛斯（René-Maurice Gattefossé），对精油的医疗功效发生兴趣。他发现添加精油的产品，保存期限比添加化学药剂的产品还长，也就是说，精油的杀菌防腐效果比化学药剂还好。在一次实验室爆炸的意外中，他的双手严重灼伤，他选择了薰衣草精油来治疗。薰衣草精油的神奇功效，使他对这些精油的疗效产生了浓厚的兴趣，因此他针对精油的医药用途，做了许多实验。1928年，他首次在科学论文中提出"芳香疗法"一词，并在1937年出版了一本名为《芳香疗法》的专著。

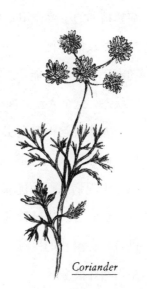

Coriander

其他的法国医师、科学家和作家，也跟着投入芳香疗法的研究，其中最有名的是让·瓦涅（Jean Valnet）医师，他在担任军医期间，运用精油治疗士兵的严重烧伤和其他创伤。随后，他利用精油和其他的植物药材，治疗精神病院的患者，获得了极大的成功，尽管医院的工作人员都以怀疑的态度来看待这个成果。他所著的《芳香疗法》(又译为《芳香疗法之临床应用》)，成为正统芳香疗法的"圣经"。之后通过玛格丽特·摩利 (Marguerite Maury)、法布里斯·巴尔多 (Fabrice Bardeau) 和马塞尔·贝尔纳代 (Marcel Bernadet) 等人的实验和论著，我们对芳香疗法又有了更深入的认识。

近年，英国政府才将芳香疗法视为一门正式学科。但在此之前，芳香疗法早就在民间广泛流传，大家也将芳香疗法视为一种整体治疗法。芳香疗法治疗师的训练标准非常严格，随着医院中使用芳香疗法的机会越来越多，大多数的治疗师，都能从事整体治疗方面的医疗工作。

一个受过适当训练的芳疗师，只懂得使用精油是不够的，他必须设法帮助患者达到心智、生理和精神三方面的平衡。精油和药物不同，精油是一种很精致、微妙的东西，每种精油都有不同的特质。一般的合成药物，或从植物中萃取出来的活性物质，只能治疗某种特定的病症。精油的主要作用就是"平衡"，它把身体从不平衡的生病状态，调整为健康的平衡，有些芳疗师还用到东方的阴、阳概念——两种呈现动态平衡的相反能量。当人的身体和心灵，所有的能量都维持在平衡的状态，这个人就会拥有健康。

人体缺乏平衡会引发很多问题，如极端的体温——发烧或体温过低，血压过高或过低，激素分泌失调等症状。心智和精神缺乏平衡，也会出现病态，如忧郁、歇斯底里、情绪急速改变（最极端的例子是躁郁症）等。通过精油温和地调整心智，以及治疗师的细心照料，提供整体、温和的照顾，比起传统服用冷冰冰的精神异常药物治疗，效果当然好很多。

芳香疗法的另一个重要特色就是精油可以广泛使用，用法众多。利用精油进行按摩治疗，不但可以发挥精油的疗效，还能借着治疗师和患者之间的接触缓解病情，这是最重要的部分。运用精油进行芳香浴是仅次于按摩治疗的重要疗法。水本身就具有许多功效，想想我们辛勤工作一整天之后泡在热水中的感觉，就可以明白水的功效。如果在水中添加精油，水和精油会共同发挥作用，达到很好的疗效。芳香浴是最容易掌握的芳香治疗方法，即使在服用西药的情况之下，也可一起使用，不受干扰或影响彼此的功效。

　　依照各种不同的生理情况，精油可以热敷、冷敷或混合冷霜、化妆水和乳液来保养皮肤，或者用来治疗湿疹、面疱和促进健康，维持美丽、红润的气色。皮肤可以很轻易地吸收精油，而且不论是按摩、芳香浴，还是涂抹于皮肤，我们都会在呼吸时吸入一定分量的精油所挥发的精华。精油的香气会对心智产生微妙而深远的影响，进而间接影响我们的身体。此外，皮脂所吸收的精油，也会由肺部的微血管进入血液，直接对身体产生影响。自己运用芳香疗法治疗时，要特别小心谨慎，切忌粗心大意，只要能够正确使用，精油是很安全的。但某些精油的危险性比较高，任何人使用时都要特别注意，即使是每次少量使用或者其毒性很低，长期累积，也会伤害人体，更何况某些精油的毒性很强。医学期刊中曾经刊登了几则死于精油中毒的案例。我撰写本书的主要目的之一，就是希望提醒大家要安全地使用精油，让更多人避免因精油使用不当带来的危险，享受精油带来的健康与乐趣。

第一章

精油、植物油、纯露、浸泡油

欧白芷（Angelica）

学名：*Angelica archangelica/A. officinalis*（当归属）

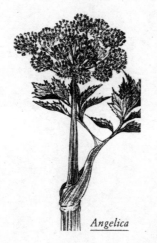

Angelica

欧白芷是典型的伞形科植物，一般都有180厘米以上的高度，花季来临时，在植株顶端开着微微绿白色的伞形花。整株植物都有浓烈的香气，花的部分则有蜂蜜般的味道。它的原产地是北欧。其他的欧陆地区则采用人工培育法栽植。

欧白芷的根或种子都可以用蒸馏的方式提炼出精油。刚萃取出的精油是无色透明的，慢慢才会变成黄棕色。欧白芷油的香气很浓，也很好闻，因此有许多甜性烈酒和开胃酒，包括著名的夏特勒和伯内丁甜酒等，都用欧白芷调味。欧白芷精油的主要成分是水芹烯，占了精油整体70%的比例，另外还有欧白芷素、佛手柑内酯以及其他的酸类等。从根部和种子提炼出的精油，在成分比例上有些许差异。

自古以来，人们就知道欧白芷具有医疗功效，由于它的神奇疗效，人们还给它一个"圣灵根"的封号。从巴拉赛尔士到吉拉德，每个医师都认为欧白芷可以避免人们患瘟疫。事实上是因为欧白芷具有强化免疫系统功能的作用，所以可用它来抵抗各类传染病。以往会让疗养中的病人、贫血的患者或虚弱的病人服用欧白芷来补充精神和体力。因此我认为，在中世纪的英国，欧白芷是一种名贵的药材。

欧白芷是消化系统的最佳滋补品。我们从甜烈酒中添加欧白芷来提高人们饮用甜酒时的口感就可以看出来，它还可以刺激食欲。费比斯·巴度在《芳香疗法的医学用途》一书中提到：欧白芷可以治疗厌食症。此外，欧白芷还特别适用于治疗由压力带来的消化问题。

从普通感冒到支气管炎等各种呼吸道感染，甚至令人不耐烦的干咳，都可以用欧白芷治疗。它还有润滑皮肤的功效，因此许多市面上的护肤用品都添加了欧白芷。

欧白芷还有解毒和利尿的重要功效。它可以促进淋巴排毒和所有的排泄器官（肝脏、肾脏、皮肤）排除废物，因此它非常适合风湿病、关节炎、体液滞留以及蜂窝组织炎患者用来涂搽和按摩。它的气味很好，若使用其他味道不好的精油时，可以搭配一些欧白芷油来改善气味。

欧白芷的种类很多，全球至少有30种以上。中国至少有10种，每种都有不同的治疗功效，其中一种名叫"当归"的白芷，用来替代治疗更年期病症所使用的人工激素，在西方非常受欢迎。

切记：欧白芷根的精油和佛手柑类似，对光线很敏感。因此阳光会照射到的部位，不要涂搽这类精油。

洋茴香（Aniseed）

学名：*Pimpinella anisum*（茴芹属）

洋茴香的精油含有剧毒，所以很少使用。洋茴香的成分中，90%以上是茴香脑，如果用量太高或重复使用时间过长，会降低人体的血液循环速度，损伤人类的大脑，产生昏昏欲睡的感觉，还可能使人上瘾（19世纪的法国，许多人饮用洋茴香制成的苦艾酒后，都染上了酒瘾）。它的毒会滞留在人体内，因此，长期使用可能使某些人患皮肤炎。

理论上，洋茴香可以镇定消化系统，减轻月经疼痛，刺激乳腺分泌，治疗心脏和肺部疾病等。不过治疗时，若你能选择其他具有相同疗效的精油，可能会比较安全且更加合适。

山金车（Arnica）

学名：*Arnica montana*

这是另一种含有剧毒的精油，我们不应在芳香疗法中使用它。不过，有几种山金车的萃取液，却有很好的医疗效果。

山金车制成的浸泡油可以治疗瘀青和扭伤，特别适合调养运动后肌肉酸痛或拉伤等，也有些人用山金车浸泡油来治疗尿布疹。使用时一定要特别注意，如果皮肤上有伤口，就绝对不能涂山金车类的药品。另外，市面上出售的山金车药水，其功效与山金车浸泡油相同，可以在患者的生理或皮腺状况不适合接触油性物质时使用。

顺势疗法中，山金车常用来治疗休克、瘀青和扭伤，但不管是内服或外用，用量都很少。山金车制成的药膏，是药草医疗箱中不可或缺的基本配备。记住：一定要将山金车草和精油分开储存，而且别忘了所有味道强烈的物质，都会破坏顺势治疗的功效［参看"顺势疗法"（222页）］。

罗勒（Basil）

学名：*Ocimum basilicum*

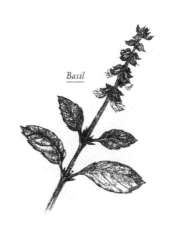

Basil

　　罗勒的英文名字，是从希腊文"国王"（basileum）演变成的，可能是当时人们认为罗勒很珍贵，堪称植物之王，也或许罗勒油是国王所涂抹的圣油（基督教的仪式之一，涂抹圣油可以净身）成分之一。约翰·巴金森爵士在他所写的药草学中提到："罗勒的味道如此之好，非常适合在国王的宫殿中使用。"在现代希腊，罗勒仍然是非常有价值的植物。它是佳肴中常用的药草，人们为它取了些昵称，像"山之欣喜""男孩之欣喜"等，甚至在希腊教堂中，牧师的脚边就可以发现一盆盆的罗勒。

　　地中海地区的罗勒生长得非常茂盛，特别是在山丘的向阳坡，各种高度、叶片颜色等特征不同的罗勒，欣欣向荣地生长着。有些罗勒的叶片颜色比较深，有些比较浅，有些叶片上有毛，有些叶片长得细窄或平直。它们的香味也不同，有些类似甜茴香和龙艾。芳香疗法中所使用的罗勒，有浅粉红色的花，椭圆形有细毛的叶片，香气有些类似百里香，但比较强烈而辛辣。除了欧洲和地中海地区之外，亚洲也是罗勒的原产地。印度传统医学中，使用罗勒的历史也不短。

　　罗勒精油带有微微的黄色，主要的活性成分是：甲基胡椒酚

（40%~50%）、沉香醇、桉油醇、丁香酚、蒎烯和樟脑。

古时候，人们利用罗勒来治疗胸腔感染、消化系统问题以及黄疸，有些药草学家还认为罗勒具有壮阳、促进性欲的功效。16世纪时，人们常将罗勒研磨成粉末，当作鼻烟草吸入身体，以治疗头痛、偏头痛和感冒等疾病，现代改用吸入罗勒精油的方式，比较优雅、开化，还具有相同的治疗功效。罗勒对于净化思绪的效果，仅次于迷迭香，因此精神疲倦时，不妨试试罗勒精油。罗勒可以提神，早期的药草学家还提到罗勒可以"排除心中的忧郁"。

罗勒精油可以治疗各种呼吸道感染，如支气管炎、咳嗽和许多发烧的症状。它也可以缓解痉挛——用罗勒精油在胃部轻轻按摩，可以缓解消化系统的不适；在腹部用罗勒精油轻轻按摩，也可以减轻月经时的腹痛或增加月经流量。

按摩时很少单独使用罗勒精油，大多会混合其他精油。罗勒和薰衣草的复方精油，特别适合治疗肌肉疲劳、紧张或劳动过度。运动员、舞蹈家和其他用肌肉从事剧烈活动的人，都很适合用罗勒和薰衣草的复方精油进行按摩。

罗勒精油还有其他不为人知的优点——它可以减轻女性胸部的涨乳感，也可以当作良好的漱口药水（特别是口腔溃疡或齿龈感染时）。

罗勒是一种具有激励和调节性的精油，如果使用过量，反而会出现不良效果。例如：利用罗勒进行沐浴，会使皮肤紧绷，还可能会刺激过敏性皮肤。但稀释后再使用，就可以让皮肤健康，充满光泽。

安息香（Benzoin）

学名：*Styrax benzoin*

提炼某种生长在泰国和邻近小岛的树，就可以得到安息香。严格来说，用这样的方式得到的安息香在定义上还不能称得上是精油，因为纯的安息香属于树脂，使用前必须先在热水中加热、熔化。一般我们在精油商店所买的安息香，都已先将安息香树脂溶在乙基甘醇中，以使用植物产品的自然疗法观点来说，这种产物已经失去天然本性。最好是能买到溶在甲醇中的安息香，或干脆买固体的树脂安息香，要用时再熔化它。

安息香树脂，是红棕色的颗粒状树脂，古老的药草志称它为"班杰明胶"。安息香经常用作百花香料的防挥发剂，但最广为人知的形式，应该是"修道士的香脂"和安息香酊剂。纯的安息香树脂中，具有活性成分安息香酸、安息香树脂醇、沙胶丁醇和香草素（这是让安息香有冰淇淋气味的主要成分）。

与没药、乳香一样，数千年来安息香一直是熏香的成分之一，用于清除灵魂的罪恶，具有抚慰和兴奋的效果。安息香非常温和，对缓解着凉、流行性感冒、咳嗽和喉咙痛等症状非常有帮助。可惜，大多数人只了解安息香可以做成"修道士的香脂"，用于治疗喉咙痛和声音沙哑。由于安息香具有安抚和兴奋的功效，所以它还可以促进物质在体内的运行，清除脓液、促进循环、排除气体或增加排尿。对于缓解胃部绞痛和治疗尿道感染，也非常有效。

安息香可以治疗许多种皮肤创伤，像皮肤干裂、手部冻裂和冻伤等。以前，芭蕾舞者经常使用修道士香脂，治疗脚趾裂伤并避免伤势扩大。遇到园丁、伐木工和建筑工人等从事户外工作的患者，我会在他们的护手霜中加入安息香，保护和治疗他们的双手，通常还会添加柠檬或薰衣草，以遮盖香草素的味道。

许多精油都有温暖、安抚和激励的作用。利用安息香的作用，可以帮助感到悲伤、孤独、忧郁或焦虑的患者。如果混合玫瑰和安息香，效果会更好。这种复方精油，曾经帮我度过了多次难关，相信你也能同样受惠。或许，古人说安息香可以祛除"罪恶"，不一定是指真正的罪恶，而是指让我们忘记不好的过去吧。

佛手柑（Bergamot）

学名：*Citrus bergamia*

佛手柑的原产地是意大利北部的贝加莫镇，佛手柑的名字起源自其地名——贝加莫（Bergamo）镇。几百年来，意大利的民间医学就经常使用佛手柑树的果实（长得有点像迷你橘子）入药，但在意大利以外的国家，人们连佛手柑树都没见过，更别说拿果实来做药了。一直到近代，佛手柑才出口到其他国家。

只要轻轻挤压佛手柑的外皮，就可以得到佛手柑精油，虽然人们试过各种机器压榨的方法，但最好的精油仍是人工榨取的。佛手柑精油有着新鲜的柑橘味，非常好闻，几乎每个人都喜欢。精油中所含活性成分有乙酸芳樟酯、柠檬烯和沉香醇。精油则呈现出迷人的绿色。

佛手柑精油的三大功效是：治疗尿道感染、治疗忧郁和焦虑及保护皮肤。

　　佛手柑精油对尿道和外生殖器的亲和力很强，是最适合治疗膀胱炎和尿道炎的精油之一（混合洋甘菊、檀香和茶树精油使用）。许多膀胱炎患者，早期只是患尿道炎，但病菌沿着尿道向上蔓延，最后发展成膀胱炎。如果在患尿道炎的初期，使用佛手柑精油，就可以避免病菌扩大感染。佛手柑精油可以加入到洗澡水中，也可以做成局部清洁液（稀释成 1% 或 0.5%）。用佛手柑精油做成的局部清洁液，可以减轻外生殖器发痒和分泌物过多的症状，但必须先确定分泌物出现的原因，才可以使用。如果这些方法无法减轻膀胱炎的症状，特别是患者出现发烧的症状时，应该立刻就医，不可延误。对泌尿系统来说，佛手柑精油是很有效的抗感染剂，非常适用于治疗和预防重复患膀胱炎。

　　许多重复感染膀胱炎的患者，都很容易紧张、焦虑或忧郁，形成恶性循环——压力导致免疫力降低，造成感染，而一旦出现病症，又会引发忧郁。虽然洋甘菊和茶树也可以增强免疫力，治疗病菌感染，但效果没有佛手柑好，因为佛手柑可以破坏这个恶性循环，在治疗生理病症的同时，也缓解患者精神上的紧张和忧郁，彻底治疗膀胱炎。

　　所有精油中，佛手柑精油可以同时治疗生理和心理症状，可说是最有价值的精油之一。药书上亦提及："佛手柑可以振奋精神，将佛手柑的功能完整地体现出来。"我自己的经验也一次又一次地证实了这个说法。许多人对"振奋"和"兴奋"产生混淆，在此做个说明：佛手柑不是引起兴奋的精油，它可以振奋精神，并且让精神放松。

　　对所有紧张、焦虑和忧郁的人来说，使用佛手柑精油（不论是单独或混合其他精油使用）的最佳时机，就是在按摩的时候，因为治疗师和患者之间的肌肤接触，非常适合缓解紧张的情绪。此外，将佛手柑精油加入到每天的洗澡水中，或当作空气芳香剂和个人香水，也非常有效。它的气味很好，男女皆宜，可以和任何一种花香精油混合使用，增加变化性。薰衣草加佛手柑，天竺葵加佛手柑，或是这三种精油混合，都是气味非常迷人的组合。某些气味太甜的精油，也可添加一些佛手柑，冲淡气味。

瓦涅医师提到：佛手柑可以刺激食欲。若是这个功效加上佛手柑的抗忧郁作用，或许可以治疗神经性厌食症。不过，我曾经用佛手柑治疗过贪食症，这个经验告诉我佛手柑不是"刺激"食欲，而是"调整"食欲。佛手柑精油可能直接影响大脑中的食欲控制中枢，或是通过减轻患者的压力，间接改变厌食或贪食的行为，让患者恢复正常的饮食习惯。这种治疗不是短期就能见效，还需要治疗师的细心照料，以及患者想改变现状的决心，两者相互配合长期治疗，才会出现成效。

具有抑菌效果的佛手柑精油，气味真的很好闻，因此它总是我治疗面疱、油性皮肤和所有皮肤感染问题时的第一选择。它可以用于按摩脸部，加在乳霜、化妆水或香露水中使用。在疗疖上用佛手柑精油热敷，可以避免感染，帮助愈合。此外，长疗疖的患者要特别注意饮食和其他排毒治疗。

佛手柑可以在发烧时用来降温，佛手柑也是格雷伯爵茶和古龙水的成分之一，具有清新振奋的效果；它是很好的除臭剂，很适合作为个人香水或在房间、大楼使用；它也是很好的驱虫剂，市场上已经出现了许多这类用途的产品。要想保持良好的驱虫效果就必须经常使用，还可以混合薰衣草或其他精油，效果会更好。

佛手柑也可以治疗呼吸道和消化道的疾病，但因为能治疗这方面病症的精油还很多，所以我比较倾向于用佛手柑来治疗其他特殊的疾病。

佛手柑能够抑制某一类特殊的病毒，特别是引发口唇疱疹的第一型单纯疱疹病毒。大多数的人终生携带这种病毒，但只有在人体免疫力降低，或是有其他感染（如感冒）时，才会出现口唇疱疹。佛手柑精油单独使用，或再混合尤加利精油，都是极好的杀病毒剂。疱疹刚冒出来时，可以直接在长出疱疹的地方轻柔地涂纯精油，较为理想的是用微量酒精稀释后使用。佛手柑精油也可以减轻带状疱疹病毒带来的疼痛。由于带状疱疹病毒和水痘的病毒同型，我也曾用佛手柑精油来帮助儿童减轻患水痘时产生的不适感觉，并促进康复。

佛手柑对阳光敏感，也就是说它会增加皮肤对阳光的反应，让皮肤出现灼伤的感觉。以前人们常常将佛手柑涂在皮肤上，再到阳光下晒，加快皮肤晒黑的过程，但几年前就没有人这么做了，因为这样可能会患皮肤癌。特别是大气中臭氧层变薄，增加了患皮肤癌的风险。在阳光普照的日子，如果想用佛手柑精油进行按摩，泡芳香浴或当作润肤乳液使用，一定要将佛手柑精油稀释到2%以下，浓度低于2%的佛手柑精油，对光线没有敏感反应。绝对不要在没有衣服遮盖的肌肤上涂抹纯的佛手柑精油，以免出现严重的灼伤。

切记：佛手柑精油对光线的敏感反应会持续好几天。因此如果在洗澡水中加入了未经稀释的精油，这些精油就会在水面形成一层薄膜，大量黏附在皮肤上，但只要先用其他的基础油稀释，就可以避免皮肤黏附过多、过浓的精油。

桦木（Birch）

学名：*Betula lenta, and B. alleghaniensis*

黑桦木（Betula lenta）和黄桦木（B. alleghaniensis）的原产地都是北美洲，这两种桦木所提炼出的精油，主成分都是水杨酸甲酯。水杨酸甲酯最早是从柳树上分离出来，人们最熟悉的大概是由水杨酸甲酯合成的阿司匹林。由此，各位应该可以猜到桦树精油的功效了：它可以止痛、抗发炎和退烧，可说是传统药草中的阿司匹林。桦木精油还具有利尿和清血的作用，也可以当作红皮剂（让局部皮肤生热）。虽然桦木精油中，水杨酸甲酯的成分占了98%，另外2%也很重要。芳香疗法和药草医学相同，精油中含量很低的成分，也有重要的功效，通常用作缓冲剂，可以避免主成分所引发的副作用。桦木精油的味道非常呛鼻，会让人想起以前用的跌打药水。

使用桦木精油要特别小心，就像使用阿司匹林一样。但在芳香疗法中，它还有几项其他的功效，而且我发现对于某些症状，只有桦木精油才能够发挥功效。桦木精油可以治疗各类肌肉疼痛，它不但是良好的止痛剂，也是温和的红皮剂。它还能帮助风湿症和关节炎患者排除引发疼痛的毒素，减轻疼痛。

在治疗蜂窝组织炎时，我发现在用了迷迭香、天竺葵、黑胡椒和杜松等精油之后，疗效不理想，桦木反而疗效显著。桦木精油可以排除体内毒素，而且它的利尿作用可以减轻水肿。

治疗腱鞘炎这类病症时，桦木油通常是我的第一选择，而不是压在箱底藏而不用的秘方。长时间进行重复性工作，导致工作部位的肌腱使用过度，就可能引起肌腱发炎，其中以脚踝和腕关节的肌腱炎最为常见。肌腱的外围，包裹着一层光滑的薄膜，这层薄膜也易感染发炎。腱鞘炎会引发剧烈的疼痛，而且必须花费很长的时间才能治愈。桦木精油可以减轻疼痛，又可以抑制发炎，是最佳选择。

切记：桦木精油必须存放在儿童拿不到的地方。怀孕时要禁用。

桦木芽（Birch Bud）

学名：*Betula alba*

白桦木是原产于北欧的银桦木，和前面所提及的北美桦木精油不同。白桦木精油的某些用途和黑、黄桦木相同，但主要用来治疗慢性皮肤病。

白桦木的精油由蒸汽蒸馏桦木叶芽所得，精油呈浅黄色，有木头的香味，主要成分是白桦醇。蒸馏白桦树皮可以得到桦木焦，再用蒸汽蒸馏桦木焦，就可以得到带有烟味和皮革味的桦木焦油。

最晚从中世纪开始，北欧（白桦木的原产地）人就会利用白桦油来清血，制作利尿剂和治疗皮肤问题。12世纪初期圣希尔德嘉德修道院的院长指出：桦木可以治疗溃疡。但我们始终不清楚，这些早期作者所说的桦木，究竟是桦木精油、桦木汁还是桦木叶浸液。

桦木芽油可以治疗皮肤炎、慢性湿疹、疔疖和溃疡，还可以治疗牛皮癣。牛皮癣是种很难治的皮肤病，除了桦木芽油以外，可能还要再添加其他的精油，才会更有效。有时，桦木芽油也会加入到洗发精或以酒精为基剂的药水中，用来治疗头皮屑。

桦木芽油是很好的利尿剂，可以治疗蜂窝组织炎和各类水肿，也能排除风湿病和关节炎患者体内累积的尿酸。香水业、香皂制造业等常用到桦木焦油，同时它还是所有"斯拉夫皮革"型香水的基剂。使用任何一种桦木油前，都必须很清楚地知道自己使用的是哪一种，虽然不同来源的桦木油，有某些相同的功能，但大部分的功能和成分都不同。

白千层（Cajeput）

学名：*Melaleuca leucodendron*

白千层的英文名字是从马来西亚文"caju–puti"得来，意思是白色的树（白千层的树皮是白色的）。属于白千层属，和尤加利、丁香、香桃木一样属于桃金娘科。这一科植物最明显的特征是：抵抗感染，甚至预防感染。

白千层精油是用蒸汽蒸馏法从白千层的叶子和嫩芽中提炼出来的，精油呈黄绿色，和其他白千层属植物的精油颜色完全不同。精油中所含活性成分有：桉油醇（45%~65%）、萜品醇、蒎烯及其他的醛类。它具有浓厚的樟脑药味，气味有些刺鼻。

白千层的气味，可以治疗感冒和其他的呼吸道感染，是专治感冒的药剂之一。感冒患者的鼻腔经常分泌大量黏液，吸入白千层精油的蒸汽，可以清洁鼻腔，抑制黏膜内细菌的滋生，避免引发黏膜炎或鼻窦炎。同时白千层精油还具有止痛的效果，可以减轻感冒引发的头痛或喉咙痛。

白千层精油会刺激皮肤，必须稀释后才能使用，尤其不能直接接触黏膜组织。虽然稀释后还是可以用在皮肤上，但使用其他完全不会刺激皮肤的白千层属植物的精油，像绿花白千层或茶树等，会更安全。

切记：白千层精油会刺激皮肤。此外它还是一种非常强的兴奋剂，除非先搭配使用有镇静效果的精油缓解白千层的兴奋度，否则不适合在睡前吸闻。

请同时参看"绿花白千层"（97页）和"茶树"（138页）。

洋甘菊（Camomiles）

罗马洋甘菊：*Anthemis nobilis* （同 *Chamaemelum nobile*）

德国洋甘菊：*Matricaria chamomilla* （同 *Chamomilla recutita*）

混杂洋甘菊：*Anthemis mixta*

芳香疗法中所用的洋甘菊有好几种，其中几种洋甘菊的原产地在英国的小岛上，对大多数人来说，它们长得很相像，都有雏菊般的花朵，羽毛状的叶子，并具有苹果般的气味。芳香疗法中常用的有春黄菊属的罗马洋甘菊和母菊属的德国洋甘菊，另外一种野生的春黄菊属的摩洛哥洋甘菊，也很常用。这几种洋甘菊的疗效都差不多。

药草学和正式的药典，都有关于洋甘菊的记载。洋甘菊茶（或药草茶）

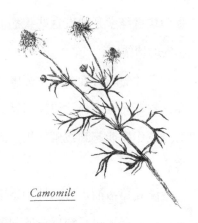

Camomile

是最常用的药方之一，可以治疗消化不良、膀胱炎、小孩的病痛，还可以振奋精神，缓解紧张情绪，配合精油使用，效果更佳。

不同种类的洋甘菊，成分也不同。罗马洋甘菊精油的主要成分是酯类（甲基酪胺醚和芷酸甲基丁烯醚占了80%以上）、当归酸异丁酯、松香芹酮、母菊薁及其他成分。德国洋甘菊精油的主要成分是母菊薁和金合欢烯。德国洋甘菊的植物体中，并不含天蓝烃的成分，但在蒸馏的过程中，植物的数种成分及蒸汽混在一起之后，就产生了天蓝烃。天蓝烃的成分使洋甘菊精油呈现美丽的天蓝色，同时也具有良好的抗发炎功效。

所有的洋甘菊精油都具有抚慰、镇静和抗发炎的功效。德国洋甘菊精油含大量的天蓝烃，抗发炎的功效最好，也最适用来治疗体内或体外的发炎症状。它可以用来热敷疗疖、脓疮、发炎的伤口等，也可以用来减轻牙齿化脓的症状，直到牙医可以处理的程度。喝洋甘菊茶及用洋甘菊精油按摩或贴敷发炎部位，可以治疗内部炎症，特别是消化系统疾病，如结肠炎、胃黏膜炎和腹泻等，尤其是慢性腹泻。紧张和焦虑经常是引发这些疾病的基本原因，而洋甘菊可以缓解、镇静不安的情绪。

洋甘菊的特性和适用范围经常和薰衣草重复，如果必须在洋甘菊和薰衣草间做选择，比较明显的区别是二者的止痛效果：洋甘菊精油对隐隐作痛能起到缓解作用，而薰衣草精油能够缓解尖锐和穿刺性的疼痛。

洋甘菊精油还可以抑制感染，特别适用于治疗或预防泌尿系统的感染。所有泌尿系统感染的问题，像膀胱炎之类的疾病，服用大量的洋甘菊茶，再配合下腹部按摩或用洋甘菊精油贴敷，就可以减轻病情。洗澡的热水中加几滴洋甘菊精油，也会有帮助。如果每天服用洋甘菊茶，还可以预防膀胱结石和肾脏结石。

　　喝洋甘菊茶，利用洋甘菊精油进行按摩贴敷，泡芳香浴，可以改善痛经和停经后出现的问题。在改善经前症候群方面，洋甘菊精油具有利尿作用，减少体液滞留，此外，它还具有温和的抗忧郁作用，可以减轻经前所产生的压力、忧郁和易怒等情绪。

　　肌肉酸痛、关节发炎（关节炎）等症状，也可以用洋甘菊精油按摩来治疗。对于扭伤、肌腱发炎、关节肿痛（如膝盖黏液囊肿）等问题，用洋甘菊精油治疗，效果非常好。切记：伤口和肿胀的地方不可以按摩，要用冷敷精油的方式，才不会使伤势加重。

　　洋甘菊可以治疗多种皮肤问题，特别是皮肤敏感、发红或干燥。更重要的是，它可以治疗过敏性疾病，如湿疹、荨麻疹、干燥、脱皮、发痒的皮肤，以及出现红斑的皮肤。可在香露水、化妆水或乳霜中加入洋甘菊精油，直接涂抹于患部；如果患部的面积很大，直接泡芳香浴会更方便有效。若再配合饮用大量的洋甘菊茶，效果会更好。此外，我们还要设法找出发疹的原因，究竟是生理过敏、情绪压力，还是两者综合影响的结果，否则只治疗症状而不知发病原因，是件非常危险的事。洋甘菊精油在镇静情绪方面有非常好的功效。许多患者只有在面临压力时才会出现过敏反应，因此利用洋甘菊精油来治疗，可以获得生理、心理双方面的疗效，这比普通只抑制皮肤发疹的药剂更好。许多自然疗法的疗程中，常会有被称为"治疗转折点"的过渡时期，也就是在皮肤的情况好转之前，常常会出现病情似乎恶化的情形，但只要持续治疗，就能安然度过。

洋甘菊精油也是微小血管收缩剂，可以减轻脸颊微血管扩张造成的红斑，不过可能要花上数月的时间才会见到成效。

洋甘菊精油对心理和情绪的调节作用，等同于它对身体疾病的治疗效果。洋甘菊精油能安抚和镇静情绪，抗忧郁，特别适合减轻压力和焦虑引起的烦躁、敏感与神经质。按摩和芳香浴可以充分发挥洋甘菊精油调整情绪的作用，与其他精油混合使用，效果也很好。

洋甘菊是最温和的精油之一，非常适合儿童使用。将洋甘菊精油稀释到1%，可以涂抹在正在长牙幼儿的脸颊上。此外，你也可以在孩子睡前给他饮用几勺加少许蜂蜜的淡洋甘菊茶。

想要减轻耳痛，可以在耳朵附近用洋甘菊精油按摩或热敷。如果耳痛一直持续或经常发生，就要接受专业医师的治疗。

治疗眼睛感染时，可以用洋甘菊花的浸液（注意：切勿让眼睛直接接触精油，就算是稀释的精油也不可以）。我的做法是：将洋甘菊茶包泡在烧开的热水中，放凉后再滴入眼睛，当作额外的眼药水。

洋甘菊精油可以当作薰衣草精油的替代品，或者将二者混合使用，加入热洗澡水中可以改善失眠的症状，特别适合需要依赖药物才能安眠的人。最好不要连续两三个星期都使用同种精油，比较聪明的做法是每隔一到两个星期就换一种精油。

注意：市面上常常有"蓝甘菊精油"的产品，其实都是艾草类（学名：*Artemisia arborescens*）的精油。艾草精油含有大量的岸甘菊萜和母菊薁，和洋甘菊一样具有很好的抗发炎功效，但它是很强的调经药，怀孕时绝对不能使用。

豆蔻（Cardamon/Cardamom）

学名：*Elettaria cardamomum*

豆蔻和姜是属于同一科的植物（姜科），同样都是暖性精油。

印度、斯里兰卡、中国以及某些中东地区，均出产各类豆蔻。豆蔻精油的颜色多为无色或黄色，带有甜而温暖的香气。它的主要成分包括：萜品醇、桉油醇，还有一点柠檬烯和姜烯。

根据《吠陀药经》的记载：豆蔻在东方医学上使用的历史，已经超过 3 000 年。借着中东的商务贸易交流，豆蔻被运往古埃及、希腊和罗马，埃及人利用豆蔻制作了香水和熏香。希波克拉底和迪奥斯科里德斯都曾提及豆蔻，而后者更提到：豆蔻可以治疗坐骨神经痛、咳嗽、痉挛、腹痛和尿液停滞。在印度，豆蔻常用于帮助消化。有人把豆蔻当成食物的香料添加，有人把它当成药来使用。豆蔻在印度的使用情况，正符合迪奥斯科里德斯的描述，许多印度人正是利用豆蔻来治疗咳嗽或当作利尿剂。但更多的印度人将豆蔻视为催情壮阳剂。虽然目前没有任何证据可以证实豆蔻有这种功效，但豆蔻具有滋补、提神的作用，可能是以间接的方式起到壮阳催情的效果。

豆蔻可以帮助消化，减轻反胃、胃灼热和胃胀气，还可以缓解腹泻，减轻伴随腹泻的绞痛。

在洗澡水中加豆蔻精油可以提神，混合其他精油的使用效果会比单独用豆蔻精油更好。虽然豆蔻不会刺激皮肤，但我还是建议肤质敏感的人使用所有辛辣气味的精油时，用量一定要少而且要先稀释。

胡萝卜（Carrot）

学名：*Daucus carrota*

在迪奥斯科里德斯的时代（公元 1 世纪），人们就将胡萝卜当成药物和食物。早期的希腊药书中，有许多关于胡萝卜的描述，但当时对胡萝卜的描述和称呼并不清楚，直到迪奥斯科里德斯才给胡萝卜留下了正确的叙述。

蒸馏胡萝卜种子，可以得到淡黄色、具有胡萝卜香气的胡萝卜种子油，其中所含的主要成分有：胡萝卜醇、细辛脑、柠檬烯和蒎烯等。用溶剂萃取法可从胡萝卜的根部萃取出精油，但芳香疗法中不用这种根部的精油。另外，还有一种是胡萝卜浸泡油，非常适合干燥、成熟的皮肤使用，也可以治疗烧烫伤。

胡萝卜种子油对肝脏和胆囊有很好的滋补功效，因此常被用来治疗肝和胆囊疾病。

胡萝卜可以治疗湿疹、牛皮癣、皮肤溃疡等病症，甚至还可以治疗皮肤癌。有实验指出：每天饮用大量的胡萝卜汁，或食用生的胡萝卜，可以温和地治疗癌症。胡萝卜中含有维生素A的前趋物，而维生素A具有治疗和预防癌症的功效。此外，胡萝卜中还含有维生素B$_1$、B$_2$和维生素C，这些维生素不但具有防癌功效，也是非常有价值的膳食纤维。

胡萝卜可以维护皮肤健康，胡萝卜种子油加到乳霜中或用杏仁油稀释之后使用，可以保持皮肤的光泽、弹性，还能减少皱纹。胡萝卜种子油特别适合在春天使用，可以修复冬天的寒风造成的伤害，平衡家里或工作场所中过热暖气造成的影响，还可以补充摄取冬季饮食中缺少的维生素。胡萝卜浸泡油也具有相同的功效。

大西洋雪松（Cedarwood）

学名：*Cedrus atlantica*

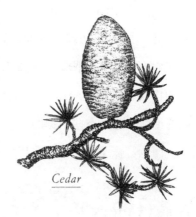

Cedar

有好几类植物精油售卖时都被标上"雪松"之名，因此购买时一定要注意，这里所说的雪松精油，是指从雪松属的大西洋雪松中所提炼出的精油。这个品种和《圣经》中所说的黎巴嫩雪松很接近。远古时代人们就已经知道雪松的医疗价值。所有古文明中的医药、化妆品和香水都用到雪松，埃及人还用雪松来保存尸体，制作木乃伊。由于树木中所含精油成分很高，雪松木本身非常香，经常用作建材或储藏箱的原料，而且它的香气可以驱赶白蚁、蚂蚁、蠹鱼、蛾和其他有害昆虫。和其他香料木相同，雪松也是熏香的原料，藏民把它作为熏香。雪松也是西藏传统医学的重要药材之一。

大西洋雪松精油是黏稠的黄色液体，具有温暖的木头香气。它的化学成分包括：雪松醇、杜松烯和其他倍半萜烯类，以及数种萜烃类。

大西洋雪松是很有效的消毒剂，非常适合治疗支气管感染和尿道感染。治疗膀胱炎和阴道炎的效果特别好（切记：一定要先找出真正的病因再进行治疗）。它可以化解黏液，因此适合治疗黏膜炎的各种症状，特别是慢性支气管炎。

大西洋雪松也可以当作温和的收缩毛孔的护肤品。由于具有消毒效果，大西洋雪松还可以治疗青春痘。大西洋雪松精油的气味比较男性化，不喜欢香甜气味精油的男性青春痘患者，不妨试试大西洋雪松精油。男士用的化妆品中经常会添加大西洋雪松精油，由于它具有收缩毛孔和抗菌的功效，特别适合加入到须后水中。而它的阳刚气味，也使它有了能"壮阳"的美名，大西洋雪松精油具有调节以及振奋神经的作用，可以减轻压力，缓和紧张情绪。由此看来大西洋雪松能壮阳的说法，还是有些根据的。

注意：怀孕期间不能使用大西洋雪松精油。

芹菜（Celery）

学名：*Apium graveolens*

芹菜原产于南欧，现在它已成为全球可见的沙拉蔬菜，但只有在印度、中国、匈牙利等地，才种植用于生产精油的芹菜。从远古时代开始，人们就已经知道芹菜的食用和药用价值。迪奥斯科里德斯和希波克拉底都曾提到芹菜的利尿和清洁作用。中世纪时，人们用芹菜熬汁治疗尿液迟滞，肾结石、尿道感染、发烧和肠道阻塞等病症。一位早期的药草学家曾记载野生的芹菜可以排除忧郁症患者的悲伤，而现代的药草学家经常使用芹菜来治疗风湿性关节炎引发的忧郁症。芹菜茶、芹菜熬汁和芹菜酊剂都是现代药草医学用来治疗尿道感染与肾结石等病症的良方，和古代没有不同。

芹菜的任何一部分都可以提炼出精油，但芳香疗法所用的最有疗效的芹菜精油，是从芹菜种子中蒸馏出来的。它有着强烈却好闻的辛辣味，颜色从淡黄到深黄色都有，有些特殊的品种还带点橘精油中的活性成分，包括：芹菜脑、柠檬烯、芹子烯等。

看看传统医学对芹菜的应用，可以大致猜到芹菜精油的功效。它可说是最有效的利尿剂，特别适合女士。早期的英国芳疗师米什莱恩·爱莎曾说："使用芹菜，就可以顺利地勤跑洗手间了！"治疗肾脏感染和尿液迟滞最好的方法就是在肾脏部位热敷芹菜精油，一变凉就立刻再敷上热的（在此我提出警告：这些病症都必须同时接受其他治疗，只靠芹菜精油是不够的）。这个方法也可以治疗膀胱炎，只要将热敷的部位换成膀胱附近即可。

用芹菜精油按摩，可以改善体液滞留的症状。芹菜精油的功效，不只是转移体液而已，它还可以排出体内淤积的毒素，因此特别适合用于治疗蜂窝组织炎、关节炎、风湿、痛风等由尿酸累积而引发的疼痛和发炎症状。

一般来说，芹菜也有调养肝脏和消化系统的功能。以前人们经常在饭后咀嚼芹菜种子帮助消化，哺乳的妇女也会咀嚼芹菜种子来增加乳汁的分泌，伞形科的植物多具有这个功效。压碎的芹菜种子还能加入到食物中调味或帮助消化，这个习惯一直维持到现在。

除了上述几个特殊功能之外，芹菜精油更重要的功能是刺激代谢，减轻疲劳感，特别是压力引起的疲倦。或许，它也可以用来治疗病毒感染后的疲倦症或慢性疲倦症。许多人认为芹菜具有壮阳催情的功能，这可能是因为芹菜精油具有的滋补和提神的功效吧。

芹菜也是很好的调经剂，可以治疗月经失调、经血不足或缺乏等症状。

注意：怀孕期间不能使用芹菜精油。

肉桂（Cinnamon）

学名：*Cinnamomum zeylanicum*

肉桂是我们在烹饪上很常用的一种香料，由一种生长在热带的常绿树内层的树皮晒干后所得。肉桂树原本生长在马达加斯加、东南亚的部分地区，在牙买加以及非洲的部分地区也有种植。按照地域来区分，肉桂树的种类繁多，一般而言，马达加斯加的肉桂树被认为是最好的。可以将肉桂树的树皮用水或是蒸汽蒸馏，获得精油，此外也可通过萃取叶片获得。区分以上两种来源的精油非常重要。由树皮中萃取出的精油对皮肤具有很强的刺激性，千万不能涂在皮肤上；而由叶片中萃取出来的精油，虽然也具有刺激性，但并没有前者的刺激性那么强，所以肉桂精油必须经过谨慎处理之后，才能用在皮肤上。一般而言，就是取少量精油加以稀释。如果你看到的肉桂精油并没有标出来自于肉桂树的哪一部分，千万不要买，你必须非常明确地知道你使用的是什么。由肉桂树皮中萃取出的精油，闻起来就如同我们通常使用的香料。由肉桂树叶中萃取出的精油，闻起来就如同丁香的气味。此外，肉桂树叶精油比肉桂树皮精油的价格低。

这两种来源的精油的不同在于里面所含的化学成分：由肉桂树皮萃取出的精油，绝大多数的成分是肉桂醛，约占 40%~70%，另外还有丁香酚、乙酸肉桂酯及其他少量的化学成分；由肉桂树叶萃取出的精油，约有 80%~90% 的成分是丁香酚，另外还有乙酸丁香酯、苯甲酸苄酯、沉香醇、石竹烯、肉桂醛及其他少量的化学成分。

　　肉桂具有抗痉挛的作用，对于改善消化系统的症状也有很大的帮助，如消化不良、胃肠痉挛、结肠炎、胃肠胀气、恶心以及腹泻等。此外，肉桂对于缓解经期的痉挛也有帮助，可以用温热的湿布外敷，也可将肉桂与鼠尾草混合使用。经期时，感觉窒闷及疼痛，可作为通经剂使用（以达到通经的目的）。因此，怀孕时千万不能使用。

　　传统上将肉桂视为一种催情剂，就像其他让人感到温暖的精油一样。但是，肉桂必须非常谨慎地使用，当肉桂与少量按摩油混合使用时，它可以产生欢愉以及兴奋的效果，但是，不能将肉桂精油直接涂抹在生殖器周围。

　　肉桂这种让人感到温暖的特性，可以帮助缓解疼痛，祛除伤风及流行性感冒初期的风寒，还有发烧余留下来的衰弱症状。它对于任何疾病之后的恢复都很有帮助。此外，乔·华伦还建议在冬季时将肉桂定期提供给老年人，以增强他们的抵抗力，帮助他们预防季节性的感染。显然，肉桂精油不可用于内服，而且，当身体孱弱的老年人使用时，我们必须更加小心——要确保肉桂精油在混合油中所占的比例极小，通常要低于 0.5%。然而，在烹制食物以及含有肉桂的花草茶中，肉桂的含量会多些。

　　由于这种温暖的特性，治疗循环不良、肌肉酸痛以及关节疼痛的混合式按摩油中，都会添加肉桂。

当我们使用燃烧器以及蒸发器来处理精油时，肉桂精油对皮肤的刺激就可以被忽略。冬天时使用上述方式处理精油，令人感到更舒服。肉桂适合与安息香、大西洋雪松、丝柏、甜橙以及其他柑橘类精油，还有一些香料类精油混合使用。

注意：肉桂对皮肤具有刺激性，不能在怀孕期间使用。

香茅（Citronella）

学名：*Cymbopogon nardus*

斯里兰卡和其他热带地区，有某种具有特殊香气的草，从这种草中可以提炼出香茅精油。香茅精油呈黄棕色，具有强烈的柠檬香味。主要化学成分是：香茅醛和牻牛儿醇，其他微量的成分则依据不同种类的香茅草而不同。

芳香疗法中很少使用香茅，只在本世纪初，有人建议风湿症患者涂抹香茅精油（需先用酒精稀释）或用它来按摩。目前，我没有直接证据显示香茅对风湿症的疗效，但香茅和柠檬精油非常相似，所以也许真的有效。

香茅最广泛的用途是作为驱虫剂的一种成分，肥皂、家用杀虫剂等产品，都添加了香茅。香茅精油也用来调和一些更昂贵的精油。

我经常在植物盆景四周洒些香茅精油，防止我养的猫弄坏盆景。园艺店中也售卖其他用于相同目的的香茅制品。虽然每隔几天就要重新喷洒一次，但香茅精油的确可以防止小动物靠近花园。

快乐鼠尾草（Clary Sage）

学名：*Salvia sclarea*

芳香疗法中，通常用快乐鼠尾草精油代替鼠尾草精油（学名：Salvia Officinalis），因为鼠尾草精油的疗效，快乐鼠尾草几乎都有，而鼠尾草精油中的有毒成分侧柏酮（某些鼠尾草精油的侧柏酮成分高达45%），快乐鼠尾草中却没有。

Clary是快乐鼠尾草的俗名，它的由来已无法考证，有人认为是从拉丁文的"净化（clarus）"演变来的。它的拉丁文种名sclarea源自希腊文的"坚硬（skleria）"，因为快乐鼠尾草的花瓣末端有个硬块。中世纪的药草学家称快乐鼠尾草为"清澈之眼"，因为它可以治疗各类眼疾。卡尔培波更清楚地指出：将快乐鼠尾草种子中的黏性胶质物放入眼睛中，可以清除所有侵入眼睛的异物。

快乐鼠尾草原产于意大利、叙利亚和法国南部，但事实上只要土壤够干燥，它就能够生长，湿润的土壤会使它的根腐烂。快乐鼠尾草的植株高约0.61~0.91米，穗状的花序，从多毛的叶片上长出。它的花并不显眼，但黄色和紫色的花苞，却非常耀眼。精油是用它的花和花芽提炼出来的，主要成分有：乙酸芳樟酯、香紫苏醇、沉香醇、鼠尾草烯和鼠尾草酮等，精确成分依照产地的不同而有差异。

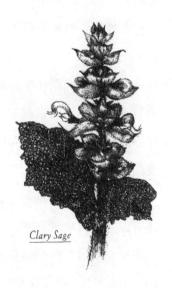

Clary Sage

快乐鼠尾草精油的气味，有美妙的坚果香气，光凭这一点就胜过鼠尾草了。在德国，人们称快乐鼠尾草为"麝香鼠尾草"，因为它的味道和麝香葡萄酒非常相似。以前曾有不法商贩在劣等酒中添加快乐鼠尾草精油，使它喝起来像高级的麝香葡萄酒，结果酿成了重大的悲剧。有许多作家曾经写下：饮用添加快乐鼠尾草的葡萄酒或啤酒会酩酊大醉，加重隔日的宿醉症状。一位 18 世纪的作家写道："这些酒非常适合酒鬼，他们可以依照自己的意愿，因酒中不同成分的作用而选择醉死、醉呆或醉疯。"

这些故事警告我们：使用快乐鼠尾草精油的时候，绝对不要饮酒，这两种物质混合起来会变成可怕的噩梦。曾有位不够聪明的人，不小心混用了这两种物质，他说感觉就像吃错药那样恐怖。我发现单独使用快乐鼠尾草精油，可以在睡眠时产生绚丽多彩的梦境。不过会做彩色的梦，也可能是源自此人的快乐天性。

虽然快乐鼠尾草精油可以产生幸福感，但不是每个人都能有这么深刻的感受。大多数人只会觉得很放松，还昏昏欲睡，因此结束芳香疗法治疗后，打算开车回家的人，就不适合用快乐鼠尾草精油做按摩。但是在家中沐浴时，就非常适合用快乐鼠尾草精油。快乐鼠尾草精油可以减轻各种压力，缓和紧张的情绪，同时放松肌肉，而治疗压力引发的肌肉紧绷更有效。

快乐鼠尾草精油也可以治疗气喘，除了能使痉挛的支气管放松，还可以减轻气喘患者常有的焦虑和紧张情绪。快乐鼠尾草精油的这些功效使它很适合治疗偏头痛——大多数患者的偏头痛常因为积累过度的压力而产生。快乐鼠尾草精油可以使人放松，达到抚慰、调养的效果，因此适合在康复期使用，像感冒后的虚弱恢复期或产后忧郁期等。

　　具有温暖、抗痉挛特性的快乐鼠尾草精油对消化系统也非常有益，特别适合缓解抽痛、绞痛等症状。不论是在胃或腹部进行温和的芳香按摩，或直接用快乐鼠尾草精油进行热敷，都非常有效。

　　快乐鼠尾草精油也具有调经作用，可以改善经血不足和月经周期紊乱的症状。最好在月经周期的前半段使用，如果在后半段使用，有时会引起大量出血。怀孕时禁用快乐鼠尾草精油。

　　快乐鼠尾草精油还有一个特殊的功能，它可以避免流汗过多。以前肺结核病流行的时候，医师经常使用快乐鼠尾草精油来减轻病人夜间盗汗的症状，同时增强抵抗力，帮助消灭患者体内的肺结核杆菌。或许快乐鼠尾草精油的这个功能也可以帮助艾滋病患者。

　　快乐鼠尾草精油可以降低皮脂腺的分泌，特别是头皮部位。油性发质或有头皮屑困扰的人，可以在洗完头发后，滴几滴快乐鼠尾草精油在最后一次冲洗的清水中，让头皮浸泡一会儿。

　　快乐鼠尾草精油是很好的壮阳催情剂，效果非常显著，连性关系几乎降到冰点的夫妻，都能重新燃起性爱的火苗。经济或其他外在压力都会引发夫妻间的关系紧张，性生活不和谐，用快乐鼠尾草精油有改善两人紧张关系的效果。

　　不管快乐鼠尾草精油是否具有生理上壮阳的效果，至少它可以有效地减轻压力引起的病症，这一点是不争的事实。它也是芳香疗法中最熟知的用来减轻压力的精油之一，它可以缓解现代人越来越多的压力和焦虑。

丁香（Clove）

学名：*Eugenia caryophyllus*

丁香精油是用干燥后的棕色丁香树中未绽放的花苞萃取所得。丁香是丁子香属植物，其原产地是印度尼西亚，现在在马达加斯加、西印度群岛、菲律宾以及其他气候相近的地方都有种植。芳香精油可以由植物体的花苞、叶片以及茎部萃取出，然而，只有由花苞处萃取所得的芳香精油可以用在芳香疗法中。因为由其他部分萃取出的精油都对皮肤有强烈的刺激性，这是由于这些萃取物中丁香酚（一种酚类化合物）的含量很高。丁香茎部的芳香精油中，丁香酚的含量占95%以上，再加上其他一些少量的化合物；而丁香叶片的芳香精油中，丁香酚的含量占80%~88%，再加上其他一些少量的化合物。丁香酚的含量在丁香花苞的芳香精油中，低的占60%，高的可占90%，但是，丁香花苞精油中丁香酚的刺激性因为另两种物质的存在而降低。这两种物质是乙酸丁香酚酯（一种酯）和β–石竹烯（一种倍半萜稀，具有镇静及安抚作用）。然而，即使是由花苞中萃取出的芳香精油也需谨慎使用，而且需要稀释到1%的浓度才可涂抹在皮肤上。购买之前一定要确认该精油是用植物体的花苞萃取出的，千万不要购买你无法明确辨别植物体萃取部位的芳香精油。

丁香属于桃金娘科植物，是桉树属植物的近亲，它们都因能预防感染而受到关注。当然，丁香也不例外，它被使用在预防接触传染性的疾病上已有数千年之久，尤其是在大瘟疫期间。据乔·华伦记载：当荷兰移民砍伐了所有特尔纳特地区的丁香树之后，该地区就被一波接一波的传染病席卷，而这种事情在此之前从来没发生过。将丁香精油、丁香花苞和丁香刺放入甜橙做成的预防剂，都是当时极为有效的驱虫剂，可以驱赶携带病源的昆虫及蛾。

上述事实我们只当作历史上的研究。值得注意的是，在亚洲的一些区域，淋巴腺鼠疫的传染病仍在流行。而且，许多细菌由于产生了突变，已对现代抗菌剂以及抗生素产生了抗药性。因此，丁香精油成为十分有效的抗菌剂（仅 1% 的浓度，效果是酚的四倍），无论是在医院、老年人家中，以及细菌突变问题严重的地方，丁香精油都十分有用。在任何流行病发生时期，都可以在家中用蒸发器点燃丁香精油，这很有益。丁香精油可以和甜橙混合使用，我通常将丁香、甜橙、肉桂混合在一起，制成我最喜欢的"冬天"芳香剂，它闻起来就像传统的预防剂，可预防冬天的传染病。

丁香精油也是很好的止痛剂，常常被用来治疗牙痛。直到现在，许多牙膏以及漱口水都添加丁香当作抗菌剂。

丁香精油被添加在治疗疥癣的药膏中，也会添加在乳液以及酒精溶剂中，用来治疗感染性的溃疡和外伤，尤其适合用在需要较长时间愈合的伤口。但是千万要注意，丁香对皮肤有刺激性，当在皮肤上使用时需要先取少量精油，充分稀释。

丁香具有止痉挛的效果，并且，浸泡过干燥的丁香花苞的油（非丁香精油）有助于治疗肠痉挛以及腹泻。

传统上，丁香被当成分娩时的抗菌剂，在分娩过程中保护子宫。在现代，还没听说有人如此使用丁香，但是怀孕中的妇女在预产期前几天，可以每天喝几杯浸泡过丁香花苞的纯露，会对分娩有帮助。

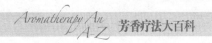

注意：丁香对皮肤有刺激性，只能取少量精油充分稀释后使用。

聚合草（Comfrey）

学名：*Symphytum officinale*

传统医学使用聚合草来治疗骨折、扭伤的历史非常久远。芳香疗法也使用聚合草浸泡油来治疗扭伤、肌肉和关节过度劳累等。我曾经使用聚合草浸泡油来按摩治疗陈年旧伤，缓解某些未愈合伤口造成的疼痛。聚合草精油含有尿囊素，可以帮助伤口愈合，还能治疗皮肤痒、皮肤干燥和干性湿疹。在调和按摩油时，除了精油和基础油之外，如果再加入具有治疗作用的浸泡油，精油所占的比例就必须减少，约1%~2%就够了。

芫荽（Coriander）

学名：*Coriandrum sativum*

芫荽是伞形科植物的一种，在远东地区、西班牙、北美和前苏联地区，有许多野生和人工栽种的芫荽。英国的某些地区也有野生的芫荽，可能是附近人工栽种的芫荽繁衍的。压碎芫荽的叶子，会散发出非常特殊的气味，古希腊人觉得这个味道和压扁臭虫所发出的气味非常相似，所以他们就用希腊文的"虫（koris）"来称呼这种植物（koris后来演变成Coriander，变成它的英文名字）。幸好，芫荽种子的气味完全不同，它的气味很清新、芳香，蒸馏芫荽种子所得的精油，和新鲜种子的气味一样好闻。芫荽精油是浅黄色或无色的液体，它的主要成分是 60%~65% 的芫荽醇、蒎烯、牻牛儿醇和微量的水芹烯、二戊烯、萜品烯、伞花烃和龙脑。

和伞形科的其他植物（藏茴香、莳萝、甜茴香等）一样，芫荽可以刺激并帮助消化。由于芫荽种子也具有这个功效，又有好闻的气味，因此埃及人大量使用芫荽种子，很多埃及墓园中都可以发现它的踪影。此外，它还有刺激食欲的功能，可以用来治疗神经性厌食症。

芫荽精油具有止痛效果，可以减轻神经痛和风湿痛。它还有温暖患部的效果，可以让患者觉得舒服。

芫荽也有不错的商业价值，它具有帮助消化的功能，因此可以用来制造甜露酒，例如荨麻酒和法国廊酒。有些品牌的琴酒也添加芫荽来增加味道。香水、香皂和化妆水中，也经常添加芫荽。制造合成香水时，会添加分离芫荽精油得到的成分。

小茴香（Cumin）

学名：*Cuminum cyminum*

小茴香和芫荽、莳萝、甜茴香等植物有非常近的亲缘关系，它原产于埃及，现在已经分布到地中海沿岸和亚洲地区。蒸馏小茴香的种子，就可以得到精油，新鲜的精油无色透明，放久了会变成黄色。精油有着麝香般的香气，但带有一丝丝的苦味，和洋茴香非常相似。它的主要成分有：小茴香醇（占 35%~50% 不等的比例）、对伞花烃、蒎烯和萜品醇。

小茴香是一种古老的药材，埃及人和希伯来人经常在食物中添加大量的小茴香，增加食物风味并帮助消化。现在小茴香最为人知的用途，是作为咖喱的一种成分，它不但能增加咖喱菜肴的香味，还能呈现美丽的深黄色。

和其他伞形科的植物相同，小茴香也是很好的缓泻剂，能帮助消化，促进排泄。小茴香精油具有帮助消化和提神的效果，可以改善消化迟滞。它还具有减轻痉挛的功效：用小茴香精油在肚子上轻轻按摩，可以缓解胀气和腹泻引起的腹部绞痛。

小茴香精油具有温和的提神、促兴奋功能，对心脏和神经系统特别有效。此外，它可能还具有壮阳催情的功能。

有些人的皮肤对小茴香精油过敏，因此使用时必须特别小心。芫荽精油的功能和小茴香精油大致相同，但不会让皮肤过敏，因此不妨改用芫荽精油。

丝柏（Cypress）

学名：Cupressus sempervirens

丝柏是著名的地中海景观植物，我们经常可以从塞尚和凡·高的画中寻找到丝柏的踪影。丝柏似乎总和墓园分不开，原因可以追溯到古埃及和古罗马时代。当时的人们将丝柏视为献给死神和地府的最佳献礼。丝柏的种名"sempervirens"就是永生的意思，指丝柏树叶长青的特性，也是死亡后生命仍延续不断的象征。

通过蒸馏丝柏的叶片和球果，可得到精油，主要成分有：d-蒎烯、d-樟烯、d-枞油烯、对伞花烃、桧醇、萜烯醇、樟脑。丝柏精油的颜色，从无色到黄色都有，有很好闻的烟熏木头味，和松脂的气味很相似（杜松的气味更像松脂）。

丝柏有很好的收敛效果，凡是水肿、大小便失禁引起的体液过多，或牙龈出血、胆囊疼痛以及经血过多等疾病，都可以用丝柏治疗，它还对油性和多汗性的皮肤有很好的效果。男士用的剃须润肤水中，经常添加丝柏精油以达到抗菌、收敛的效果，而丝柏的气味，也能增加产品的香气。

将丝柏精油当作局部清洗液，或使用含有丝柏成分的软膏，对痔疮非常有帮助。因为痔疮是体液循环不良引起的疾病，丝柏正有调理循环的功能。此外，丝柏还可以治疗静脉曲张，只要轻轻地将丝柏精油涂在患部即可。绝对不要按摩患有静脉曲张的部位，只能将精油或乳霜以朝头部的方向轻轻地抹在患部。

丝柏精油有很好的抗痉挛作用，对气管的疗效特别好，因此它非常适合治疗气喘。在手帕和面纸上滴1~2滴丝柏精油，吸入它的蒸汽，就可以缓解气喘和百日咳。在卧室放个盛水的碟子或精油熏灯，加几滴丝柏精油，就可以预防气喘。患有气喘症的小孩会担心夜里气喘突然发作，在卧室内使用可缓解气喘的精油，对他们非常有帮助。

丝柏也可以调整月经周期，它可以减轻经痛，减少不正常的出血，特别是更年期初期的异常出血症状。

瓦涅医师认为，在某些方面，丝柏可以帮助癌症患者，但他又加了一个批注：他并没有确凿的证据来证实这个说法。这是个需要仔细研究的课题。

丝柏精油还有一个非常受欢迎的功效——治疗脚底多汗症。它具有除臭和收敛的作用，可以减少盗汗，防止脚臭。只要用丝柏精油泡脚就可以了。

　　丝柏精油还有驱虫的效果。以前我常用丝柏精油给狗除跳蚤，又因为丝柏精油还有除臭的功能，因此也可以除去狗身上的气味，特别适合在夏天使用。

南非钩麻（Devil's Claw）

学名：*Harpagophytum procumbens*

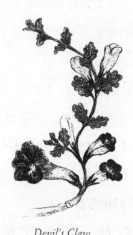

Devil's Claw

30 年前我就已经听说了南非钩麻的植物药草疗效，内服南非钩麻药草，可以治疗风湿症、关节炎和其他发炎症状。后来我兴奋地发现，市面上也有南非钩麻的浸泡油。把它当作按摩油使用，和内服药草的疗效相同。南非钩麻浸泡油具有很强的抗发炎和止痛疗效，我曾用它治疗肌肉酸痛和重复拉伤等症状，效果非常好。也可以在浸泡油中添加其他的精油增加疗效，但精油的浓度不能太高，约 1%~2% 就足够了，因为浸泡油本身就是具有疗效的液体。内服南非钩麻药草对一些人也有帮助，在大多数的健康食品店都能买到南非钩麻药片。

紫锥花（Echinacea）

学名：*Echinacea purpurea*

　　紫锥花具有抗病毒、杀真菌、杀细菌和刺激免疫系统的功效，是种非常有名的药草。市面上不常见到紫锥花油，其实只要将紫锥花的根或地下茎泡在葵花油中，就可以得到浸泡油。紫锥花浸泡油的疗效很好，非常适合用在皮肤上。它可以治疗痤疮、皮肤干燥、轻微的烧伤或创伤，还具有减少皱纹、妊娠纹、抚平旧疤痕等疗效。紫锥花浸泡油的使用方法和其他的浸泡油相同，可以单独使用，也可以添加精油混合使用，比例约为 1%~2%。

榄香脂（Elemi）

学名：*Canarium luzonicum*

　　榄香脂是原产于菲律宾和附近岛屿的热带树木，但中东地区的人们数千年前就将榄香脂视为药材。榄香脂和乳香、没药的品种很接近，它也会分泌树脂，利用蒸汽蒸馏法，就可以从它的树脂中得到精油。

　　榄香脂精油是黄色的，气味非常好闻，有点类似乳香，但又多了点柠檬味。它的主要成分是：榄香醇、榄香脂素、二戊烯、萜品醇、柠檬烯、水芹烯等。

　　埃及人使用榄香脂来处理尸体，制作木乃伊。古代的人就知道利用榄香脂来治疗皮肤和呼吸系统的疾病。几年前，由于战争和干旱，乳香精油的产量降低，价格上涨，我才开始注意到榄香脂。当时，我将榄香脂视为乳香的替代品，后来才发现它本身的功效。虽然榄香脂的功效和乳香相同，但它绝不仅仅是"穷人的乳香"而已。

　　榄香脂治疗胸腔感染的效果很好，特别适合像慢性支气管炎这类容易产生痰的疾病。其他疾病像鼻喉黏膜炎、鼻窦炎等，吸入榄香脂的蒸汽也非常有益。

　　榄香脂还是非常好的护肤油，特别适合老化的皮肤。它可以减少皱纹的产生，具有使皮肤返老还童的功效，它还有杀菌以及加速伤口愈合的功效。我经常用榄香脂治疗皮肤溃疡，皮肤干裂和过敏性疹子。

　　榄香脂的英文名字由阿拉伯词汇"上和下"（"上下摆动"的缩略语）得来，由此我们可以猜到榄香脂对情绪和精神方面的影响了。它具有非常好的调和功能，能让心理、生理和精神协调一致。我发现不论是单独一人或群体进行冥想，点燃榄香脂精油可以帮助获得深层的宁静而不觉困倦。

　　榄香脂具有调和以及提神的特性，因此可用来减轻压力，特别适合患者已经被压力折磨得精疲力竭、喘不过气时使用。

　　榄香脂精油是非常安全的精油，它没有毒性，也不会引起过敏或敏感。

尤加利（Eucalyptus）

蓝胶尤加利：*Eucalyptus globulus*

澳洲尤加利：*Eucalyptus radiata*

　　全世界约有 300 种不同的尤加利。在上百种尤加利树中，约有 15 种能生产有用的油脂，但大多数的尤加利精油都是从澳大利亚人钟爱

的蓝胶树（*Eucalyptus globulus*，蓝胶尤加利）中提炼的。虽然蓝胶尤加利精油的用途很广，但以芳香治疗的角度看，另一种比较不为人知的澳洲尤加利（*Eucalyptus radiata*）精油，却是更好的选择。它拥有和蓝胶尤加利精油相同的疗效，而且比一般尤加利精油更容易吸收，也不容易刺激皮肤。如果需要持续2~3星期使用尤加利精油，不妨选用另外几种比较适合长期使用的尤加利精油，像薄荷尤加利（*Eucalyptus dives*）和具有柠檬香的柠檬尤加利（*Eucalyptus citriodora*）等。

19世纪时，人们将尤加利以装饰用木材引进欧洲，但在欧洲繁殖的尤加利树，却出现了几个在原产地没有的特征。例如它会分泌一些化学物质，改变附近土壤的土质，抑制其他植物的生长。

成熟的尤加利叶是长尖型的黄绿色叶子，和呈圆形、银蓝绿色的幼小尤加利叶不同，幼嫩或成熟的尤加利叶都可以蒸馏出精油。尤加利精油呈淡黄色，具有非常清新的味道。蓝胶尤加利精油的主要成分是：桉油醇（约占80%）、酒精、戊醇、多种醛类、樟脑、桉叶醇、水芹烯、蒎烯以及香味迷人的芳香烯。澳洲尤加利精油的主要成分是：桉油醇（约占70%）、萜烯醇还有其他醇类及一些单萜烯类。它的成分和白千层属的精油非常相似，因此也是很好的免疫力刺激剂，适合经常感到疲倦、精疲力竭、容易感冒的人使用。

除了可以用来制作感冒和鼻喉黏膜炎患者所用的鼻塞药之外，尤加利还有许多其他的功能。尤加利具有非常强的杀菌和杀病毒力。吸入尤加利精油蒸汽是有效治疗感冒的天然疗法，不但可以缓解鼻塞，还能够抑制感冒病毒。在传染病流行期间喷洒精油或蒸发精油，可以使孩童免受流行性感冒或传染病的侵害。北非的人们，在沼泽区或不健康的土地上种植尤加利树，避免疾病传播。尤加利树也是很好的驱虫剂，在尤加利树周围活动的人，完全不必担心蚊虫叮咬。

瓦涅医师曾提供尤加利树杀菌功能的详细数据：含 2% 尤加利精油的喷雾剂，可以杀死空气中 70% 的葡萄球菌。直接使用尤加利精油的效果比使用药房出售的纯桉油醇（尤加利精油的主要成分）还要好。这再次证明了从天然植物中萃取的精油，比化学家钟爱的化学合成剂杀菌效果更好的事实。尤加利精油中的水芹烯和芳香烯接触空气中的氧气之后，会发生化学变化，产生臭氧，而细菌无法在臭氧中生存，因此尤加利精油能杀菌。目前对尤加利精油杀病毒的功效，还没有十分透彻的研究，但临床使用效果已经证明了它所具有的功效。

在流行病或传染病肆虐期间，使用尤加利精油不但可以减轻患者病情，还可以避免患者周围的人受到感染。瓦涅医师认为尤加利精油可以在高烧时降低体温，也可以避免霍乱、麻疹、疟疾、猩红热和伤寒的流行。他建议麻疹和猩红热患者可以经常在皮肤上涂抹稀释的尤加利精油，病床四周最好也放些浸过精油的海绵来保持精油的浓度。如果要治疗流行性感冒和支气管炎，他建议将尤加利、百里香、针松和薰衣草精油以 4 : 2 : 2 : 1 的比例混合，再吸入此复方精油的蒸汽即可。然后，加重剂量（将 10 克上述复方精油加入 1 升水中），用来消毒病房。我的孙辈们患水痘时，我曾在他们的洗澡水中加入尤加利、洋甘菊和薰衣草的复方精油，房间中也喷洒些复方精油。先发病的大孙女发烧和发痒的症状随即减轻了不少，后发病的小孙子，病情也得到缓解。

尤加利精油也适合治疗尿道感染，而它的利尿功能比其他的精油更显著。

　　澳大利亚的土著民族很早就发现尤加利的杀菌和疗伤功效，只要有族人受了严重的外伤，他们就将尤加利叶绑在伤口上。有经验的外科医师也不排斥尤加利，而且，他们还经常使用尤加利制成的溶液清洗手术伤口，同时在伤口上覆盖浸了尤加利溶液的纱布。尤加利精油能治疗烧烫伤，只要将浸了尤加利精油的纱布敷在伤口上，就可以帮助伤口愈合，促进新组织生长。

　　尤加利精油也可以治疗败血或充血病症，配合佛手柑精油，可以治疗单纯疱疹病毒所引起的口唇疱疹和生殖器疱疹，也可以治疗带状疱疹的水疱（引发带状疱疹的病毒，就是引起水痘的病毒）。澳洲尤加利比较温和不会刺激皮肤和黏膜，因此比蓝胶尤加利更适合治疗这类疾病。带状疱疹患者的感觉神经受到病毒侵犯而发炎，因此会出现异常疼痛的症状，尤加利精油是种非常有效的局部止痛剂，可以帮助患者缓解疼痛。带状疱疹所引发的疼痛，经常持续到水疱消失后数星期甚至数月之久，因此，持续涂搽佛手柑和尤加利软膏，可缓解不适症状。

　　用尤加利精油按摩，可以减轻关节炎、肌肉酸痛和纤维组织炎所引起的疼痛。可以治疗这类症状的精油非常多，而我通常只建议两种人使用：一是不介意尤加利精油强烈气味的患者；二是必须闻到这类药味才能感到安心的人（对芳香疗法比较陌生的人，经常怀疑甜味精油的疗效，遇到这类患者，最好使用具辛辣味的精油，因为这类患者认为气味强烈的精油，比较有药效）。

　　我曾经提过尤加利精油可以驱赶蚊子，如果将尤加利、佛手柑、薰衣草或其他能驱虫的精油混合，就可以有非常好的驱虫效果。夏天来临时，我经常在屋内喷些尤加利精油，一来可以保持的空气清新，避免苍蝇侵扰；二来能除去狗身上的臭味和跳蚤。

如果衣服或皮肤上不小心沾染了焦油，不妨用尤加利精油清洗，这可是一种有效又安全的清除方法。

月见草油（Evening Primrose Oil）

学名：*Oenothera biennis*

从月见草中提炼出的油脂，虽然不是精油，但它具有多种重要的功能，因此也收录在本书中。许多芳疗师会利用月见草油调理月经或治疗经前症候群、湿疹、牛皮癣等病症。

市面上多以胶囊形式出售月见草油。事实上，月见草油也可以直接抹在皮肤上。治疗皮肤过敏，只要用按摩基础油或任何乳霜及润肤液调出10%的月见草油浓度即可。

月见草油的疗效，源于它含有大量的γ-亚麻酸（gamma linolenic acid）。想知道更多关于γ-亚麻酸的信息，请直接查看"γ-亚麻酸"（184页）。

甜茴香（Fennel）

学名：*Foeniculum vulgare*

甜茴香的英文名字是从拉丁文"干草"这个词来的，因为以前人们经常将甜茴香当作干草料饲养动物。甜茴香是伞形科植物的一种，和洋茴香、藏茴香、芫荽一样，它有着非常好闻的洋茴香味。不过，洋茴香精油是种含有毒性的精油，而甜茴香精油却很安全，这使得甜茴香的实用价值大大增加。甜茴香是种欧洲常见的野生植物，分布范围极广，从地中海沿岸（甜茴香的原产地）到俄国的部分土地，都可以看到。海边是它的最佳生长地。

压碎甜茴香种子后再蒸馏就可以得到甜茴香精油，它的成分包括：茴香脑、小茴香酮、草蒿脑、樟烯和水芹烯。

甜茴香的某些特性，让以前的人经常认为甜茴香具有不可思议的神奇效果，例如他们认为甜茴香可以抵御妖术，只要将甜茴香挂在门上，就可以免除凶神邪魔的侵害。人们觉得蛇只要爬附在甜茴香上就可以提高视力，因此认为甜茴香也可以提高人类的视力。许多药草学家认为甜茴香是种万能解毒剂，可以治疗毒蛇咬伤、误食有毒植物或毒蕈引起的中毒症状，而现在，我们已经证实甜茴香精油具有非常好的抗毒功效。在20世纪，甜茴香最重要的功能就是治疗酒精中毒，在治疗酒精中毒和帮助患者重拾自信心上，甜茴香扮演了非常重要的角色。此外，甜茴香还可以帮助痛风、风湿症等患者排除体内废物，降低关节炎的发病率。

就像其他的伞形科植物一样，甜茴香在帮助消化，减少胀气方面有很好的效果，它能迅速缓解恶心、反胃、胀气、消化不良、腹绞痛和打嗝等症状。治疗这些病症的最佳方法就是饮用甜茴香茶，它可以调理肠道平滑肌，特别适合治疗结肠炎。有时候，它还能促进肠道蠕动（蠕动就是肠道肌肉韵律性地收缩，促使被消化的食糜通过肠道），治疗便秘。

甜茴香还有一种和消化有关的特殊功效：它可以抑制食欲。罗马士兵行军时，经常带着甜茴香的种子，一旦需要急行军而无法停军吃饭时，他们就咀嚼甜茴香种子充饥。基督教徒也常在斋戒日咀嚼甜茴香种子来降低食欲。卡尔培波和其他的药草师总是建议"身上脂肪很多"的人服用甜茴香，这大概是大多数人发现它可以降低食欲的主要原因。

甜茴香也有很好的利尿效果，可以帮助体液滞留的人减轻病症，但如果误用会导致肾脏损伤，因此使用时必须接受指导，且不能长期使用。此外，体液滞留很可能是其他重要病症的前兆。因此在排除多余体液前，应该先接受仔细的检查，找出产生病症的真正原因。

甜茴香具有利尿和杀死尿道细菌的功能，过去常用甜茴香来治疗尿液迟滞和尿道感染等病症。甜茴香还有预防肾结石的功能。

甜茴香也很适合治疗蜂窝组织炎，当皮下脂肪层堆积了大量的有毒物质和体液，会使皮肤肿胀、出现皱纹，形成典型的"橘皮症"。每天服用三次甜茴香茶，同时改正饮食习惯，再加上请治疗师小心按摩患部，很快就能痊愈。

数千年前，人们就发现了甜茴香对女性生殖系统的特殊功能。用现代科学的观点来看，可能是因为甜茴香中含有某种类似雌激素的植物激素，使得甜茴香具有调理月经周期的功能，特别适合治疗经血不足或痛经等症状。此外，甜茴香还能减少经前症候群的症状，缓解月经来临的前几天，许多女性都会感受到的体液迟滞症状。甜茴香也可以帮助更年期妇女刺激肾上腺分泌雌激素（在卵巢停止分泌雌激素后），减少激素浓度变化过大而引发的种种不适。不论男性或女性，每个人都需要雌激素来维持肌肉的健康，皮肤和结缔组织的弹性，循环系统的健康和强健的骨骼，维持血液中雌激素的浓度，可以缓解老化引起的退化症状。甜茴香另一个和激素有关的功能就是帮助哺乳的母亲分泌更多乳汁。

将甜茴香当作漱口水，可以治疗齿龈发炎，因此许多牙膏或漱口水中都添加了甜茴香的成分。

注意：不要让6岁以下的幼儿使用甜茴香，因为甜茴香中的某种化学成分（黑色烯素）会伤害幼儿。但对成人和6岁以上的儿童来说，除非过量使用甜茴香精油，否则这种成分是无害的。此外，癫痫症患者不能使用甜茴香精油。

乳香（Frankincense）

学名：*Boswellia carteri*

乳香是种原产于北非和部分阿拉伯国家的小树。树皮损伤时，乳香树会分泌树脂，用蒸汽蒸馏法蒸馏树脂，就可以得到乳香精油。以前人们收集的乳香树脂，都是从树皮的天然伤口流出来的，但现代人多采用机器切开树皮的方式促进乳香分泌树脂。

乳香精油的颜色很多，从无色到非常淡的黄色都有。它的气味非常清新，还带有樟脑的刺鼻味。精油的化学成分有：l-蒎烯、二戊烯、水芹烯、樟烯、乳香醇，及多种松香。

古希腊罗马时代早期，祭坛、神殿和寺庙就经常燃烧乳香的树脂。但在最古老的文字记载出现之前，人们可能就已经开始使用乳香了，现在许多宗教都还保留了这种传统。我发现乳香具有一个特质，它可以让人的呼吸加深、变慢，进而让人产生平静的感觉，因此非常适合祈祷者和冥想者使用。我们的祖先是在什么时候发现乳香的这个功能的呢？古人将乳香视为祭品奉献给天神，是因为当时乳香是种非常珍贵和昂贵的物品，希伯来人和埃及人都曾为了向腓尼基人进口乳香而花费大笔金钱。

除了具有典礼和宗教上的用途之外，乳香也被当作香料，应用在化妆品和药品等方面。埃及人利用乳香来保存尸体，制作木乃伊。

如同前面提到的，乳香对肺非常好，是最适合治疗呼吸道感染的精油之一。它是种有效的肺部杀菌剂，可以缓解咳嗽，治疗支气管黏膜炎（如慢性支气管炎）等病症。让患者吸入精油蒸汽，进行按摩和沐浴等方法，都非常适合。乳香精油可以减缓或加深患者的呼吸，因此适合气喘患者使用。气喘患者最好使用按摩的方式，用浓缩的精油进行按摩，可以扩展胸腔，避免气喘发作时阻塞了呼吸道。使用热蒸汽吸入法也能有效帮助气喘患者，但使用这种方法要特别小心。

在护肤方面，乳香对肌肤很有帮助。它有明显的调理功能，可以帮助面部松弛的肌肤恢复弹性，同时还能减缓皱纹的产生。除此之外，它还能抚平肌肤上已经出现的小细纹。

乳香精油对尿道和生殖道的影响力很强，古人经常利用乳香来治疗这些部位的疾病。它具有调理子宫的作用，患者需要时用乳香精油进行沐浴，或在腹部进行温和的芳香按摩，即使是怀孕期使用都非常安全。

乳香具有平复情绪的功能。对气喘患者来说，乳香是种具有双重疗效的药品：一来可以调整呼吸；二来可以安抚情绪，避免焦虑的情绪引发气喘。

过去，人们使用乳香来驱赶邪恶的灵魂，也有人用乳香斩断自己的过去。如果有人经常沉浸在过去的回忆里无法自拔，不妨试试乳香。

乳香的另一个名字是"欧黎巴嫩（Olibanum）"，早期的书籍中多用这个名字称呼乳香。这个名字可能是从拉丁文的"Olium Libanum"（黎巴嫩之油）而来。而乳香的英文名字，则是从中世纪法文"真正的熏香"一词而来。

越来越难买到优质的乳香，因为长期的干旱使沙漠面积逐年增加，吞没了原本半干半湿，适合乳香生长的边缘地带。此外，连年的战乱也使收集乳香树脂的工作变得极为困难。

白松香（Galbanum）

学名：*Ferula galbaniflua*

白松香是种胶状的松脂，是从原产于伊朗和其他中东地区的一种伞形科高大植物的树干上收集的。从前人们多半收集老树干上自然渗出的浓稠汁液，而现代的商业收集法，多是切伤树干根部促使树木分泌汁液。

蒸馏松脂，可以得到温热且具有强烈香气的浓稠、深黄色精油。白松香精油的主要成分有：香芹酮（占了50%以上）、蒎烯、柠檬烯、杜松烯、月桂烯和杜松醇等。葛莉芙女士说，干性蒸馏法可以得到一种蓝色的气味和德国洋甘菊非常相似的精油，但我从来没见过。

数千年前，多种宗教都不约而同地将白松香当作熏香使用，《圣经·旧约》和埃及古籍中均有非常详细的记载。迪奥斯科里德斯和其他早期的药草师都认为：白松香具有止痛、抗痉挛、利尿和调经的功效。

虽然现代的芳香疗法中，很少使用白松香，但它仍然具有令人惊奇的疗效，特别是治疗风湿症之类的慢性病。它可以减轻持续而剧烈的疼痛，特别是热敷的效果更好。此外，恢复得很慢的皮肤炎和皮肤感染等病症，也可以用白松香精油治疗（这和另一种古老熏香——没药的功能很相似）。白松香精油治疗脓疮、疔疖和很难治愈的皮腺溃疡等病症的效果都非常好。

香水工业经常使用白松香精油作为固定剂。

大蒜（Garlic）

学名：*Allium sativum*

许多人认为芳香疗法所用的精油都具有甜美迷人的气味，因此当他们发现大蒜油也是芳香疗法的一种精油时，都感到非常吃惊，因为大蒜的气味实在不好闻。虽然它的气味不讨人喜欢，但却是非常强效的杀菌剂，同时还具有减轻鼻塞、解毒和促进血液循环等重要功能。不过，由于它的气味实在是有点吓人，因此大多数人都是内服大蒜油胶囊，很少有人直接在皮肤上涂大蒜油。

大蒜精油中的化学成分有：蒜臭素、蒜酶、蒜素、维生素B、葱蒜素（抗生素的一种）、大蒜素、烟碱酸（维生素B群之一）、有机碘、有机硫、维生素A，以及多种微量元素。

就像多种药草植物，人们开始使用大蒜的历史，可以追溯到几千年前，至少可以追溯到 4 000 年前的巴比伦时代。不论是医药或烹饪方面，大蒜都是全世界最常用的植物之一。膳食中富含大蒜的地区，居民患心脏病、高血压、循环系统病症、肠胃疾病和支气管炎的概率都比其他地区来得低。此外，也有证据指出：多吃大蒜的人患癌症的概率较低。不过目前这个观点还有许多争议，因为个人的生活方式和环境因素等也都和癌症有密切关系。

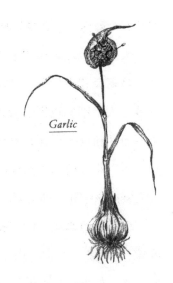

Garlic

如果仔细查阅民间医学的记载，我们可以发现，许多地区的药草医学中都有大蒜的踪影。例如：特兰西瓦尼亚人认为大蒜可以防御吸血鬼。这类古老的传说听起来似乎很荒谬，但近代许多实验却证实了不少古老的传说。大蒜油的挥发性很强，也就是说，它很容易将它的能量释放到空气中，再由鼻子吸入人体。此外，皮肤也会非常迅速地吸收大蒜油。实验结果表明：在人的脚底涂大蒜油，10 分钟之后，我们就可以在他的呼吸中测到大蒜味。现在我们已经了解：古时候流传的大蒜可以保护人类不受邪魔攻击的说法，在脖子上挂串大蒜，在门柱上钉些大蒜片或将蒜片放在鞋子里等举动，并不是没有根据的。因为大蒜真的可以保护人们，避免患咳嗽、感冒、风湿、寄生虫，冬季疾病及胃肠不适等这些从前被认为是邪魔作恶所引起的病症。

现代人将大蒜视为预防高血压和心脏病的法宝，无论是生吃大蒜还是服用大蒜油胶囊都非常有效。此外，大蒜也能有效降低血胆固醇，当然有个前提，患者要先改变自身的饮食习惯。

大蒜油减轻鼻塞和杀死病菌的效果非常好，很适合治疗鼻喉黏膜炎、鼻窦炎和支气管炎（特别是慢性支气管炎）等病症。它的功效连非专业人士都知道得很清楚，许多人整个冬季都在服用大蒜胶囊，每天一至两粒就可以保护自己，预防感冒等病症。如果患有急性支气管炎，可以将大蒜油和其他的精油混合使用，一来可以抵御病菌；二来还能缓解咳嗽和帮助退烧。

大蒜具有杀菌、清洁和解毒的功效，因此适合用来治疗痤疮（青春痘）。患者（通常都很年轻）应该每天服用大蒜胶囊，帮助身体排除毒素。如果担心服用胶囊后会出现口臭，不妨试试无臭的大蒜胶囊，它可以减轻这方面的顾虑。但注意：去除味道的大蒜，很可能丧失掉某些原有的功效。

几千年来，人们一直使用大蒜来避免人或动物感染肠内寄生虫。而用大蒜治疗某些特殊寄生虫、寄生菌类的疾病，效果也非常好。像治疗疥癣时，除了外涂薰衣草、欧薄荷等精油之外，再内服大蒜会更有效。

大蒜是最适合治疗胃肠感染症的药材之一，除了治疗之外，它还有积极的预防功能。例如到国外旅行担心出现胃肠问题时，不妨多吃些富含大蒜的当地食物，虽然和期待旅行中的精致美食有些不同，但这却是对胃肠的最佳保护。农村地区的饮食中多半掺有大量的大蒜，这些大蒜可以帮助他们避免感染，减少因病菌大量滋生而引发的危险。此外，大蒜还能增强人的抵抗力。

1969 年有个实验指出：大蒜可以有效抵御引起尿道炎的细菌。这些细菌属于埃希氏菌属，平时住在人类消化道中，为无害的菌属，一且它们移出消化道，就可能引起肾脏和膀胱的感染。大蒜虽然具有抗生素的成分，但它却不像合成的抗生素会杀死肠内的有益菌种。在这些理论建立之前，大蒜就已经是人们治疗膀胱炎的仙丹妙药，同时也是帮助人们避免重复感染的良药。

大多数人都采用口服大蒜胶囊的方式，因此使用方法非常简单。患急性病症时，只要每天服用三次，每次一至三粒胶囊，如果要治疗慢性病或强身以预防疾病，只要每天晚上服用一次即可。另外，对于治疗某些疾病来说，除了口服之外还有一种更有效的方式——将大蒜胶囊当作肛门塞剂。排便后，将一粒或数粒大蒜胶囊塞入肛门，塞得越深越好（可以在药房买到橡皮手套，方便塞药）。这个方法适用于治疗膀胱炎、肠部病症和肠内寄生虫等问题，极少数胃部对大蒜过敏的人，也可以使用塞入的方式。

天竺葵（Geranium）

学名：*Pelargonium graveolens, P. capitatum, P. radens* 等及这些品种的混种

一般我们把花盆或窗台所种的天竺葵归为老鹳草属（Geranium），这其实是个错误，它应该是天竺葵属（Pelargonium）的植物。目前，天竺葵属的天竺葵种类已经超过两百种，很多人弄不清楚哪一个才是真正可以生产精油的品种。事实上，*Pelargonium radens* 和 *P. capitatum* 这两个品种的杂交品种，才是主要生产天竺葵精油的品种。不过，精油的成分和疗效也和植株的生长地有密切的关系，留尼汪岛、阿尔及利亚、埃及和摩洛哥等地是天竺葵精油的主要产地。中国也生产天竺

葵精油，但我不清楚他们所用的植株品种。另外有种叫作"保加利亚天竺葵"的精油，它是从"老颧草（Geranium）"属植物身上萃取的，和天竺葵属植物不一样，因此和我们现在所说的天竺葵完全不同。

用蒸汽蒸馏法蒸馏天竺葵叶可以得到天竺葵精油。精油中的主要成分有：牻牛儿醇和香茅醇，虽然植株的品种和生长地会影响精油的成分，但这两种成分至少会占50%以上的比例。其他的成分则有沉香醇、柠檬烯、萜品醇，以及多种醇类等。天竺葵精油非常迷人，具有淡淡的绿色，连它的气味闻起来都像"绿色"。有些人觉得它的味道和玫瑰油很像，但只要仔细感觉就可以分辨出它们的不同。商业精油配方中常用天竺葵精油调和比较昂贵的玫瑰精油。

虽然天竺葵精油的"阴柔特质"没有玫瑰明显，但根据卡尔培波的说法，掌管天竺葵的星球也是金星。天竺葵精油的气味介于玫瑰油的香甜和佛手柑的强烈之间。而天竺葵精油的中性特质使它非常容易和其他种类的精油混合，特别是佛手柑和薰衣草。

和所有的花朵类浸泡油一样，天竺葵精油具有很好的杀菌和抗忧郁能力，此外它还具有收敛和止血的效果，因此适合治疗创伤，帮助伤口复原。天竺葵精油也适合用来保养皮肤，它的味道清香又具有收敛和杀菌的功效，可以平衡皮肤皮脂腺的分泌。干性或油性肌肤，甚至混合性肌肤都非常适用天竺葵精油。天竺葵精油的清爽香气和它所具有的特性，使它成为皮肤保养品及美容香皂等产品中的重要添加物。

为什么天竺葵精油可以平衡皮脂腺的分泌呢？因为它会刺激肾上腺皮质激素的分泌。肾上腺皮质所分泌的激素，是非常重要的调控因子，可以调控和平衡其他器官分泌的激素，包括男性和女性的激素。

因此，停经时所出现的病症和种种激素浓度变化所引发的问题，都能用可以平衡激素分泌的天竺葵精油解决。天竺葵精油特别适合缓解经前紧张的情绪，而它的利尿功能，可以帮助许多妇女减轻经前体液滞留的症状。

天竺葵精油能刺激淋巴系统排除积液，加上它的利尿功能，这是我用天竺葵精油来按摩治疗蜂窝组织炎、体液迟滞和脚踝浮肿的原因。这两项功能可以相互促进，帮助身体迅速有效地排除过多的体液。事实上，天竺葵精油具有调理肝脏和肾脏的功能，因此不只在生病时适用，平时也能帮助我们排泄。天竺葵精油也能治疗黄疸、肾结石和多种尿道感染症。

理论上，天竺葵精油能够有效地杀死口腔和喉咙的细菌，因此可以添加在喉咙痛、喉咙发炎和牙龈感染时所用的漱喉液和漱口水中。但有人发现，添加了天竺葵精油的漱口水味道让人难以接受，但没药和百里香的漱口水很受欢饮，因为它们"口感"较好。

许多药草书上都说天竺葵精油是种镇静油，但瓦涅医师却持相反的意见。根据我自己的经验，某些人即使使用了少量的天竺葵精油，数小时后会出现兴奋过度、无法休息或无法入睡的情况。因而在午后，我不会使用天竺葵精油，如果要用，也会和薰衣草等具有平衡、镇静效果的精油混合使用。天竺葵精油的确具有抗忧郁的功能，不喜欢佛手柑强烈气味的人大多会改用天竺葵精油。而我的建议仍然是：将天竺葵和佛手柑精油混合使用，效果较好。

天竺葵之所以会成为窗台及阳台植物中的宠儿，可能因为它具有驱虫的功能。市面上的多种杀虫剂中，经常含有天竺葵精油成分，此外还可能有佛手柑、柠檬和香茅等精油的成分。在空气中喷洒天竺葵精油可以避免苍蝇和其他虫子进入屋内，而它迷人的气味，也可以使屋内充满香甜气味。

古籍记载天竺葵具有非常强的复原力，不仅可以治疗骨折，还可以使肿瘤缩小。但是目前为止，我没有见过任何科学典籍证实这些功能，瓦涅医师曾经提过，但带有警告之意。我以开放的态度来思考、看待天竺葵精油的这些功能，因为我们的祖先在还没具备现代知识技术之前，就曾经多次正确地阐述许多植物的功效，也许这次他们也是正确的。有些早期典籍记录的"天竺葵"，其实是汉荭鱼腥草（*Geranium robertianum*），而不是天竺葵属（Pelargoniums）的植物。有些具有香气的"天竺葵"也可以提炼出精油，但这种精油和从天竺葵属植物中所提炼的精油，不论是气味或化学成分都完全不同。

姜（Ginger）

学名：*Zingiber officinalis*

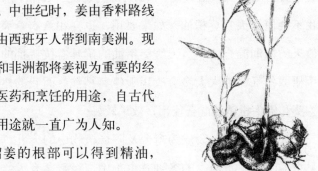

姜和其他的姜科植物一样，原产于亚洲的印度和中国。中世纪时，姜由香料路线流传到欧洲，再由西班牙人带到南美洲。现在，西印度群岛和非洲都将姜视为重要的经济作物。姜具有医药和烹饪的用途，自古代开始，姜的多种用途就一直广为人知。

用蒸汽蒸馏姜的根部可以得到精油，

刚蒸馏出来的精油，有点淡淡的黄色，放久颜色就会变深。精油的味道和青绿或新鲜的姜很像，主要的成分有姜醇、姜素、姜酮、姜碱。

根据传统的中国医学，只要身体受到湿气侵袭（不论湿气来自于体内或体外）都可以使用姜来治疗。身体无法处理体内的湿气，就会引发腹泻和鼻喉黏膜炎等症状，而体外湿气则会引起风湿症和许多冬季疾病，这些病症都可以用"热性"的姜治疗。

风湿症、关节炎、肌肉痛和疲倦等问题，可以热敷或用1%~1.5%浓度的稀释姜精油按摩。稀释姜精油的原因非常简单：姜精油是强效红皮剂，浓度过高会导致皮肤过敏。如果不愿意稀释精油，在任何按摩油中加入1滴姜精油使用也可以。

治疗感冒、流行性感冒、腹泻、胃痉挛（不论是消化道本身的问题或是由月经周期引起）等病症，最好服用新鲜的姜浸液（或称姜茶）。把姜切成薄片，再以每六片熬出一杯茶的比例，加入适量的姜片，小火炖煮10分钟左右，就是很棒的姜茶了。如果再加上少许蜂蜜，就成为一杯非常可口的传统中国药膳，可以预防和抵抗冬季容易出现的病症。除此之外，它也可以减轻反胃的感觉，可以缓解晕车和孕妇的晨吐症状。

不加蜂蜜的姜茶，可以作为漱喉液，或者在1茶匙伏特加酒中加2滴姜精油，再用热水稀释，也是很棒的漱喉剂。

少量的姜精油，可以和大多数其他种类的精油均匀混合，特别是橙和其他柑橘属植物精油。

根据让·瓦涅医师的记录，塞内加尔的女人经常在她们编织的带子上加些捣碎的姜，用这个提高她们丈夫的性能力。

葡萄柚（Grapefruit）

学名：*Citrus paradisi*

葡萄柚是种人工种植产物，事实上它是柚子和甜橙的杂交品种。世界各地的葡萄柚品种都不相同，特别是以色列、巴西，以及美国佛罗里达州和加利福尼亚州等几个葡萄柚精油的主要产地。

压榨果皮即可得到葡萄柚精油，精油中柠檬烯的比例占了90%以上，其他还有柠檬醛、牻牛儿醇、杜松烯和葡萄柚醇等成分。精油呈黄绿色，具有和新鲜葡萄柚非常相似的柑橘香。

葡萄柚精油和其他柑橘类精油的最大差异在于它对光线不敏感，虽然葡萄柚精油中含有对光线敏感的呋喃香豆素，但似乎还有其他的成分可以中和并抵消它的影响。这是个很好的例子，让我们了解到含有多种成分的天然的精油要比分离出的含有单一成分的化合物安全得多。葡萄柚精油具有许多柑橘属精油的特性，因此皮肤暴露在阳光下时，不妨改用葡萄柚精油。

葡萄柚精油可以治疗体液迟滞、蜂窝组织炎和其他各种排毒不良所引起的病症，因此它是很好的利尿剂与解毒剂，也可以有效地刺激淋巴系统的功能。每次进行淋巴按摩时，我总是使用葡萄柚精油，或再加上天竺葵精油。剧烈运动后，用葡萄柚精油按摩肌肉，可以帮助排除乳酸，减少肌肉僵硬和酸痛。需要使肌肉保持在最佳状态的人，正在接受集训或竞赛的运动员或舞蹈家等，都可以用葡萄柚精油来保持肌肉的最佳状态。

葡萄柚精油非常适合油性肌肤和痤疮患者使用，它可以调理肌肤和调节头皮。它的气味很好，因此许多调理水或化妆水中都会添加葡萄柚精油。

有人认为葡萄柚精油可以治疗肥胖，它具有利尿功能的确可以化解体液迟滞的问题（如果患者的肥胖和体液迟滞有关），但我认为它的抗忧郁作用才是帮助患者减肥的真正原因。许多过于肥胖的患者都非常不快乐，如果能改善他们的情绪，就能帮助他们减轻体重。

事实上，我认为葡萄柚精油最重要的功能就是它可以抗忧郁——一种有时芳疗师可能会忽视的疗效。葡萄柚精油是种温和明快的油，可以使人精神振作，不再郁郁寡欢，尤其在冬天出现忧郁或昏昏欲睡等症状时，我总是用葡萄柚精油来处理。它的确可以帮助季节性情绪失调（S. A. D.）的患者。其实在漫长的冬天，任何人使用葡萄柚精油之后都会感到非常愉快。

永久花（Helichrysum）

学名：*Helichrysum italicum*, *ssp. Serotinum*

花店常见的干燥花中，很容易发现永久花的踪影。花店中永久花的种类很多，但只有"*H. italicum serotinum*"这种具有黄色雏菊花瓣的永久花，才具有下文描述的特性。我们可以发现有时候永久花精油瓶上的标签是"Everlasting"或"Immortelle"，这些都是它的法国别名。永久花的花和精油都具有非常迷人的蜂蜜香味，我以前曾住在永久花园附近，夏日到种满永久花的原野散步是种令人陶醉的美好体验。

永久花精油通常是黄色的，偶尔会有带点红色的。它的主要成分有：橙花醇、乙酸橙花酯、牻牛儿醇、蒎烯、沉香醇，及其他少许成分。香水工业上经常用到永久花，它的香气和抚慰治疗的特性使它成为香皂和化妆品的重要添加物。

永久花和薰衣草一样，混合其他精油使用的疗效最好，也就是说，配合其他精油会有更好的效果。不过，它的价格昂贵，不容易买到。永久花精油可以增强身体自愈的能力，这证明它可能具有刺激免疫系统功能的作用。

永久花是非常安全的精油，它没有毒性并且不会刺激皮肤，几乎所有的敏感性肌肤都可以使用。它气味香甜，性质温和，非常适合婴儿和儿童使用，用来按摩或沐浴均可。永久花和马郁兰精油的组合可称得上是绝配。永久花可以治疗许多儿童病症，它有强效抗瘀青物质，可以治疗儿童的碰伤和摔伤等。此外，它还具有抗痉挛的功效，可以平缓困扰儿童的气喘和患百日咳时常有的痉挛性咳嗽（哮喘）。永久花也是很好的祛痰剂，适用于任何类型的咳嗽。

永久花可以抵御发炎，适合风湿症和关节炎患者使用。适合这类病症的复方精油调配比例为：95%的尤加利（最好选择柠檬尤加利）精油和5%的永久花精油，混合之后再加入基础油，让精油最后的浓度为3%。

永久花精油具有抗过敏、抗发炎、杀菌和疗养等功效，因此除了可以用来保养肌肤，还可以治疗多种皮肤病症，像湿疹和其他各种皮肤过敏病症等。曾经有永久花精油成功治疗牛皮癣的案例，对芳香疗法或任何其他疗法而言，牛皮癣都是有名的难治病症。事实上，牛皮癣的病因以心理问题为主，永久花精油在精神层次上的功效或许和它在生理上的功效相同，才能顺利治好这顽疾。

调整情绪和抗忧郁是永久花精油在精神层次的作用，与蜂蜜对心灵的影响类似。它可以减轻甚至消除压力，因此适合治疗所有和压力有关的病症。和其他抗忧郁剂不同的是，永久花精油具有很好的调理功能，对于筋疲力尽、昏昏欲睡或极度疲倦的人非常有帮助。虽然我没有尝试过让肌痛性脑脊髓炎的患者使用永久花精油，但所有关于这种精油的记载都显示，它应该会对这类患者有很大的帮助。

永久花精油还有其他许多种用途，它能治疗消化和呼吸系统疾病、肌肉酸痛等。不过，由于它的价格昂贵以及非常罕见，最好不要滥用，唯有在仔细了解患者的生理状态，其他精油都无法改善病症，或没有其他合适的精油的前提下才使用。

芳樟（Ho‑Leaf/Ho‑Wood）

学名：*Cinnamomum camphora*, var. *Ho-sho*

芳樟精油是从多种樟树中提炼出来的，和所有的樟树精油一样，它们也是具有毒性的精油，因此我强烈反对人们自行使用。就算是经验丰富的芳疗师，使用这种精油时也要特别小心，最好选择其他功效相同却更安全的精油。

我在本书加入芳樟精油的目的，只是想澄清"芳樟可以代替花梨木（*Aniba roseodora*）"的错误观念。事实上这两种精油的味道、特性和使用方法都相差很多。芳樟具有毒性，而花梨木却温和无毒，不会引起过敏，是非常安全的精油，这和芳樟完全不同。

牛膝草（Hyssop）

学名：*Hyssopus officinalis*

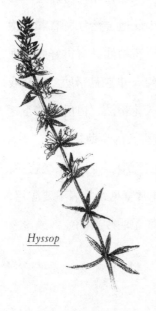

Hyssop

使用牛膝草精油一定要特别小心，很多情况下根本不能使用它［参看"附录A"（497页）］。不过，牛膝草精油的确具有某些疗效，只要牢记使用方法和适用症，它仍是种有用的精油。

早期的医书非常称赞牛膝草的功效，而许多文艺复兴时代的药草师也详细列出种种牛膝草的功能，但必须注意：这些医书上所说的是牛膝草的植物体，而不是指含有高浓度化合物的牛膝草精油。

希腊人和希伯来人都将牛膝草视为神圣的植物，《圣经·旧约》也数次提到牛膝草。起初，人们将成束的牛膝草当作扫帚来打扫庙宇和圣地，后来，人们将牛膝草直接洒在地上。这两种用法后来发展成燃烧少量牛膝草，用它的烟雾来消毒房间，避免感染。香水和食物中有时也会加入牛膝草，著名的荨麻酒中就含有牛膝草的成分。

牛膝草是唇形科植物，原产于地中海沿岸。它的植株高约60~90厘米，有蓝色、淡紫色、白色或粉红色的穗花。精油是从花的顶端蒸馏而来，呈微黄色，具有类似百里香或罗勒的辛辣味。精油中含有大量的松樟（一种酮）、蒎烯、微量的牻牛儿醇、龙脑、侧柏酮（另一种酮）和水芹烯。牛膝草精油含有大量的牛膝酮，因此成为有毒的精油，限制了它的使用。

胸腔感染并出现脓痰的病症可以用牛膝草精油治疗。牛膝草精油可以增加痰液的流动性，增加咳出痰液的机会。不过，其他精油也具有这项功能，因此我通常不会使用危险的牛膝草精油。牛膝草精油属于"对头部有利的精油"，而且也具有调理呼吸系统和心脏的功能。

牛膝草精油也可以治疗瘀青。碰伤产生瘀青之后，立刻用牛膝草精油进行冷敷，有助于减轻伤势。而热敷牛膝草精油则对风湿症非常有益。

注意：癫痫症患者绝对不能使用牛膝草精油，因为它可能会引起病症发作。怀孕的妇女和高血压患者也要避免使用。

土木香（Inula）

学名：*Inula graveolens / I. odora*

土木香精油其实是菊科土木香的一种，只是芳香疗法中很少使用"elecampane"这个名字，因此我用"Inula"这个名称避免混淆。

土木香为多年生植物，高约1.8米，有着椭圆形的叶子和雏菊般的花朵。它的原产地是亚洲，但现在全世界都有栽种，兼具药用性和观赏性。精油从植株的根部和地下茎中蒸馏得来，有时也会蒸馏花的顶部取得。精油的成分有：醋酸龙脑酯、1.6桉油醇、沉香醇、龙脑等。它的精油颜色是罕见的深绿色很美丽，有着迷人的蜂蜜般香气。

大约10年前，芳疗师就开始用土木香精油来治病，但直到现在，它的使用率仍然不高。价格昂贵（它的价格和苦橙花精油差不多）和

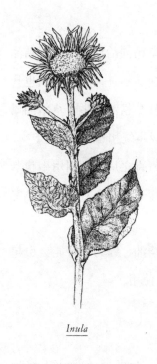

Inula

供应量有限是它始终无法被广泛使用的主要原因。除了这个缺点，它是芳疗师的常备精油之一，因为它具有溶解黏液的功效，可以分解黏液，让身体更容易排除废液。针对各种黏液积聚的症状——感冒、鼻窦炎、鼻喉黏膜炎、耳痛（鼻喉黏膜炎的并发症）和咳嗽等，使用土木香精油治疗效果都很好，尤其适合治疗经常咳嗽却咳不出痰的症状。根据法国的实验，用没药或其他化痰类精油无法解决的慢性病症，使用土木香精油的效果最好。比如慢性支气管炎，脓痰积在患者肺脏深处成为细菌滋生的温床，这时，土木香精油会成为医治病症的一剂良方。由于土木香精油还具有抗菌和祛痰作用，因此它可以多方面抵御感染。

土木香精油还有许多其他用途，但都有更便宜、更容易获得的精油可以替代。我认为最好将土木香精油用来治疗其他精油都无法治愈的疾病。

注意：不要将 *Inula graveolens* 和 *Inula helenium* 这两种精油混为一谈，后者对皮肤有强烈的刺激，绝不能直接用在皮肤上。为了保护自己，在我们能百分之百确定土木香精油指的是 *Inula graveolens* 之前，最好不要将精油涂在皮肤上。

茉莉（Jasmine）

学名：*Jasmineum officinale / J. grandiflorum*

如果玫瑰是"精油之王后"，那茉莉就是"精油之王"了。第一次听到这种说法的人或许会很惊讶，茉莉花如此纤细精巧、充满阴柔之美，怎么会称"王"呢？事实上，茉莉原精是种阳刚味非常重的油品。茉莉原精的颜色很深，有黏性，气味浓重而持久。和玫瑰油类似，大量茉莉花只能产出少量原精，而吸附法萃取精油的

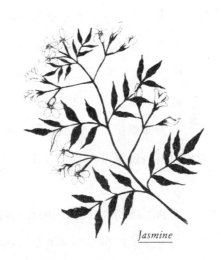

Jasmine

生产过程又很复杂，茉莉油的价格也因此非常昂贵。除此之外，由于植株内部化学分子的改变，使茉莉花的气味在夜晚特别强烈，工人必须在夜晚收集花朵以保存它们的能量，收集花朵的人工成本也随之增加不少。花朵采收后会连续数日释放精油，采收的花朵必须放在浸着橄榄油的棉布上，直到所有的精油都被吸收为止。接着还要用酒精萃取橄榄油，才能得到纯的茉莉原精。等级较低、价格较便宜的茉莉原精，是用石化酒精直接萃取茉莉花瓣得到的。这种方法生产的精油气味很弱，质量不佳，而且酒精会立刻杀死茉莉花，无法将花朵中所蕴含的精油完全萃取出来。芳香疗法很少使用这个等级的原精，真正关心患者的芳疗师更不会去使用这种廉价的茉莉原精。和玫瑰的例子相

同，虽然它的价格昂贵，但原精的纯度很高，所以用量很少。

和玫瑰油类似，茉莉原精的气味很难复制。合成的茉莉原精味道很甜，和真正天然的茉莉原精相去甚远，只能用"廉价"这个词来形容——人工合成茉莉原精的价格的确很低。合成的茉莉原精还有个缺点：它的气味虽然和真正的茉莉原精相似，但与基础油混合后不久就会消失，基础油的氧化作用会破坏它的气味。

能生产茉莉原精的茉莉花品种很多，其中有两个品种在法国格拉斯的栽种面积很广。埃及和印度生产的茉莉原精质量最好。茉莉原精的成分有：邻氨基苯甲酸甲酯、吲哚、苯甲醇、乙酸苄酯、沉香醇、乙酸芳樟酯。

茉莉原精的部分特性和玫瑰油相同，也具有调理子宫的功能。茉莉原精可以治疗痛经和经期子宫痉挛等问题，其实较便宜的马郁兰等精油对此也非常有效，还能帮助分娩。阵痛初期，用茉莉原精按摩产妇腹部和下背部，可帮助产妇减轻疼痛并加强子宫收缩。胎儿出生后，它还能帮助排出胎盘和产后复原。此外，茉莉原精具有抗忧郁功效，可以缓解产后忧郁症。

除了对女性有益之外，茉莉原精还能减轻某些男性病症（例如前列腺肥大症）及增强男性性功能。自古以来，茉莉就被视为优良的壮阳催情剂，而它的确也是改善性问题的最佳选择。有一点要强调：茉莉就像所有的精油一样，在影响生理状况的同时也影响了心理和情绪。由于大多数的性问题都源自于紧张、焦虑、忧郁或害怕等情绪、心理方面的困扰，而不是由生理问题所引起，像茉莉等具有放松、抗忧郁功能的精油，能够让患者达到身心放松的效果，自然就具有增强性能力的功效。

茉莉原精有"放松"的功效，还有"温暖"的特质。这些特点很容易造成混淆，同样具有"温暖"的性质，但茉莉原精却不是我们所说的红皮剂。也就是说，利用茉莉原精进行按摩时，皮肤表层的微血管不会扩张造成皮肤变红，但茉莉精油又的确具有温和而深入的疗效，使它成为奇妙并且理想的按摩油。卡尔培波说它对放松僵硬和紧绷的四肢非常有益。

茉莉原精对情绪和生理方面的影响非常相似，它同时具有放松和"温暖"情绪的功能。它很强的抗忧郁能力，使它成为治疗忧郁引起的困倦无力症状的最佳法宝。缺乏自信的人也适合用茉莉原精进行按摩或沐浴，茉莉原精可以增强他们的自我认同感，也可以提高解决问题的信心。

茉莉原精也可以治疗咳嗽（特别是黏膜炎性的咳嗽），一般的胸部感染和失声等症状。但我必须坦白地说，我从来没有用茉莉原精治疗过上述病症，因为它的价格实在太昂贵，而且还有其他同样有效的精油可以治疗这些病症。

茉莉原精是种非常适合用来护肤的精油，它的气味迷人，几乎人人都爱。皮肤燥热、干燥和敏感的人最适合使用茉莉原精。使用茉莉原精必须特别注意：每次只能用一点，用量过多会有副作用。切记：茉莉原精的浓度很高，只要微量，就可以达到很好的效果。

杜松（Juniper）

学名：*Juniperus communis*

杜松是桧属植物，植株不高，叶子呈针状。它的果实原是蓝色，两

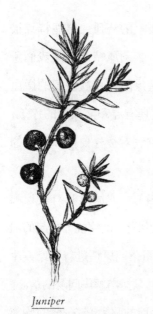

Juniper

年后转为黑色，成为成熟的果实。最好的杜松精油是用蒸汽蒸馏杜松的果实得来，精油中的化学成分包括：α-蒎烯、杜松烯、樟烯、萜品醇、龙脑、樟脑。市面上有种杜松精油是从杜松的果实和枝叶中提炼的，但由于杜松果实精油的疗效较好，因此最好确定买的是"杜松莓精油"而不只是"杜松精油"。杜松果实精油的流动性很高，颜色也很多，从无色到微黄或淡绿都有。它的气味有点类似松节油（我觉得气味和高质量的油画颜料很相似），但稀释或和其他精油混合之后，却很好闻，还有独特的烟雾味。

自古以来，杜松的利尿和防腐功能就广为人知，这两种功能也曾被芳疗师视为杜松的最大功效，但我认为杜松最重要的功能是"排毒"。当人们体内有过多的毒素和废物需要排除时，杜松就成为最有价值的精油。通常这种情况下，杜松的利尿功效也能很好地显示出来。

杜松精油对泌尿生殖系统的亲和力特别强，它具有调理、清洁、杀菌和滋养的功能。它是最适合治疗膀胱炎、肾盂炎和尿道结石的精油之一，但必须先接受医师的检查，确定肾脏是否也受到了感染。芳香疗法很适合治疗膀胱炎，但如果出现血尿或发烧等症状，请不要拖延，立刻就医，处理肾盂炎也要注意相同事项。接受其他疗法治疗时，可以同时配合进行芳香浴或芳香按摩，增强疗效。

杜松可以迅速消除尿液迟滞的问题，特别是减轻男士前列腺肥大引起的尿液迟滞。再强调一次，前列腺肥大等病症必须同时接受医师正规治疗。大量使用杜松精油反而会引起尿液迟滞。"顺势治疗"之父塞缪尔·哈内曼（Samuel Hahnneman）发现的原理：大量使用某种物质会引起病症，可以用少量的同种物质加以治疗。芳香疗法的精油用量虽然不像顺势疗法那么少，但原理是相同的。

有些人用杜松精油治疗白带，在此我还是要再强调一次：没有仔细探究疾病的成因之前，绝不要轻易治疗。经血不足或周期失调等都可以用杜松精油进行芳香浴或直接在腹部按摩治疗，和鼠尾草精油的效果一样好，而且完全没有副作用。

杜松精油也是很好的止血收敛剂，通常和乳香精油搭配作为治疗痔疮的外用剂，用于沐浴或作为局部清洗液。

杜松精油的三大功效——收敛、杀菌和排毒，使它成为非常适合治疗痤疮的药剂。我发现用杜松精油治疗青春期男孩痤疮的效果最好，因为男孩们可以接受它的木质气味，愿意使用添加了杜松精油的乳霜或化妆水。其他气味较甜、阴柔味重的精油，男性通常不愿使用，效果自然不理想。

人们使用杜松精油避免感染的历史，没有上千年也至少有数百年。法国和西藏这两个地理、文化都与我们相距较远的地方，也都知道杜松的这项功能。法国的医院甚至在病房中燃烧杜松枝条和迷迭香来达到杀菌效果（近年法国医院才取消这种杀菌法）。杜松精油是很好的家庭用抗感染剂，只要在水中加几滴，涂在墙上或地板上即可。也可以用喷雾、扩香器或其他各类燃烧精油的装置加热，在传染病流行期间多次使用。

在法国，人们将杜松当作传统的身体调养剂使用，特别适合康复期和排泄不良所引发的行动迟缓等症状。它还能刺激食欲——因为加了奎宁的杜松子酒可以当成润肠剂。排泄不良是导致风湿症、痛风和关节炎的主因之一，使用杜松精油是刺激排泄的最佳方法。它还可以治疗蜂窝组织炎，因为这也是毒素累积和体液迟滞所引发的病症，使用有排毒和利尿双重作用的杜松精油疗效特别好。

数种皮肤过敏的病症也可以用杜松精油治疗，像湿疹（特别是湿性湿疹）、皮肤炎、牛皮癣。治疗任何一种久病不愈的皮肤症状都可以考虑使用杜松。要注意的是：它会刺激身体排出毒素，因此皮肤症状在好转之前会先变坏，这是典型的"治疗关键期"症状，许多自然疗法都会出现这个现象。

动物也可以使用杜松精油，像猫狗中耳炎、狗皮肤病以及清除和预防狗长跳蚤或虫子等。我曾用杜松精油治疗狗的皮肤病，也成功地用它来防止狗长跳蚤。

杜松精油的清洁效果，同时作用在心理、情绪和生理方面。它具有很强的清洁作用，特别适合因工作需要经常与人接触的人。我和我的同事经常使用杜松精油，特别是和很多客户商议公事后，感到心力交瘁疲惫时，或治疗病症非常严重的患者之后。大家庭中每天需要照顾自己或孩子的母亲，感到筋疲力尽时也可以使用。在洗澡水中加少量杜松精油进行芳香浴，可说是最有效的方式（如果不喜欢杜松精油的味道，可以加些葡萄柚精油）。如果希望立刻见效，可以在手上滴1~2滴杜松精油，涂抹在手臂上或吸闻味道，都非常有帮助。杜松精油在清除身体废物的同时，似乎也能扫除心中的阴霾。

醒目薰衣草（Lavandin）

学名：*Lavandula hybrida*

　　醒目薰衣草是薰衣草的杂交品种，生长的范围很广，凡是有栽种薰衣草或有野生薰衣草分布的地方，都有它的踪影。醒目薰衣草的种类很多，起初是由蜜蜂将薰衣草的花粉传到穗花薰衣草（学名：*Lavandula spica*）花上，现在蜜蜂的工作已逐渐被人类取代（人工授粉）。广泛种植的几个品种是：亚碧拉、葛罗、雷多芬和超级醒目。这几个品种中，亚碧拉的香味最佳，香水中经常用亚碧拉取代真正的薰衣草；超级醒目中含有大量的酯类，抗痉挛的效果最好；雷多芬中含有大量的沉香醇，杀菌的效果最好。如果你可以确定用的是哪个品种的醒目薰衣草，就可以针对它们的特性，让它们发挥最大的功效。

　　醒目薰衣草的花比薰衣草大，呈深蓝色。从醒目薰衣草的花中萃取的精油量也比薰衣草多，因此这种精油的价格比较便宜。有些人把它当成薰衣草精油出售，并把它当成薰衣草的替代品。不过，醒目薰衣草和薰衣草并不完全相同，因此使用时最好能将这两者区分清楚。

　　醒目薰衣草精油呈深黄色，有着清新略似樟脑的气味。化学成分有：30%的乙酸芳樟酯、沉香油醇、桉油醇、樟烯，及其他的微量成分。

　　醒目薰衣草精油能反映出它杂交品种的特质。它有着薰衣草和穗花薰衣草的特性，但是它的镇静效果比不上薰衣草。用它进行吸入法治疗感冒、鼻喉黏膜炎、鼻窦炎和其他呼吸系统病症的效果很好。白天不适合使用镇静效果极强的薰衣草精油时，可以和真正薰衣草搭配，交替使用。

我发现醒目薰衣草精油很适合治疗肌肉酸痛和僵硬，可以当作止痛剂和红皮剂。用它来进行芳香浴，有非常卓越的治疗头痛的效果。

薰衣草（Lavender）

学名：*Lavandula vera, L. officinalis, L. angustifolia* 及其他

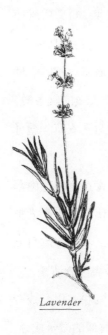

Lavender

毫无疑问，所有精油当中薰衣草的用途最广，它有止痛、抗忧郁、消毒、杀菌和消除充血与肿胀的功效，还有降血压、驱虫、安神和恢复健康的效果。综合来说，它的功效可分成安神、抚慰和平衡。或许薰衣草精油最重要的功能就是它可以重建平衡状态，不论是心理或身体，让人的身心处在和谐的平衡状态，自动痊愈。

薰衣草精油的用途广，成分也很复杂，化学成分包括：乙酸芳樟醚、牻牛儿醇、沉香醇、桉油醇、d–龙脑、柠檬烯、l–蒎烯、丁香烯、丁酸酯、缬草酸、香豆素。各地出产的薰衣草精油成分比例各不相同，因各地的土壤和生长条件及每年的气候变化都会影响其中的成分。例如：和潮湿的气候相比，经历干热的夏天之后，土壤中的酯类成分会提高。高山地区薰衣草精油的酯类成分要比低地种植的高。

不论是精油或新鲜、干燥的花朵，人们使用薰衣草的历史已长达数千年。某些古人用的药草逐渐失传，直到近年才一一寻回，重新发

现其中的妙用。薰衣草却从来不曾失传，英国的药典还将薰衣草精油列为不可或缺的常备良药。

薰衣草的英文名字是从拉丁文"清洗"（lavare）而来，可能是从前人们用它来清洗伤口的缘故。薰衣草还可以用于个人沐浴和清洗衣物。英文洗衣（laundry）这个词也是从拉丁文的清洗而来，拉丁文中 v 和 u 并没有差别。

薰衣草原产于地中海沿岸。由罗马人带到英国和欧洲北方的其他土地上，进而传播到全欧洲，但原产地在地中海沿岸的薰衣草，质量仍是最好。质量最佳的薰衣草，约生长在海拔 700~1400 米高的地区。

目前当作药草栽种的薰衣草品种很多，这几个品种的名字经常让人混淆。常见的薰衣草（*Lavandula officinalis*）是最重要的药用薰衣草，也称为"*Lavandula angustifolia*"或"*Lavandula vera*"意思是真正的薰衣草。这种薰衣草的气味最佳，我们所说的薰衣草纯露，用来防虫蛀和保持衣物清香的香袋都用它来制作。它是人们最喜爱的芳香疗法中最被广泛使用的精油。

极少数人对真正的薰衣草（*Lavandula vera*）过敏，根据我的经验，这些人通常都是气喘或花粉热的患者，有过敏症（花粉热、气喘、湿疹或其他皮肤问题）的家族病史。幸好，这些人多半都有"早期警觉"，因为他们非常讨厌薰衣草的气味。但是事实上，薰衣草的气味是最受人喜爱的。因此，人们对于任何一种精油气味的厌恶反应，说明这种精油不适合那些人。

盖特佛塞医师在一次实验室意外中烧伤了手，因而发现薰衣草精油的神奇疗效，引起他深入研究精油的兴趣，最后发明了"芳香疗法"

这个词语。瓦涅医师在担任法国军医期间，使用薰衣草精油来治疗严重烧伤和外伤。薰衣草精油具有杀菌和止痛的功效，非常适合治疗烧伤和各种创伤，它还能促进伤口愈合，避免留下疤痕。

薰衣草精油止痛、消毒和杀菌的功效，使它非常适合用来治疗感冒、咳嗽、鼻喉黏膜炎、鼻窦炎和流行性感冒，最有效的治疗方式是蒸汽吸入法。蒸汽在可以忍受、不烫伤喉咙的前提下越热越好，蒸汽本身就是非常有效的杀病毒剂，再加上薰衣草精油抚慰、消除充血并抑制可能引发二次感染的细菌，避免感冒引发的鼻喉黏膜炎和鼻窦炎。薰衣草精油的安神效果也很好，在睡前吸闻它的气味可以提高睡眠质量，帮助康复。将少量纯的薰衣草精油涂在喉咙部位，轻轻按摩，可以减轻喉咙发痒、咳嗽的症状。薰衣草精油的安神效果可以缓解喉咙发痒，而体温会让部分精油挥发成气体，吸入这些精油气体又可以直接治疗引发咳嗽的主因——呼吸道感染。眉骨和鼻翼两侧也可以用同样的按摩方式涂1~2滴精油来治疗鼻喉黏膜炎。利用治疗鼻喉黏膜炎的重要穴位，和薰衣草精油消除鼻塞和杀菌的功能，双管齐下可以加快复原速度。

用薰衣草精油按摩太阳穴可以缓解某些头痛症状，如果没有很明显的效果，可以在前额或后颈冷敷薰衣草精油。

薰衣草精油还有一个很重要的功能：缓解肌肉痛（不论是何种原因造成）。它是最佳的按摩油成分之一，不论是单独使用或混合如马郁兰、迷迭香等精油，都有非常好的效果。混合其他精油后的薰衣草精油疗效提高很多，而其他精油的疗效，也受薰衣草精油的影响大为提升。如果没有人可以为你按摩，就用薰衣草精油沐浴，也可以减轻运动后或紧张过度造成的肌肉疼痛。下背部疼痛的问题也可以用这个方法解决，但有个先决条件：这个疼痛只局限于肌肉疼痛，脊椎异常所造成的疼痛不在治疗的范围内（这类病症要由整骨治疗师或脊椎指压师来诊断治疗）。

　　这些方法也可以用来减轻风湿症、坐骨神经痛、关节炎等症状，薰衣草精油具有多种功效，可以减轻局部疼痛，降低中枢神经系统对痛觉的敏感度，减轻发炎症状和逐渐调理体内各系统等。

　　薰衣草精油可以减轻痛经或经血不足的症状，只要轻轻按摩或热敷下腹部即可。即将分娩前，在产妇的下背部涂抹薰衣草精油（这是即将为人父者能为妻儿所作的最大贡献），可以减轻疼痛并促进子宫收缩，加速分娩过程。在产妇的腹部轻轻地按摩或敷上薰衣草精油，能帮助产后胎盘等物的排出。

　　薰衣草精油也能治疗一些不太严重的婴儿的病症，像腹痛、过敏和婴幼儿感染症等。但必须牢记：使用前一定要先稀释精油。在洗澡水中加一滴薰衣草精油可以帮助婴幼儿入眠。甜杏仁油或数茶匙伏特加酒都可以用来稀释精油。别忘了油与水是无法相溶的，如果没有经过稀释的步骤，精油会浮在水面形成薄膜，对婴幼儿来说，这是非常危险的。如果他们的手指上不小心沾了一丁点未经稀释的精油，很可能会被他们不知不觉地揉入眼睛中，造成眼睛

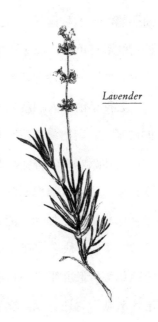

Lavender

过敏或眼角膜永久损伤。

薰衣草精油也有调理心肌的功能，非常适合治疗心悸等疾病。除此之外，它还可以降低高血压。不过仔细检查患者的饮食，让他们养成良好的生活习惯也是必要的工作。按摩和芳香浴（水温不要太高）是最适合这类患者的治疗方式。

薰衣草精油的调理、杀菌和抗发炎等特性，使它成为非常适合治疗皮肤病症的精油，而它清新迷人的气味适合与乳霜、化妆水、皮肤调理水等保养护肤产品调和，只要保证1%~2%的浓度就够了。薰衣草是最适合治疗痤疮的精油之一，它可以抑制细菌的生长，避免皮肤感染，安抚皮肤并平衡分泌过多的皮脂（消除细菌滋生的温床）及淡化疤痕。薰衣草是激励健康新细胞生长最有效果的三种精油之一，苦橙花和茶树是另外两种，其他精油或多或少也有类似的功效。薰衣草精油还能治疗多种湿疹，但洋甘菊和香蜂草的治疗效果可能更好。这三种精油都有镇静、安抚和抗忧郁的功能。在处理湿疹这类生理病症时，还可以更深入地调整情绪，而这通常是引发生理疾病的真正原因。

数百年前，人们就发现了薰衣草的驱虫和杀虫效果，并应用于保护衣服。人们把薰衣草放在家用亚麻布上，避免蛾类及其他害虫的侵扰，增加亚麻布的香味。在屋内放含有薰衣草的百花香料或一碗干燥薰衣草，可以增加房间的清香气味。在皮肤上涂些薰衣草精油（可再混合葡萄柚或尤加利）能避免蚊子、小虫和其他昆虫的叮咬。如果已经被咬了，尽快在被叮咬处涂些纯的薰衣草精油，以减轻叮咬的疼痛，避免伤势扩散并阻止伤口感染。薰衣草精油也可以防止动物长跳蚤并治疗头虱。它还可以治疗疥癣——以前只在乡村出现，这种微小的寄生虫寄生在绵羊的毛里，但现在出现在都市中的比率却越来越高。薰衣草精油也可以杀死真菌，因此适合用来治疗足癣和金钱癣。请参看"没药"92页）及"茶树"（138页）。

　　以心理学的角度来看，薰衣草精油对心理的影响和对生理的作用相互呼应。它具有平衡的功能，因此能帮助情绪不平衡的人，包括歇斯底里、精神抑郁或情绪剧烈波动等。在脊椎两侧按摩薰衣草精油可以有效减轻这些症状，治疗师的接触也是治疗过程中相当重要的一环。用薰衣草精油进行芳香浴也非常有益，不但可以增强按摩疗效，而且是最有效最有价值的自疗方式。薰衣草沐浴可以帮助忧郁或焦虑患者，晚上使用效果更好。治疗生理不适、精神压力、焦虑或夜晚用脑过度所引起的失眠症，薰衣草精油是最佳的选择。进行芳香浴是最佳的方式，在手帕或枕头上滴几滴精油也很有效。在孩子的睡衣上滴1~2滴精油，能帮助孩子安稳入睡。

　　从美学的观点来看，薰衣草可以和其他精油均匀地混合，特别是天竺葵等花朵类浸泡油和佛手柑等柑橘属油脂，也可以和马郁兰及迷迭香等同属唇形花科的植物精油相混合，但与檀香和茉莉等异国风味较浓的精油混合效果较差。

　　许多人可能会怀疑薰衣草精油的多种功效，特别是认为一种药物只能治一种病症的人，更不容易接受。因此我必须再次强调：薰衣草精油的多种疗效，与精油中所含的各种化学成分和其复杂的化学结构有关。薰衣草精油的主要特性是平衡和恢复，而这或许就是它可以治疗这么多病症的原因。

头状薰衣草（Lavender, Stoechas）

学名：*Lavandula stoechas*

　　头状薰衣草中含有大量的酮，因此它的毒性很高，和其他种类的薰衣草大不相同。只要吸入它的气味 2~3 分钟，每个人都会感到眩晕。它溶解黏液的功能很强，很适合治疗慢性病症，但我认为它不适合自疗使用，在受过医学训练且具医疗背景的芳疗师指导下使用会比较好。

柠檬（Lemon）

学名：*Citrus limonum*

　　柠檬树原产于印度，5 世纪末被引进到意大利。之后，柠檬树的生长地就从意大利扩展到地中海沿岸，特别是西班牙和葡萄牙两地。如今，加利福尼亚州的柠檬产量已经可以和原产地相媲美。

　　压榨柠檬外皮，就可以得到柠檬精油，3000 个柠檬皮大约可榨出 1 公斤精油。柠檬精油呈淡黄绿色，有着新鲜柠檬的香气。化学成分包括：蒎烯、柠檬烯、水芹烯、樟烯、乙酸沉香酯、沉香酯、乙酸牻牛儿酯和香茅醛等。

　　柠檬精油最重要的功能是，它可以刺激白细胞保护身体及预防感染的能力。在治疗外伤和感染引起的病症时，非常有用。瓦涅医师曾提道："肺结核、伤寒、疟疾、梅毒、淋病等病症都可用柠檬精油治疗。"瓦涅是位受过完整医学训练的医师，站在他的立场用精油治疗这些疾病是可能的，但没有受过完整医学训练的芳疗师，绝不能只用精油治疗这些病症，还必须配合正规医师或自然治疗师的治疗才行。支气管炎、流行性感冒和胃部感染等较轻微的病症，可用柠檬精油退烧。让病人饮用加了柠檬片的开水，或用蜂蜜调味的柠檬汁，都可以达到退烧的效果。

各类刀伤或创伤都适合使用柠檬精油，它具有刺激身体免疫力，增强白细胞功能的疗效。它还能止血，帮助伤口处的血液凝固。我曾用柠檬精油处理轻微和中度创伤，比如拔牙后的出血和流鼻血等。如果拔牙后不停流血，就将新鲜柠檬汁含在口里，含越久越好，不要有漱口的动作，流动的水流会阻碍血块的形成，影响止血。用柠檬汁漱口也可以调养牙龈，治疗牙龈炎和口腔溃疡。治疗流鼻血时，只要将沾满新鲜柠檬汁的棉花球塞入鼻腔即可。

柠檬是强效杀菌剂，这也是它适合治疗创伤的原因之一。瓦涅医师引用其他的研究指出：柠檬精油可以在20分钟内杀死肺结核杆菌，而即使稀释到0.2%的浓度，也可以使肺结核杆菌完全失去活性。如果对自己日常的饮用水不放心，不妨在每升水中加入由一个柠檬压榨出的汁液。用喷雾器喷洒柠檬精油，或者用加热器及扩香器挥发精油蒸汽，不但能净化家中的空气，还可以保护家人避免疾病感染。

柠檬还有一个很重要的功能——它可以中和身体产生的酸。这似乎有些奇怪，柠檬本身就是酸性物质，怎么能中和酸呢？其实柠檬所含的柠檬酸在消化时就被中和了，会产生碳酸盐、钾及钙的重碳酸盐化合物，这些物质可以维持消化系统的碱性环境。人体酸液过多的酸碱不平衡症状，像胃痛和胃溃疡（胃酸过多）等，都可以用柠檬治疗。柠檬还能调理整个消化系统继而影响到肝脏和胰脏的功能。

其他身体酸性物质过多的病症，像风湿症、痛风和关节炎等都是身体无法有效排除尿酸而导致尿酸堆积、结晶，造成关节疼痛和发炎的症状。

柠檬具有调理循环系统的功效，特别适合治疗静脉曲张，也可以治疗高血压，避免动脉粥样硬化。

柠檬也可以用来保养皮肤，它具有温和的美白作用，能增加皮肤的光泽，特别是颈部的皮肤。坚持每天使用柠檬，还可以淡化雀斑。它具有收敛作用，可以减少油性肌肤油脂分泌。柠檬的杀菌效果可以治疗割伤，还能用在治疗疗疖斑点上。

除了化学药物之外，柠檬精油也可以去除鸡眼、瘤、疣等皮肤突起，我经常用稀释的柠檬精油处理这些问题，将 2 滴柠檬精油加入 10 滴果汁醋中即可。不管用药物或精油治疗，都要每天在长鸡眼、疣、瘤的部位涂药，小心不要让病症蔓延到周围的健康皮肤。白天可以用绷带把伤处包起来，夜晚就必须松开让皮肤呼吸，重复这些步骤直到恢复为止。也可以用茶树代替柠檬或二者交替使用。

有人说柠檬还有抗老化的功效，很遗憾我没有足够的证据证实这个说法，但滋养、抗酸，及其他的功效的确在减缓老化的过程中有些影响。

柠檬精油必须稀释到很低的浓度，才不会导致皮肤过敏。通常按摩油中柠檬精油的浓度都低于 1%，混合其他精油时稀释到 3%。沐浴时，不要加超过 3 滴的柠檬精油，皮肤容易过敏的人只要 2 滴就够了。

柠檬香茅（Lemongrass）

学名：*Cymbopogon citratus*

这是另外一种原产于印度的重要香料植物，其他热带地区也有栽种，特别是巴西、斯里兰卡和部分中非地区。柠檬香茅植株高 1 米以上，一年可采收两次。采收后植株就被砍下，用蒸汽蒸馏法萃取精油。

柠檬香茅精油的主要成分是柠檬醛，约占 70%~85%，剩下 15%~30%的成分不一，蒸馏时叶子的新鲜程度和柠檬香茅的种类都会对精油成分产生影响。但不论是哪种柠檬香茅，都有牻牛儿醇、金合欢醇、橙花醇、香茅醇、月桂烯及醛类。精油的颜色是黄到红棕色，有强烈的柠檬味。

印度医学上运用柠檬香茅的历史非常久远，特别是用它来治疗传染病或退烧。它能刺激和调理机体，也是强力的杀菌剂和消毒剂，许多实验都证实了它的传统疗效。

柠檬香茅也可以缓解头痛，但和薰衣草有点不同：纯的柠檬香茅精油会伤害皮肤，在太阳穴或前额进行按摩之前，必须先用基础油稀释。

如果加在洗澡水中，柠檬香茅会使人感到清新，同时还有杀菌和除臭的功效。但使用时要特别注意皮肤过敏的问题。每次使用柠檬香茅精油绝对不要超过 3 滴，加入水中之前要先稀释。在泡脚水中加入精油是另一种使用柠檬香茅的方式，可让疲惫的双足得到休息并减轻脚汗。

和所有散发柠檬味的精油一样，它还是很好的驱虫剂。单独使用或和其他具有驱虫效果的精油混用，效果都非常好，还能保护动物避免跳蚤和虫子的侵扰。我曾用柠檬香茅和薰衣草的复方精油来解决我的狗夏天长跳蚤问题，不但跳蚤消失了，狗的气味也变得好闻些。夏天我也常在屋里用柠檬香茅精油熏香，让苍蝇和其他昆虫远离厨房，有时甚至会在拖地板的水中加 1~2 滴精油。

　　柠檬香茅精油有时被用来调和更昂贵的精油，偶尔会把标签换成一种同样具有柠檬味的精油：柠檬马鞭草。因此购买精油时知道植物的学名很重要。

山鸡椒（Litsea Cubeba/May Chang）

学名：*Litsea cubeba*（*syn Litsea citrata*）

　　山鸡椒是和月桂及肉桂相近的矮树。原产于中国和东亚地区，叶子和花都有柠檬香味，所结的浆果类似胡椒。

　　山鸡椒精油多产于中国，是用蒸汽蒸馏法由植株的果实中萃取的，精油中富含柠檬醛（占85%以上）和芫荽油醇。精油呈微黄色，有非常强烈且好闻的典型"柑橘香味"——介于橙花和柠檬之间。

　　山鸡椒主要用于保养皮肤，许多市售的护肤产品中都有添加。它不会引起过敏，杀菌力又强，油性皮肤、痤疮，或皮肤有斑点等皮肤问题，适合使用山鸡椒精油。我发现它是佛手柑精油的良好替代品，不会引起光线过敏，因此特别适合涂在脸上。这种精油可以减轻汗液过多的症状，能除臭，还是清新的沐浴用精油。

　　它是我最喜欢在家里喷洒蒸发的精油之一。良好的杀菌和除臭功能，使它适合在浴室及厕所使用，此外，它也非常适合在传染病流行期间使用。冬天流行性感冒肆虐时，天气太冷无法长期开窗通风时，我都会在屋内喷些山鸡椒精油。功效良好是我选择它的原因之一，但我必须承认我非常喜欢它的味道。目前没有文献或报道提到它对心理或情绪的影响，但根据我个人的经验，它是很好的抗忧郁剂，在令人沮丧的冬天非常受欢迎。

橘（Mandarin）

学名：Citrus nobilis/C. madurensis/C. reticulata

橘的原产地可能是中国，古时候的中国人对它非常熟悉。用"mandarin"这个英文词语来代表橘，是因为在古代中国，橘是献给当时朝廷官员的贡品。

橘精油的香气非常好闻，和新鲜橘的味道非常相似。精油的颜色是金黄色，在强光下会闪烁着蓝紫色的荧光光晕。精油的主要成分是：柠檬烯、邻胺基苯甲酸甲酯、少许的牻牛儿醇、柠檬醛和香茅醛。

橘精油的主要功能是治疗消化系统的症状，它具有调理和刺激胃与肝脏的功能，以及调理肠道的功效，如果配合其他柑橘属精油（尤其是苦橙花和甜橙精油）共同使用，效果会更好。

由于橘的作用十分温和，法国人常称它为"儿童药水"，经常用它来治疗儿童常见的消化不良和打嗝等问题。使用方法很简单：只要用甜杏仁油将精油的浓度稀释成2%，再以顺时针方向涂在腹部即可。我觉得让虚弱的人，特别是老人使用橘精油是个非常聪明的选择。

怀孕期间使用橘精油也是非常安全的，它不会伤害母亲，也不会伤害发育中的胎儿。它也是避免产生妊娠纹的最佳精油之一，我通常在10毫升甜杏仁油和2毫升小麦胚芽油中各滴1滴薰衣草、橘和苦橙花精油调成按摩油，用来预防妊娠纹。最好从怀孕的第五个月开始，每天用这个混合按摩油按摩一次腹部，按摩两次效果会更好。

松红梅（Manuka）

学名：*Leptospermum scoparium*

　　这种新西兰出产的精油最近才被加入欧洲芳疗师的精油名单中，但它的疗效非常惊人。毛利人使用松红梅的历史相当久远，他们多用它来治疗支气管炎、风湿症或类似病症。有些人称呼它"新西兰茶树"，但这是错误的说法，因为它和茶树关系很远。茶树是白千层属植物，白千层属从属于桃金娘科，同科的植物包括丁香、香桃木和细籽属。从另一个角度来看，这种说法使我们比较容易了解松红梅精油的特性和使用方法，不过松红梅精油有许多茶树所没有的特性。

　　松红梅是一种生长在野外的灌木。生长在高山区的松红梅，萃取所得的精油质量比较好。研究发现，高山区的松红梅精油杀菌力比平地的强。松红梅精油是无色液体，用蒸汽蒸馏法萃取叶子获得，精油的主要成分是石竹烯、牻牛儿醇、蒎烯、沉香醇和蛇麻草烯等，还有一种罕见而具有很强的杀虫效果的成分——细籽酮（Leptospermone）。松红梅精油的香味也很独特，温和又很香甜。

　　松红梅精油具有和茶树相似的特性：抗病毒、抗真菌和很强的杀菌能力。它可以治疗各种呼吸道感染的病症如：感冒、鼻喉黏膜炎、鼻窦炎、支气管炎等，还可以清除鼻塞。用松红梅精油进行沐浴治疗感冒，用它漱口治疗喉咙痛或在喉咙上轻拍些未稀释的精油以治疗初期喉咙痛等方式我都试过，每种方式都显示出卓越的疗效。由于它的气味很好闻，因此流行病肆虐期间在家里使用松红梅精油也不会有人反对。

它是适合皮肤使用的杀菌剂，可以治疗刀伤、斑点、烫伤、疔疖、溃疡等皮肤病症，尤其适用于长期不愈合的伤口。如果有必要，松红梅精油可以直接涂抹在皮肤上，但它很容易让皮肤干燥，特别是重复使用时。痤疮和油性皮肤可能很适用，但一般性肌肤的人最好还是稀释后再使用，以免皮肤过于干燥。1.5%~2%浓度的精油很适合按摩。干性肌肤或敏感性肌肤的人最好用含油量较高的基础油烯释，像鳄梨油或荷荷芭油。

松红梅有良好的抗组织胺特性和抗过敏效果，因此它可治疗蚊虫叮咬，控制过敏症的效果"应该"也不错，可"试试"用于治疗气喘和花粉热（我用"应该"和"试试"这两个词是因为我还没有机会去证实它的疗效）。它也是很好的局部止痛剂，可减轻肌肉酸痛和风湿痛——毛利人就是这么用。

它是非常有效的杀虫剂，它的气味非常适合当作室内空气喷雾或熏香。我有一个朋友就用分散剂和水稀释松红梅精油，喷在她的猫身上避免有跳蚤。从这儿我们就可以知道它的气味多么温和，连猫这种嗅觉敏感，无法忍受一点强烈气味的动物都能接受它。

松红梅精油迷人的香味增加了它的用途：可以将它和其他的精油混合，改善其他精油的气味，特别是改善疗效好但药味比较强烈精油的味道。

松红梅精油和茶树精油抵御感染的效果都很好，如果要长期使用，不妨二者交替使用（但它们刺激免疫系统功能的方式可不一定相同）。就芳香疗法来说，松红梅精油具有独特的价值，是其他精油无法取代的。

金盏花（Marigold）

学名：*Calendula officinalis*

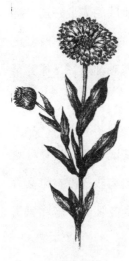

Calendula

真正的金盏花油其实是金盏花原精，但原精的产量很少，大多数的金盏花油都是浸泡油——将金盏花的花瓣或叶片浸在温和油脂中形成的。芳香疗法中金盏花的浸泡油非常珍贵，它治疗皮肤创伤的疗效很好。虽然金盏花油是绿色的，但加了金盏花油的乳霜会出现金黄色的光晕，将金盏花油加入乳霜是人们最常使用它的方式。我经常在乳霜中加些金盏花油来治疗干裂的皮肤，特别是患者做粗重的工作，暴露在低温或冷水中造成的冻伤。添加了金盏花油的乳霜也很适合治疗小孩的皮肤病，像尿布疹或擦伤等。哺乳妇女可以用这种乳霜来治疗乳头裂伤，这种乳霜不会对婴儿有害，但如果婴儿不喜欢这个气味，哺乳前就需要先将乳霜洗掉；如果婴儿可以接受这个气味，可以直接在乳头上涂金盏花浸泡油代替涂乳霜。

每天按时涂抹金盏花精油或金盏花乳霜，可以抚平旧疤痕，减轻静脉曲张，治疗慢性溃疡等。

药草古籍上提到金盏花有个特殊的功能——它能净化人的心灵和思想。几乎所有早期的药典都记载金盏花可以使"心"舒服，而这个心，指的是生理和心理两方面，意味着"让心脏和灵魂都很舒服"。我想是因为金盏花可以缓解心口发热、增强心脏功能。将新鲜或干燥的金盏花瓣加入肉汁中，可以使肉汁味道鲜美并增加营养，加入沙拉中效果也不错。

　　区分真正金盏花（Calendula）与非洲万寿菊（Tagetes）很重要。虽然这两种植物分属不同科，而且萃取出的精油特性也完全不同。但许多精油供货商和治疗师却经常将这二者混淆，我曾看过同时标注"金盏花/非洲万寿菊"的精油标签。在购买金盏花精油时，一定要注意辨别，不能混淆，因为非洲万寿菊是含酮量很高的危险精油。

马郁兰（Marjoram）

学名：*Origanum majorana*

　　马郁兰的英文名字是从拉丁文的"伟大"演变而来，这和它的植株大小无关（只有25厘米高），而和它的功效有关。古代人认为它有延年益寿的功能，因此赋予它这样的名字。马郁兰生长在阳光充足的地方，原产地为地中海沿岸、南斯拉夫、匈牙利和伊朗的部分地区，和大多数的唇形花科类似，现在世界各地的花园中都可以看到它们的踪影。虽然不是常见的野生植物，但它的知名度却很高，几乎每个英国的乡村花园中都种植了马郁兰。17世纪早期卡尔培波曾说："马郁兰实在太有名了，几乎每个花园都有种植，不必再特别介绍这种植物。"

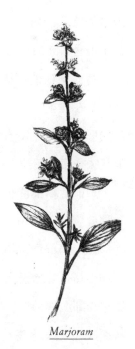

Marjoram

用蒸汽蒸馏法萃取马郁兰植株顶端开花的部分，就可以得到精油，刚榨好的精油是黄色，经过一段时间颜色会慢慢变深，接近棕色。精油中的主要成分包括：龙脑、樟脑、马玉兰醇、蒎烯和桧烯等。精油的气味略有胡椒味。而马郁兰精油最显著的疗效，就是它能温暖心灵和身体。

卡尔培波曾说："马郁兰可以治疗各种阻碍呼吸的胸部疾病，它的确是治疗气喘、支气管炎和感冒的最佳选择。"如果用蒸汽吸入法吸入马郁兰精油的蒸汽，可以非常迅速地清理胸腔，缓解呼吸困难等症状。在热洗澡水中加入6滴精油，可以避免普通感冒引起的二次感染。由于马郁兰精油具有温暖、止痛和安神的功效，因此涂在喉咙或胸部，轻轻按摩，可以缓解严重的咳嗽。

请不要滥用马郁兰精油的安神功能，因为它会使人感觉迟钝并感到情绪低落，如果大量使用还会使人失去知觉，合格的芳疗师绝对不会使用这么高剂量的马郁兰精油（严格来说，是任何精油）来伤害病人。

马郁兰精油安抚情绪的效果这么强，当然适合用来治疗失眠症，特别是在睡前洗个薰衣草和马郁兰复方精油的芳香浴。马郁兰精油温暖的坚果香味是所有促进睡眠的精油中气味最具阳刚味的，因此比其他气味香甜的精油更适合失眠的男士使用。

马郁兰精油能扩张动脉，可以治疗高血压和减轻心脏负担，促进心脏健康。若利用马郁兰精油进行按摩，也可以促使皮肤下层的微血管扩张，局部产生温暖的感觉，因此剧烈运动后引起的肌肉疲倦、紧绷和疼痛，非常适合用马郁兰精油进行按摩治疗。微血管扩张有助于促进局部血液循环，将剧烈运动后堆积在肌肉中的有毒废物迅速排除，从而减轻肌肉疼痛和僵硬。我经常将马郁兰精油加入按摩油中使用，不但能减轻肌肉疼痛，还能缓解风湿症和关节炎引起的不适。精油具备的温暖性质使僵硬疼痛的关节恢复部分活动能力。

从马郁兰在烹饪上使用的悠久历史来看，它具有帮助消化的功能。它可以减轻腹部绞痛并加强肠道蠕动（蠕动为推动半消化食糜移动的肠道波状运动），它还可以减轻子宫肌肉的痉挛。据我所知，用马郁兰精油热敷腹部是减轻痛经的最有效方法。

马郁兰精油的温暖性质还能作用到精神和情绪方面，它能调整寂寞或悲苦的人的心情，但要当心，过量使用反而会使人的情绪过于低落，萎靡不振。用马郁兰精油暂时稳定心绪的方式虽然不错，但不能长期依赖它或其他任何一种精油。

由于马郁兰精油能减缓情绪和生理反应，因此它可以抑制性欲，过去的人，特别是禁欲的教徒，经常使用它。了解马郁兰精油的这个功能很有用，如果有人希望过着禁欲独身的生活，或因为离婚等因素而暂时失去配偶，不得不独身时，可以用它来控制性欲。

马郁兰还有另外一个属种：*Origanum majorana*, Vivace。它生长在法国北部，是一年生植物，和原产于地中海地区的多年生品种不同。这种一年生的马郁兰植株化学成分和多年生马郁兰也不同，侧柏醇的含量特别高，几乎可以和侧柏醇含量也很高的百里香相比。

绣线菊（Meadowsweet）

学名：*Spirea ulmaria/Fillipendula ulmaria*

绣线菊是种含有水杨酸的天然阿司匹林植物，而阿司匹林的英文名字aspirin即是从绣线菊的属名spirea而来的。从这儿我们就可以猜到：绣线菊的浸泡油具有止痛、抗发炎及温和安神的功效。单独使用绣线菊浸泡油或再加一点精油（浓度1%~2%）进行按摩，可以治疗关节痛、韧带炎、风湿痛和关节炎等。

香蜂草（Melissa）

学名：*Melissa officinalis*

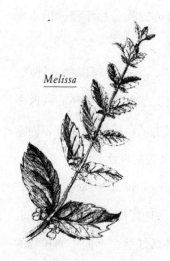

Melissa

*Melissa officinalis*就是一般农舍花园中常见的蜜蜂花的学名。很久以前，香蜂草就在这儿落地生根了，而最早引进香蜂草的可能是罗马人。由于蜜蜂非常喜欢这种植物，因此由拉丁文的蜂蜜衍生出melissa这个名字，而officinalis这个词更暗示着数百年前人们就非常了解它的医疗功效。

整棵香蜂草都可以提炼出有迷人柠檬香的精油，它的精油中含有三种柠檬精油中常见成分：柠檬醛、香茅醇和沉香醇。用香蜂草精油处理皮肤病症时要特别小心，因为它很容易引起皮肤过敏。按摩油中香蜂草精油的浓度不要高于1%，沐浴时，最多加3~4滴香蜂草精油。切记：稀释精油的步骤一定要在将精油加入水之前进行。我曾见过一个案例：使用者在洗澡水中加了5滴精油，结果皮肤上出现了类似灼伤的伤痕。只要记住这几个注意事项，低浓度的香蜂草精油治疗湿疹和其他皮肤病症的效果非常好。

纯的香蜂草精油非常稀少，价格十分昂贵，大部分商人都会将柠檬香茅、柠檬或柠檬马鞭草等植物精油掺入或取代香蜂草精油。以前我总是觉得很奇怪，这种植物多得像野草一样，怎么它的精油会这样稀少呢？后来我才知道这种植物含水量很高，因此就和其他昂贵的精油一样，必须收集大量的植物，才能生产出极其微量的精油。

香蜂草精油的主要功效在于它对生理和心理有很好的抚慰效果。它是最常用来治疗过敏的精油之一，不论是治疗皮肤过敏或呼吸道过敏都很有效。另一种常用的精油是德国洋甘菊，有些人的病症用德国洋甘菊精油无法得到改善，用香蜂草精油往往会出现惊人的效果。为了避免病症恶化，我从未使用浓度高于1%的香蜂草精油。通常，在病症开始好转之前都会出现轻微恶化的征兆，这正是许多自然疗法疗程中都会出现的治疗关键期。

吸入香蜂草精油的蒸汽，可以缓解气喘和咳嗽。

香蜂草精油也具有调整月经周期的功效，还可以调整女性排卵的周期。这个功能可以让夫妻以自然方式避孕，也可以帮助不定时排卵、不易受孕的妇女怀孕。

香蜂草精油可以降血压，缓解呼吸过速和心跳过速，这使得它成为治疗休克或惊悸的良方。

就像许多其他精油一样，香蜂草精油对情绪和心理的影响，反映出它对身体的作用。它具有安神的作用，但也有类似佛手柑精油的提神功效。吉拉德曾说："香蜂草精油可以使心灵愉悦快乐，还能强化灵魂。"一本作者不详的瑞士药草书记载:"香蜂草可以驱赶黑色的思绪。"
根据这些记载,我经常让突然丧失亲人或密友,以及意外染上恶疾的
人使用香蜂草精油。虽然他们还是会感到非常痛苦,但香蜂草蕴含的
能量,再配合巴赫急救花精,可以帮助患者顺利度过痛苦和极度震怒
的时期。

有人用香蜂草当作房间清香剂或驱虫剂,但香蜂草精油价格昂贵,
不妨改用其他具有柠檬香味的柠檬精油或柠檬香茅精油等,有同样的
功效,价格也很便宜。

金合欢(Mimosa)

学名:*Acacia dealbata*

我必须承认我真的很喜欢金合欢。通常在冬季末花店开始销售金
合欢,我总会忍不住买几把回来。它毛茸茸的黄花让我微笑,并想起
春天的脚步已经近了。金合欢精油是从另一种金合欢——澳大利亚金
合欢中提炼的。19世纪时,人们将澳大利亚金合欢引进欧洲,现在南
欧各地都有野生或栽种的澳大利亚金合欢了。

称它为金合欢精油其实是不正确的,应该称它为原精——它是用
溶剂萃取法从花和花梗中提炼出来的油脂。它的主要成分包括:棕榈
醛、水芹酸和茴香酸。它是厚重的深黄色液体,有着花香味和木头味。
它的气味非常复杂,更像是复方精油的气味。事实上,它的确可以和
其他精油充分均匀地混合。

金合欢的香气迷人,经常用在高级香水中,另外还有人将它当作

定染剂。它是非常安全的油脂，没有毒性又不会引起过敏。收敛和杀菌是它主要的医疗功效，这使它非常适合油性肌肤的人使用，或当作肌肤保养剂。不过，金合欢原精的价格相当昂贵，其他具有类似功效但价格较低的油品或许是更好的选择。

我在此提到金合欢原精是因为它抗忧郁和抗压力的效果非常好（还有我非常喜欢它）。它有深度平静的功效，非常适合减轻焦虑，它也可以和苦橙花精油混合使用。但如果橙花精油已经无法有效减轻压力，可以直接改用金合欢原精。

或许非常敏感的人最适合使用金合欢原精。南美洲有种金合欢植物（*Mimosa humilis*）被当地人称为"敏感植物"，只要轻轻触碰，它就会将叶子合起来。或许，中世纪的一些医疗观念来源于此。

艾草（Mugwort）

学名：*Artemisia vulgaris*

艾草的精油，有时以它的法文名称"阿默思"出售，侧柏酮含量很高，它的毒性很强，很容易导致流产，根本就不应该在芳香疗法中使用。

另一种艾属植物南木蒿（*A. arborescens*）有时被称为蓝甘菊，含有天蓝烃的成分，许多性质和洋甘菊非常相似，但它也会导致流产，因此怀孕期间绝对不能使用。

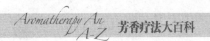

没药（Myrrh）

学名：*Commiphora myrrha*，*C. molmol*

没药是从生长在利比亚，伊朗的半沙漠地区，红海海岸和非洲东北部众多地区一种粗糙而多刺的小树上取得的树脂。其中，*Commiphora myrrha*这种没药是没药精油的主要来源，有时也会使用其他品种的没药。没药和乳香都属于橄榄科植物，因此这两种植物非常相似。不过，它们各有特殊之处。没药的英文名称是从阿拉伯文的"murr"而来，意思是"苦的"。

没药树干自然的裂口或人工的切口会流出液状的树脂，这些树脂凝固成不规则状的棕红色块状物。以前收集没药树脂的过程很有趣：让牧羊人的山羊去啃舐并摩擦没药树干，再收集沾在山羊胡子上的树脂。现代的采收方法非常讲求效率，一方面有系统地在野生树干上切割伤口；另一方面直接栽种没药树木以提高产量。

经蒸汽蒸馏就可以从树脂中获得精油，但芳香疗法中所用的没药多半是用溶剂直接萃取生树脂得来的。没药精油的颜色分布很广，从浅到深的琥珀色都有。精油中的有效成分包括：柠檬烯、二戊烯、蒎烯、丁香酚、肉桂醛、杜松萜烯、醋酸、没药酸、及各类树脂。没药树脂和生树脂一样呈深红棕色，非常黏稠厚重，必须先加热才能从瓶子中倒出来。有时也可以用酒精溶解树脂，以提高液体的流动性。没药树脂和精油都具有温热而微苦的烟味，令人想起这种小树生长的恶劣气候和环境。

和乳香相同，不少古文明中都使用没药当作香水，净身熏香和药材。没药油膏治疗创伤的效果非常好，古罗马士兵上战场时一定会随身携带着一瓶没药，让它发挥杀菌、治疗和抗发炎的作用。对于持久不愈的旧伤、湿性湿疹和脚癣等皮肤潮湿引起的病症，没药的疗效特别好。没药还具有杀真菌的作用，治疗脚癣更有成效。没药还能治疗冻裂和干裂的皮肤，因此我经常在乳霜和护手霜中加点儿没药，治疗脚跟的裂伤，保护双手避免干裂。

没药能抗真菌，因此可以当作阴道灌洗液治疗阴道炎，迅速减轻发痒和其他不舒服的症状。不过，这只适用于念珠菌引起的阴道炎。除了没药之外，使用茶树精油并配合进行特殊的膳食计划也有帮助。

没药对牙龈很有益处，可以迅速治愈口腔溃疡和牙龈病症。治疗口腔病症最好使用没药酊剂，虽然它会刺痛伤口而且还非常苦，但它的疗效最显著。因为没药对牙龈有益处，许多牙膏中都添加了没药成分，除此之外还加了欧薄荷油来遮盖没药的苦味。

没药和乳香共同的功效在于：它们都可以治疗胸腔感染、鼻喉黏膜炎、慢性支气管炎、感冒和喉咙痛。没药还是优良的肺部杀菌剂、祛痰剂和收敛剂（它可以消除过多的黏液），也可以当作按摩油或吸入油。用没药来洗芳香浴效果较差，因为它非常难溶于水，就算用酒精都不易溶解。

没药有调理胃部和整个消化系统的功效，也可以治疗腹泻。只要在腹部和胃部轻轻按摩即可（切记：要以顺时针方向按摩）。

注意：怀孕时不能使用没药。

香桃木（Myrtle）

学名：*Myrtis communis*

　　香桃木是种矮小的灌木，它原产于北非，但自由蔓延生长到地中海沿岸地区，最后成为欧洲各地花园中常见的植物。法国人常称它为"poivrier corse"，意思是"科西嘉胡椒"。

　　最晚在古希腊时代，人们就已经知道它具有杀菌能力。迪奥斯科里德斯指出：将香桃木的叶片放在酒中浸软，所得的液体可以治疗肺部和膀胱感染。

　　萃取香桃木的嫩叶，就可以得到淡黄色的精油。精油的味道清新、清爽宜人，它和尤加利精油很相似（这两种植物同属桃金娘科），但却更精致、温和。精油的主要成分是桉油醇，另外还有香桃木烯醇、蒎烯、牻牛儿醇、沉香醇和樟烯。

　　香桃木精油非常温和，它很适合治疗儿童感冒和胸腔感染等病症。将浓度稀释成3%后可用于胸部涂擦。香桃木精油的气味比较温和不刺鼻，因此抗拒尤加利精油的儿童应该比较能接受香桃木的气味。治疗时要注意：香桃木精油具有轻微安神的效果，因此用量不要太多。相对于具有刺激性的尤加利精油，香桃木精油比较适合在夜晚使用，吸入精油蒸汽或熏香精油的方式都很适合。

　　我发现香桃木精油也很适合老年人使用，治疗和预防胸部感染的效果很好。

　　香桃木精油是很好的收敛剂，可以减轻痔疮。由于具有良好的收敛效果，香桃木的叶子和花瓣经常用来保养皮肤，它还是16世纪时皮肤保养液"天使纯露"的成分之一。由此可知，在治疗痤疮的精油中加些香桃木精油，应该会减轻痤疮，让痤疮早日消失。

苦橙花（Neroli）

学名：Citrus aurantium, var. amara

苦橙花油是从苦橙花瓣或塞维尔橙花瓣中萃取得到的，它的英文名称源自一位热爱苦橙花香味的意大利公主（她是Neroli的郡主）。精油中的主要成分包括：沉香醇、乙酸芳樟酯、柠檬烯、橙花醇、橙花叔醇、牻牛儿醇、吲哚、茉莉酮、邻氨基苯甲酸甲酯、芫荽酯和乙酸苯酯。

大多数的苦橙花油都是用脂吸法萃取的，少部分是用蒸汽蒸馏法提炼的。苦橙花油是黏稠的深棕色液体，甜苦参半的气味很容易让人辨识。一般来说，苦橙花油的浓度太高，并不适合芳香疗法使用，但经过适当稀释之后，不论是当作按摩油、沐浴油或护肤乳霜，都是芳香疗法中最美的代表精油之一。苦橙花油在香水工业中的应用很广，也是古龙水的成分之一。

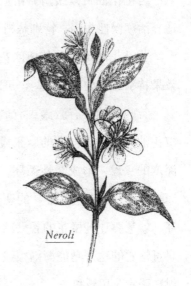

Neroli

苦橙花油具有抗忧郁、杀菌、抗痉挛和催情的效果，也有温和的安神作用。它有几个非常重要的生理功效，但我发觉苦橙花精油最重要的功效是：它可以缓解情绪引起的各类病症。它治疗焦虑的效果特别好，可以迅速而有效地减轻压力和焦虑，例如面试、考试、路考或演讲前出现的焦虑症等。不过，苦橙花油最大的价值在于它可以治疗长期严重的焦虑。

它还可以治疗休克和歇斯底里症——至少在理论上应该可以，只是我还没有机会检验它治疗歇斯底里症的功效。它还可以治疗失眠症，特别是焦虑引起的失眠症。在睡觉前使用苦橙花精油洗个澡效果最好。

苦橙花油对皮肤非常好，它可以刺激健康新细胞再生，具有某种恢复青春的魔力。苦橙花油适用于每种肌肤，但对干性或敏感性肌肤的帮助最大。苦橙花油的香味迷人，各类型肌肤保养品和芳香化妆水中都能添加。

苦橙花油非常温和安全，怀孕时也可以使用。我经常在乳霜中加些苦橙花和橘精油来预防妊娠纹。

苦橙花油可以缓解平滑肌痉挛，特别是肠道平滑肌。因此它非常适合治疗慢性腹泻，特别是精神紧张引起的腹泻问题。

苦橙花油可以和其他的花朵类浸泡油均匀混合，和玫瑰油混合的效果特别好。如果奢侈些，可以将苦橙花油和玫瑰、茉莉油一起混合。

有些精油含有激素或有刺激性，借此达到催情壮阳的功效，但苦橙花油并不是。初期的紧张或焦虑会引发性功能失常，而这会导致更深度的焦虑，形成恶性循环。苦橙花油可以缓解做爱前的焦虑，终止"焦虑——性功能失常"的恶性循环。传统婚礼中新娘头戴苦橙花花环，就是要让苦橙花的香气减轻两位新人的焦虑，让新婚之夜更美满。只可惜它的这个功能渐渐被遗忘，先是用布制苦橙花取代新鲜苦橙花，现在干脆改用塑料花。

最近有研究指出苦橙花油可以治疗经前紧张症，可能是因为它具有安神、抗压力的作用。我还发现它非常适合减轻老年妇女、面临停经和停经后的忧郁症。

绿花白千层（Niaouli）

学名：*Melaleuca viridiflora*

绿花白千层和白千层（*Melaleuca leucodendron*）有非常近的关系，很多人都把这两者混为一谈。事实上，这两种植物精油的成分、气味和功效都有很大的差异，它们的疗效无法相互替代不应该混淆。这两种植物和茶树属于同科，因此也都具有某些茶树的性质。有时候商人们以"戈曼油"来称呼绿花白千层精油，这是因为以前它是从法国东印度群岛的戈曼港附近生产，并由戈曼港出口运往世界各地，因此才被称为"戈曼油"。现在，大多数的绿花白千层精油都是从澳大利亚生产供应的。

蒸馏绿花白千层的叶子和幼枝就可以得到精油，精油的颜色从浅黄到深黄都有。它有着强烈辛辣类似樟脑的气味，含有 50%~60% 的桉油醇、尤加利醇、萜品醇、蒎烯、柠檬烯，及各种酯类。

学会区分绿花白千层和它的近亲——白千层，很重要，因为白千层精油会刺激皮肤，而绿花白千层只要经过稀释就不会刺激皮肤和黏膜。绿花白千层精油是安全的按摩油，还可以当作漱口水和阴道灌洗液。它治疗膀胱炎和其他尿道感染非常有效，法国医院的产房和妇产科经常用它来杀菌消毒。

绿花白千层精油可以清洁轻微创伤和烧伤的伤口。治疗刀伤和擦伤，特别是泥土或其他异物渗入伤口时，可在250毫升的冷开水中加5~6滴精油，再用这溶液反复清洗伤口即可。治疗烧烫伤时，在消毒纱布上喷洒些纯精油，再将纱布包裹住伤处即可。绿花白千层精油能有效刺激组织生长，有助于伤势愈合。

由于绿花白千层精油不会刺激皮肤，又是良好的杀菌剂，因此它非常适合治疗痤疮和疔疖等皮肤病。虽然它不是我治疗痤疮的第一选择，但治疗痤疮所需时间很长，每隔几周就要更换精油种类，因此它还是不错的替换精油。

绿花白千层精油也很适合治疗呼吸道感染，用精油吸入法或在胸部涂擦精油等方法都可以治疗鼻子、喉咙或胸腔感染等病症。它有很强的刺激性，因此除非和薰衣草等具有很强的安神效果的精油混合，否则晚上最好不要使用，以免影响睡眠。

绿花白千层精油还有一个鲜为人知却非常有效的功能：接受钴放射线照射之前先在皮肤上抹一层薄薄的绿花白千层精油，可以保护皮肤避免被放射线灼伤或减轻皮肤灼伤的程度。此外，精油能刺激组织生长的功效还可以促进皮肤痊愈。

请参看"茶树"（138页）和"白千层"（14页）。

肉豆蔻（Nutmeg）

学名：*Myristica fragrans*

肉豆蔻树原产于印度、爪哇、苏门答腊和西印度群岛，果实中的种子就是肉豆蔻。果实的最外层皮就是豆蔻皮，也是一种香料。有时候我们买到的肉豆蔻很完整，连豆蔻皮都还保留着。用蒸汽蒸馏法萃取种子就可以得到精油，精油中的有效成分包括：樟烯、二戊烯、桧烯、龙脑、牻牛儿醇、沉香醇、丁香酚、黄樟油酯、肉豆蔻油醚。

热带香料植物的精油特性和使用方法都非常相同，而肉豆蔻的许多特性都和肉桂相似。我常使用肉桂，因为使用肉豆蔻的剂量过高或时间过长都可能会损害神经系统。有这么个说法："一整颗肉豆蔻就可以杀死一个人——不过还未达到致死剂量之前，受害者就会不停地呕吐。"我通常将肉豆蔻视为肉桂的替代品，只在需要替换时才用。

瓦涅医师建议："将肉豆蔻、快乐鼠尾草和迷迭香精油混合，可以治疗风湿痛。"这的确是功效很强的复方精油，但它的刺激性很强，使用时要特别小心。肉豆蔻也会刺激心脏和循环系统，这也是使用时要特别小心的原因之一。

冬天使用的复方精油中可加些肉豆蔻精油，因为它具有温暖的效果，还可以调理身体，增强身体对感冒的抵抗力。洗澡水中加入3滴肉豆蔻精油就足够了，加太多可能会导致皮肤过敏，产生皮肤方面的问题。

我喜欢用精油熏香灯或扩香器让空气中充满肉豆蔻精油的气味，特别是在寒冷的冬天。如果混合甜橙精油，或再加上快乐鼠尾草精油，所产生的气味是非常迷人的。肉豆蔻、甜橙和快乐鼠尾草三种精油混合所产生的气味，就是传统香包的香味，而几世纪以来人们就用这种气味来熏香房间并避免感染。

甜橙（Orange）

学名：*Citrus aurantium*，var. *amara* / var. *bigaradia*

Citrus vulgaris，*C. sinensis* / *C. aurantium*，var. *dulcis*

橙树原产于远东地区，特别是中国和印度。在欧洲橙是稀少而昂贵的，一直到 17 世纪末才有人将它当作药物。古时赫斯帕里得斯花园传说中的"金苹果"，指的大概就是橙。地中海气候非常适合甜橙生长，因此地中海沿岸附近、美国加利福尼亚州、以色列和南美洲等地都栽种了大量的橙。

简单挤压苦橙（*Citrus aurantium*, var. *amara* 或 *Bigaradia*）和甜橙（*Citrus aurantium*, var. *dulcis*）的有色外皮就可以得到橙精油。苦橙，或称塞维利亚橙，也有人称 *Citrus vulgaris* 或 *Citrus bigaradia*，精油呈深金黄色，有着典型的橙皮香味。精油中的有效成分是柠檬烯，还有少许的佛手柑内酯、柠檬醛、香茅醛、月桂烯等。各种成分的比例依照苦橙树、甜橙树种类的不同而有所差异。苦橙精油的气味比甜橙精油更美妙些。

甜橙精油的性质和苦橙花精油非常相似（苦橙花精油是从苦橙花瓣中萃取的），同样具有抗忧郁、抗痉挛、健胃和温，以及安神的效果，适用的症状也和苦橙花精油类似。甜橙精油具有促进肠道蠕动的效果。法国人保罗·杜哈佛曾建议用它来治疗便秘，多米尼克·西伯则在《七十种精油应用》一书中提及橙治疗慢性腹泻的卓越疗效。

除了和苦橙花精油类似的功能之外，甜橙精油也有独特的地方。正如花瓣和果实是不同的，甜橙精油的气味温暖圆润，让人感到心情愉悦。精油中保留了果实成熟所需的阳光，因此非常适合冬天使用。把它当作冬季沐浴用油，可让人精神振奋。但要注意：每次洗澡时所加的精油不能超过 4 滴，否则会引起皮肤过敏。它也可以和肉桂、肉豆蔻或丁香等香料精油混合，与薰衣草和乳香精油混合的效果也很好。

甜橙精油很适合治疗失眠症。如果需要长期使用精油，最好每隔一段时间就更换精油种类。而甜橙精油很适合和薰衣草及苦橙花精油交替或混合使用。

从混合酒这类传统饮料中，我们可以找到橙、丁香和肉桂混合使用的例子。而适量的混合酒正是驱散冬季寒冷和沮丧的最佳方式。

从香包中我们也可以看到香料物质混合的例子。香包中通常有橙树枝和丁香，干燥后再加入肉桂粉。香包放久了失去香味之后，可以滴些甜橙精油让它再恢复香气。我通常会在冬天燃烧甜橙精油，而且还会加些香料精油。

把甜橙精油和等量的柠檬精油混合稀释后，就制成了非常实用的漱口水，可以有效地治疗口腔溃疡，还可以滋养牙龈。

请参看"橘"（81 页）、"苦橙花"（95 页）和"苦橙叶"（111 页）。

苦橙花纯露（Orange‑Flower Water）

苦橙花纯露和苦橙花油的关系，就像玫瑰纯露和玫瑰油的关系一样。蒸馏苦橙花瓣可以得到苦橙花油，也可以得到苦橙花纯露。

芳香疗法中苦橙花纯露的主要功效在于护肤，用苦橙花纯露进行芳香浴，具有调理肌肤的作用，如果再配合使用苦橙花油乳霜或按摩油，效果将更加显著。

苦橙花纯露的收敛效果比玫瑰纯露好，因此干性或敏感性肌肤适用玫瑰纯露，而油性肌肤可以使用苦橙花纯露。治疗年轻人的痤疮时，我经常将苦橙花纯露当作润肤水的基剂。一般药房出售的痤疮药膏多半有浓浓的药味或难闻的气味。用苦橙花纯露调出来的润肤水有精致的香气，患者比较愿意使用。

苦橙花纯露也可以用于烹饪，像地中海沿岸地区的居民就经常用它来增加饼干和点心的香味。因此，我们很容易在希腊或地中海沿岸国家的杂货店中买到优质的苦橙花纯露，不过还是要特别仔细阅读商标说明，以免买到劣质品。

牛至（Oregano）

学名：*Origanum vulgare*

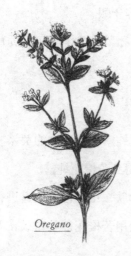

Oregano

牛至又叫"野马郁兰"，而事实上，它也的确是马郁兰（*Origanum majorana*）的近亲。牛至原产于地中海沿岸，当地特殊风味的食物都和它有关。

牛至精油的疗效非常广，但使用的禁忌不少，因此无法成为芳香疗法的常用精油。它是强效通经剂，因此怀孕的女性绝对要禁用。另外，它对皮肤和黏膜有很强的刺激性，因此它不适合加入按摩油或沐浴水中，也不适合用来熏香或吸入蒸汽，建议您改用马郁兰来调理原来的症状。

玫瑰草（Palmarosa）

学名：*Cympobogon martinii, var. Motia*

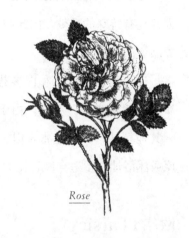

Rose

　　玫瑰草是种具有特殊香味的草，与柠檬香茅（*Cymbopogon citratus*）和香茅（*Cymbopogon nardus*）同科。玫瑰草原产于印度，但目前非洲、南美洲和其他地区也都有栽种。这几种植物可说是自然界的模仿者，它们含有许多稀有或昂贵植物中才有的物质，也因此具有非常独特的气味。芳香工业中经常用这类精油调和更昂贵的精油。香茅和柠檬香茅精油的气味和柠檬很相似，而玫瑰草精油中柠檬醛的含量很高，因此它的气味介于天竺葵和玫瑰之间，十分温和。商人们经常在玫瑰油中掺些玫瑰草油，因为没有人的嗅觉可以敏锐地区分这两者。

　　玫瑰草精油通常是用蒸汽蒸馏法萃取，精油呈淡黄色，有时会带点绿色。精油的主要成分是柠檬醛（约占 75%~95%），还有微量香茅醇、乙酸牻牛儿酯、金合欢醇等。

　　在传统印度医学中，玫瑰草一直用来治疗发烧和感染等病症。它是非常有效的杀菌剂，治疗胃肠炎等肠道感染症尤其有效，它可以在 5 分钟内杀死大肠杆菌。另外，它也能刺激消化系统，非常适合治疗食欲不振或消化迟滞等病症。

玫瑰草很适合用来保养皮肤，它能保湿以及调理皮脂分泌的平衡。就像薰衣草和苦橙花精油一样，玫瑰草可以促进细胞新生。杀菌功能使它成为治疗痤疮、轻微皮肤感染和某些皮肤炎的良药。如果长期使用，它还可以抚平皮肤上的小细纹和脖子上的皱纹。由于玫瑰草精油气味宜人并且有特殊的功效，因此经常加入到护手霜、保湿乳液和各类皮肤保养品等产品中。

玫瑰草精油可以和许多其他种类的精油均匀混合，像花瓣类、木质类或柑橘类等。不过，由于它的气味非常复杂，因此就算是没有混合其他精油，人们也常常以为它是复方精油。玫瑰草精油是很好的按摩或沐浴油，很适合减轻压力或治疗和压力有关的病症。

欧芹（Parsley）

学名：*Petroselinum sativum*

虽然每个温带气候区都很适合美丽的欧芹生长，但希腊是它的原产地，而且希腊人早就知道它具有特殊药效。从欧芹学名中"sativum"这个拉丁文也可以证明很久以前它就是常出现在厨房中的植物。当时以马其顿出产的欧芹质量最好。现在，欧芹早就是欧洲、亚洲和美国都普遍栽种的植物。

蒸馏欧芹的叶子、根部和种子，都可以得到精油，但种子中的精油含量最高，根部的含量最低。欧芹叶精油中主要成分为：洋芫荽醚（有人称为洋芫荽脑）、芹菜醛和蒎烯，种子精油中洋芫荽醚的含量较低，而以肉豆蔻醚为主要成分，还有少量的水芹烯、月桂烯和蒎烯等成分。芳香疗法中常使用的是欧芹种子油。精油的颜色从黄色到深琥珀色都有，还有坚果及香料的气味。

希腊和罗马的医师，包括迪奥斯科里德斯和普林尼，建议使用欧芹种子来治疗膀胱的病症或肾结石以及尿液迟滞等肾脏和膀胱疾病。此外，它是良好的调经剂，可以治疗不孕症。从 16 世纪开始，人们就知道使用欧芹精油来治疗这些病症，它还具有温和提神、帮助消化、退烧和调理循环系统的功效。

目前我们对欧芹种子油疗效的了解，还是依靠这些前人留下的资料。

欧芹可当作利尿剂治疗尿道方面的病症（伞形科植物精油多半具有这个功效）在膀胱部位热敷欧芹精油，可以减轻膀胱炎和治疗肾脏疾病，当然，其他的医药辅助治疗也是不可或缺的。欧芹的利尿功能使它可以治疗多种体液迟滞的病症，像经前紧张症、久站引起的水肿（非怀孕情况下）及蜂窝组织炎。

欧芹还有调理平滑肌的功效，特别是生殖系统平滑肌。它是很好的子宫调理剂，可以让生产过程更加顺利，但它也具有调经作用，因此绝不能在怀孕初期使用。当然这个功能使它成为调理月经周期不规律的良药，而这可以解释自古以来人们就将它视为治疗不孕症良方的原因：如果月经周期不规律或月经无故消失，当然就不可能怀孕了。在法国，它还有提高性能力的美名，这大概另外有个原因吧。

欧芹也有调理血管的作用，有人用它来治疗痔疮。若将欧芹精油敷在瘀伤的部位，它可以让皮肤下层破裂的血管立刻收缩，减少流到周围组织的血液量。也可以长期使用欧芹精油来收缩脸部微血管，减轻脸部静脉过度明显的症状。

　　欧芹种子能帮助消化，特别是消化功能迟滞时。我住在法国期间，每天饭后都会咀嚼几颗欧芹种子来帮助消化和改善口腔气味（非常有效，特别是食物中含有许多大蒜时）。用欧芹精油在腹部按摩，可以治疗各种消化不良症。

广藿香（Patchouli）

学名：*Pogostemon patchouli/P. cablin*

　　广藿香原产于马来西亚，现在已经广泛种植在数个东南亚国家、西印度群岛和巴拉圭等地。它是丛生性植物，高约一米，有着大而软呈毛状的叶子。虽然它和罗勒、牛膝草、薰衣草、马郁兰、香蜂草、欧薄荷、迷迭香、百里香等多种地中海地区植物属于同科，但广藿香的外貌、生长地和疗效却和它们完全不同。

　　广藿香精油是浓稠的深棕色液体，经常带着淡绿色。它的气味不易描述：陈腐还有点辛辣、强烈的刺鼻味。它的气味持久，若沾在衣服上可保持两星期以上，就算洗涤也洗不去它的气味。或许这不是很好的特质，特别是许多人觉得它的气味很难闻。本书中许多地方都提到，接受治疗的人对精油气味喜恶的反应可作为选择精油的标准，运用广藿香时尤其要注意这点。广藿香精油中动物性的特质似乎比植物性特质还多。尽管如此，香水工业还是经常用它持久的特质把它作为固定剂。事实上，如果在复方精油中加微量广藿香精油，可以让精油产生神秘的东方气息。通常我都用含有 0.5% 广藿香的复方精油，效果很好。

精油中的主要成分是广藿香烯、广藿香醇和正广藿香醇，以及少量的丁香酚、杜松烯、香芹酮、石竹烯等。其中最值得注意的是：广藿香烯的结构和洋甘菊中的天蓝烃非常相似，也有同样的抗发炎功效。

　　马来西亚人称广藿香为"Pucha-pot"。长久以来中国、日本和马来西亚的传统医学都将广藿香视为提神、调理、杀菌和退烧的良药。此外，人们还把它用来治疗毒蛇咬伤和有毒昆虫叮咬，在广藿香原产地，当地人总是将它当作香水、杀虫和杀菌剂来使用。

　　在芳香疗法中广藿香还有保养皮肤和治疗皮肤病的功效。正如前面所述，它具有抗发炎和杀菌的能力。它还能杀死真菌，也能够促使细胞再生，与薰衣草和苦橙花精油的功效非常相似。这几个特点使它非常适合治疗痤疮、皮肤裂伤、某些种类的湿疹，脚癣之类的真菌感染症，某些皮肤过敏症和头皮屑等。

　　它也可以治疗肥胖症，可能是（未经证实）因为它可以降低食欲并减轻体液迟滞。不过，由于广藿香精油也具有抗忧郁的功能，因此我认为它是通过缓解肥胖者经常感受到的焦虑或忧郁的情绪，来达到减轻体重的效果。事实上，它可以治疗各类忧郁、焦虑及压力相关病症。

　　有些药草家认为广藿香精油具有催情壮阳的功效，不过这得看使用者及伴侣是否喜爱它的味道。

黑胡椒（Pepper, Black）

学名：*Piper nigrum*

　　胡椒是种原产于东亚的木质爬藤植物。东亚原产的胡椒可长到6

米高，而其他地区人工商业栽培的最高只让它长到3.6米。4 000年前远东地区的人就用它来当作药物或烹饪香料，而到了5世纪时欧洲人也发现了它的用途。就像许多香料植物一样，人们对胡椒的评价很高。据说从匈奴王手上赎回罗马城的条件之一就是要交出3 000磅的胡椒。

黑胡椒精油的颜色差异很大，从几乎无色到淡绿色都有，还会随着时间推移变黄。精油的主要成分是胡椒素，气味让人觉得温暖，类似咬开新鲜胡椒粒所尝到的味道。

正如我们所知道的，黑胡椒精油是非常温暖的精油，也是强效红皮剂。但很奇怪，当用量非常少时，它却可以退烧降温。

黑胡椒精油具有抗痉挛、祛风排气、调理和提神的功能，因此很适合治疗消化道疾病。例如，它可以刺激胃肠蠕动，但它的抗痉挛功效可以让胃肠的平滑肌平缓运动，因此不会引起腹绞痛。

黑胡椒精油也可以刺激肾脏，有些人将它当作利尿剂使用。由于精油的刺激和过敏作用之间的差异很小，因此使用时要特别小心，过量使用可能会伤害肾脏。有些人认为它还具有催情功效，但我不赞成这样的用法，因为足以达到催情功效的黑胡椒精油量，若远超过身体能承受的用量，可能会伤害肾脏。

黑胡椒精油还可以刺激脾脏，促进红细胞细胞的新生，因此对贫血症非常有帮助。严重瘀伤或出血后可以用它来补充红细胞。

我经常将黑胡椒精油加入按摩混合油治疗肌肉酸痛、僵硬和疲倦，但切记：精油中黑胡椒的比例要很低，用量过高可能会引起过敏。由于黑胡椒精油还具有刺激和调理的功能，因此我经常将它加入舞蹈家和运动员的按摩油中。在训练或表演前按摩一下，可以避免肌肉疼痛、僵硬，提高演出水平。跑步前用迷迭香和黑胡椒的复方精油按摩，特别是长跑选手，可以提高肌肉耐力，减少肌肉疲倦和疼痛。运动员的训练计划中包括"跑步后立即接受按摩"这一项，他们使用的精油是以薰衣草和马郁兰复方精油为基剂，再加其他精油调成的按摩油。谨慎地使用黑胡椒精油按摩还可以减轻风湿痛和关节炎。

从审美的角度来看，微量的黑胡椒精油可以美化许多复方精油。另外，绿胡椒精油气味很微妙，难以描述。它的功效和黑胡椒精油类似，混合起来也更为有趣。

欧薄荷（Peppermint）

学名：*Mentha piperata*

欧薄荷是原产于欧洲的植物（虽然现在美国的欧薄荷精油产量为世界第一），数千年前罗马人就知道用它来治疗消化道病症，而埃及人或许更早就知道。

欧薄荷精油的有效成分包括薄荷脑（最重要的成分）、薄荷酮、柠檬烯、薄荷烯和水芹烯。在多种薄荷油中，英国的温带气候条件下培育出的植物生产的欧薄荷油质量最好。虽然有些化学药剂能提炼出薄荷油中的欧薄荷脑，但还是天然欧薄荷油的效果较好。也就是说，配合着整体精油中其他成分的薄荷脑会有更好的疗效。以商业用途来说，欧薄荷可以加入牙膏以及各类药物或糖果中制成各类产品。

欧薄荷油对消化系统非常有益，特别是胃、肝脏和小肠。它具有抗痉挛的功效，可以调理胃和肠道的平滑肌，因此可以治疗肠绞痛、腹泻、消化不良、呕吐和反胃。治疗时，只要用稀释的欧薄荷油以顺时针方向按摩胃部和腹部即可。喝些薄荷茶也能增强按摩的功效。

欧薄荷可以减轻感冒和流行性感冒的症状，特别是混合薰衣草、马郁兰以及其他适合治疗感冒的精油。在感冒症状刚出现时，欧薄荷精油的温暖和刺激性可以温暖身体、提神，避免打喷嚏、流鼻涕和发烧带来的忧郁情绪。洗澡水中加入不超过3滴的精油，以免引起敏感性肌肤的刺痛感。

发烧时也可以利用欧薄荷精油来退烧。这看起来似乎不合理，但千真万确。其实，欧薄荷精油之所以能使身体温热，完全是因为身体对它的清凉效果产生的反应。欧薄荷能促进流汗，可以达到自然退烧的效果。吸入欧薄荷蒸汽还可以清除鼻腔和鼻窦的阻塞。我喜欢将欧薄荷和薰衣草精油混合使用，因为这两类精油可以相互促进彼此的功效。

欧薄荷精油蒸汽还可以清除皮肤的阻塞物，特别适合治疗痤疮。欧薄荷具有温和的抗菌能力，可以控制皮肤表面细菌的生长。

在前额和太阳穴冷敷欧薄荷或欧薄荷与薰衣草的复方精油，可以减轻疼痛和部分偏头痛（不是每位偏头痛患者在疼痛发作时都能忍受精油的气味）。如果在疼痛一开始时，就冷敷最为有效。这两种精油都是有效的止痛剂，但欧薄荷具有提神的功效，而薰衣草却有镇静的效果。许多市售的止痛药物也同时具有提神和镇静的效果（例如阿司匹林、普拿疼和咖啡因），药物和精油的差异在于：精油不是单纯地抑制疼痛，而是作用在疼痛的成因上，像鼻窦阻塞、肝毒堆积或精神疲倦等。

欧薄荷精油是"有助头脑"的精油之一，也就是说，它可以刺激脑部思考，清除杂念（罗勒和迷迭香也有相同功效）。这几种精油可以使头脑清醒，让人感到思路清晰和神智清明。

欧薄荷具有刺激性，因此有时也用来治疗休克。只要在纸巾上滴几滴精油，或直接吸入瓶子中的精油气味即可。它还可以减轻反胃的感觉。

六只脚和四只脚的害虫都不喜欢欧薄荷的强烈气味，因此它还具有阻吓它们的作用。在老鼠、蚂蚁或蟑螂出没的地方洒些欧薄荷精油，可以防止它们再度出现。欧薄荷也可以和气味强烈的精油混合，例如尤加利。如果想要驱赶害虫却不想杀生，使用欧薄荷精油会比使用毒药更好，而且它也不会误伤家中的宠物或幼童。

最后，提醒各位注意以下事项：

进行顺势疗法时千万不能使用欧薄荷精油，且欧薄荷精油的储存位置要和顺势疗法的药水隔开，以免欧薄荷精油破坏顺势药水的疗效。

晚上不要使用欧薄荷精油，否则可能会导致失眠。由于欧薄荷精油的刺激作用具有累积性，因此最好不要长期使用以免严重干扰正常睡眠。

苦橙叶（Petitgrain）

学名：*Citrus aurantium bigaradia* 及其他柑橘属植物

苦橙叶精油是从提供苦橙花精油的苦橙树身上获得的，而苦橙叶油和苦橙花油之间也有某种相似性。现在的苦橙叶精油是从苦橙树叶子或嫩枝提炼的，而几世纪前这精油是从未成熟的苦橙树果实中萃取。采摘还是绿色的，果实比樱桃还小的苦橙提炼精油，因此这精油又被称为"小果实油"。这样做非常不经济，为了获得足够的精油采收大量的果实，使成熟果实的产量严重减少，因此，人们逐渐用叶子来提炼精油。有些苦橙叶油是从甜橙、柠檬、佛手柑及橘的叶子中提炼的，而有时也会由苦橙树提炼。质量最好的苦橙叶精油产自地中海沿岸，而从巴拉圭进口的苦橙叶精油是属于价格较低的等级。

好的苦橙叶油具有新鲜的淡淡花香，和苦橙花类似但不苦。有人将苦橙叶油说成高级古龙水，事实上它的确是某些古龙水的成分之一。以化学结构来说，它的精油成分和苦橙花精油非常相似，但沉香醇和乙酸芳樟酯的成分较高，另外还有些品种造成的差异。

大多数人都很喜欢苦橙叶精油的气味，而它也很容易和其他精油混合。我曾经闻过苦橙花、甜橙油和苦橙叶复方精油的味道，非常好闻。有位芳疗师解释："我觉得将苦橙的花、果实和叶子的精油混在一起，是件非常好的事。"

从医疗角度来看，苦橙叶和苦橙花精油的疗效十分相似，不过它的安神效果较差。尽管如此，它还是非常适合治疗失眠症，特别是与寂寞和不快乐有关的失眠。但苦橙叶精油治疗焦虑或兴奋过度引起的失眠效果较差。另外，还有种比较罕见的苦橙叶油，它是从坎巴拉树（*Citrus hystrix*）萃取的，具有很强的安神效果，可以治疗各类失眠症。

苦橙叶精油是很好的抗忧郁剂，如果患者的忧郁症需要长期治疗，它可以配合佛手柑和其他可抗忧郁的柑橘属精油交替使用（苦橙叶精油不会对光敏感，不方便使用佛手柑精油时可以改用它）。患者的需求和喜好有差异，有时候苦橙叶会比其他精油更适合帮助某些患者抵抗忧郁。我发觉它特别适合孤独的人，总是觉得情绪有点低落的人，以及冬季忧郁症患者使用（季节引起的情绪变化）。

或许有些人会有误解，以为苦橙叶只是苦橙花或其他精油的替代品，但事实上，在芳香疗法中苦橙叶精油也有自己特殊的功效。它可以减少皮脂，也是温和而有效的杀菌剂，因此非常适合用来保养皮肤。治疗痤疮或是油性头皮屑都非常合适，只要在最后一次清洗头发的清水中加几滴精油即可。它也是非常清新的沐浴油，具有除臭的功能。它可以和薰衣草精油混合加入到夜间洗澡水中，但我更喜欢将它和迷迭香精油混合加入到晨间沐浴水中。

苦橙叶精油非常适合在康复期使用，它可以帮助任何一位情绪低落的人，特别是还伴随着轻微但长久的忧郁症状的人。

请参阅"苦橙花"（95页）。

玉桂子（Pimento）

学名：Pimenta dioica (syn. P. officinalis)

玉桂子原产于西印度群岛和南美洲，它的浆果是家喻户晓的香料。有些人称它为甜辣椒，它的味道很像多种香料的混合体。当地的药草医学中将它列为治疗消化病症和风湿症的良方。蒸馏玉桂子的叶片或浆果就可以得到精油，精油的气味和丁香类似。丁香酚是精油中的主要成分，占玉桂子浆果精油的80%以上，占叶片精油的96%以上。另外，还有些桉油醇、水芹烯和石竹烯（丁香精油中也含有这种物质，而它正是这两种精油具有相似味道的主要原因）。浆果精油的刺激性比叶片精油小，因此比较适合芳香疗法使用。

玉桂子精油不是我常用的精油，但每次使用它总能有很好的功效。我认为它是具有关键作用的精油：只使用微量（通常是 1 滴）就可以很快见到戏剧化的效果。例如：在按摩油中加 1 滴玉桂子精油，再按顺时针方向轻抹在腹部，可以迅速缓解呕吐和肠道痉挛，还有与情绪困扰或极度焦虑相关的症状。

它具有深度温暖的功效，但不会像某些香料植物般具有"火辣"的刺激感。此外，浓度很低时它会让人全身温暖，产生非常舒适的感觉。通常我用的按摩油中玉桂子精油的浓度不会超过 1%，以免它刺激皮肤。如果按摩时患者的肌肤较凉，或患者的肌肉紧绷、僵硬，有时我会在准备好的按摩油中再多加 1 滴精油。它可让患者的肌肤迅速变热，迅速驱赶寒冷和紧张，但这不代表我会忽略患者紧张的真正原因。

对关节炎、风湿症和疲倦酸痛的肌肉来说，这种温暖的感觉真是太舒服了。如果发生肌肉痉挛，使用玉桂子精油可以让肌肉迅速恢复活力，我也曾用它为运动员和舞蹈家按摩。用玉桂子精油按摩胸部，可以让剧烈的咳嗽平静下来。

玉桂子精油具有调理和刺激的作用，它可以改善极度疲倦的症状，这就是它被称为"关键精油"的原因，但最好不要长期使用。

有些人发现玉桂子具有香料类植物精油罕见的功效——催情壮阳，但在这儿我还是得强调——不要过量使用。如果经常使用这种具有调理和刺激性质的壮阳催情剂，可能会产生副作用。只要将 1 滴玉桂子精油加入用基础油稀释的茉莉油中，就可以让唐璜从他的坟墓中跳出来。

注意：玉桂子精油会刺激黏膜，因此必须远离口腔、鼻子和阴道。

针松（Pine）

学名：*Pinus sylvestris/Pinus pinaster(maritima)/Abies siberica*

许多不同种类的针松中都可以提炼出精油，而不同种类的针松精油具有不同的特性和使用方式，像矮松（*Pinus pumilio* 或 *P. mugo*）精油就有剧毒，因此了解针松精油的来源和它的学名是非常重要的。越往北生长的针松，其精油品质就越好。以干性蒸馏法蒸馏针松的针状叶和嫩枝或松果就可以得到精油。从树干可以得到等级较低的精油，但这不适合芳香疗法使用。

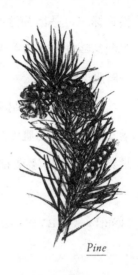

Pine

精油具有非常浅的黄色，还有非常强烈而清香的松脂味。各种针松精油中的主要成分都是蒎烯、水芹烯、枞油烯、龙脑、樟烯、二戊烯、水芹烯及其他。各成分精确的比例随着针松种类不同而不同。

针松精油主要用在治疗呼吸和泌尿系统的感染和肌肉疼痛等方面。阿维森纳认为它是治疗肺炎和其他肺部感染症的最佳选择（肺炎一定要接受医师诊治）。它是很好的祛痰剂，也是非常有效的肺部杀菌剂，可以治疗各类支气管炎和咳嗽。以蒸汽吸入法每日使用数次的效果最好。

吸入针松精油对感冒、鼻喉黏膜炎、鼻窦炎和喉咙痛非常有益，单独使用或混合尤加利、茶树精油效果都很好。许多人发现针松精油的气味比另两种精油好闻，因此不妨交替使用这几种精油。

沐浴时加入针松精油要特别小心，如果没有提前稀释可能会导致皮肤过敏。有些市售的沐浴液中也加了针松精油的成分，却没有任何警告标志，是因为这些产品中的针松精油已经先用基础油稀释过了。正如这些市售产品一样，用针松精油沐浴可以洁净身体，除臭、提神，缓解肌肉酸痛。

针松精油可以刺激循环系统，也可以缓解风湿痛和关节炎，以及运动过度造成的肌肉酸痛。如果想利用针松精油进行按摩，别忘了用量要少，使用前要先稀释，以免浓度过高引起皮肤过敏。

桉油樟（Ravensara）

学名：*Ravensara aromatica*

桉油樟是原产于马达加斯加岛的高大树木，后来在留尼汪岛和毛里求斯也有栽种。"Ravensara"是由两个马达加斯加字组合成的："ravina"意思是"叶子"，"tsara"意思是"好"。整棵桉油樟树都散发着强烈的香味，自古以来，当地人就以树皮、树叶和果实作为香料和药材。18世纪时，法国科学家博梅就从树皮中蒸馏出精油，但直到1980年，桉油樟精油才应用在芳香疗法中。

桉油樟的精油是通过漫长而缓慢的蒸馏程序才从叶子中提炼出来，其中含有桉油醇（占60%~75%），还有部分蒎烯、萜品醇、沉香醇和丁香酚。精油几乎是无色的，它的香味比迷迭香更好闻。

桉油樟的功能很多，几乎可以和薰衣草相提并论，而且它也和薰衣草有点相似，和其他精油混合后的效果往往比单独使用效果更好。

它是非常安全的精油，适合任何人使用，包括儿童。

它有很好的抗病毒和刺激免疫系统的功效，特别适合治疗感冒和类感冒病毒感染症，在发抖等症状刚开始出现时使用效果更好。晚上睡觉前用桉油樟沐浴通常可以杜绝感冒病毒的侵袭，如果这个方法失效，就换其他方法（例如按摩、沐浴、蒸汽吸入法等）可以在一天之内治愈感冒。它也可以治疗病毒性肝炎和病毒性肠炎，但只能由受过医药训练的芳疗师（通常是法国人）使用，没有受过医学训练的芳疗师请不要使用。我提出这一点的主要目的是为了证明桉油樟卓越的抗病毒能力。它也可以抵御某些细菌，但效果没有抵御病毒这样显著。每当特殊感冒大流行时，我总会在家中点燃桉油樟，让它的蒸汽保护我们全家。和其他几种抗病毒精油相比，它的气味好闻多了。

它很适合治疗呼吸道感染，像是鼻窦炎和鼻喉黏膜炎（对于鼻腔黏膜炎引起的耳痛也很有效），如果感染侵入到胸腔，导致支气管炎、百日咳时，它也是良好的祛痰剂，如果和没药、针松、百里香和其他合适的精油混合效果会更好。

桉油樟强烈的抗病毒作用以及对皮肤非常安全的特性，使它成为治疗口唇疱疹、带状疱疹和生殖器官疱疹的良药。治疗生殖器疱疹时，可和以圣约翰草油为基底的永久花精油混合，治疗口唇疱疹时则可以和薰衣草及洋甘菊精油混合来减轻疼痛。

它是良好的肌肉舒张剂和止痛剂，很适合治疗关节疼痛和肌肉紧绷，特别是和焦虑有关的肌肉关节病症。它也可以调节情绪和精神，适合过度疲倦、忧郁和肌肉无力患者。

玫瑰（Rose）

学名：*Rosa centifolia/Rosa damascena*, var. *Kazanlik*

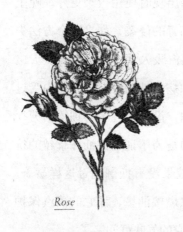

Rose

在 10 世纪的波斯，从人们开始使用蒸馏法萃取精油之后，玫瑰大概是第一种用来提炼精油的花朵。大多数人认为：伟大的阿拉伯医师——阿维森纳是第一个蒸馏玫瑰精油的人，可能是在炼丹时无意发现的。当时，玫瑰在炼丹术中具有特殊的象征和形式上的意义，而且红玫瑰和白玫瑰使用的时机也不相同。当时炼丹术士总是将玫瑰花瓣放在蒸馏器上，配合其他不同物质企图将铁转化为黄金，就在这个过程中无意间产生了玫瑰精油和玫瑰纯露。无论是否真的是由阿维森纳发现了玫瑰精油（他不但是个化学家，还是个医师、诗人、天文学家和数学家），在 10 世纪末时玫瑰纯露和玫瑰精油已经成为阿拉伯人家喻户晓的东西了。

目前，生产玫瑰精油的主要方式是脂吸法和溶剂萃取法，不再是蒸馏法（蒸馏法生产的精油量很少，精油在蒸馏法中只是生产玫瑰纯露时产生的副产品）。玫瑰精油特别昂贵，因为要消耗大量的玫瑰花瓣才能提炼微量的精油，而且萃取的过程耗费相当多的人力。用脂吸法萃取所得的玫瑰香脂浓度很高。室温下，瓶中的玫瑰香脂会凝结成固体，用手掌的温度微微加热之后就变成黏稠厚重的液体。香脂呈现深红棕色，它的香气很浓烈，微量使用即可。

*Rosa centifolia*和*Rosa damascena*是两种主要的生产精油的玫瑰，这两种玫瑰精油的颜色和气味也有些差异，一种呈绿橘色，而另一种是深红棕色。在保加利亚大多栽种*Rosa Damascena, var. Kazanlik*来生产玫瑰精油。法国的香水工业之都格拉思和北非都栽种了大量的*Rosa. Centifolia*，在北非当地又被称为"摩洛哥玫瑰"。

　　玫瑰油的化学组成非常复杂，86%的精油中含有超过300种化学物质。另外14%是由许多非常微量的化合物组成，但它们却对精油的香气和疗效影响很大。这两类玫瑰精油的一些成分有明显差异：*Rosa Damascena*（保加利亚玫瑰）玫瑰精油中含有35%~55%的香茅醇，30%~40%的牻牛儿醇和橙花醇，16%~22%的挥发油脂，1.5%~2%的苯乙醇，0.2%~2%的金合欢醇，外加其他许多种微量物质。*Rosa centifolia*（法国或摩洛哥玫瑰）玫瑰精油中则含有63%的苯乙醇，18%~22%的香茅醇，10%~15%的牻牛儿醇和橙花醇，8%的挥发油脂，约2%的金合欢醇，外加其他许多种微量物质。虽然这两种精油的特性有很多相同之处，但不同的化学成分及含量的确让它们产生不同。法国产的玫瑰精油催情壮阳的效果较好，安神和杀菌效果也比保加利亚玫瑰好。

　　传统上我们都称玫瑰为"花中之王后"，而芳香疗法中玫瑰油的确堪称"精油之王后"。尼古拉斯·卡尔培波认为金星（维纳斯）是玫瑰的守护神，因此在芳香疗法中，玫瑰油比其他精油更适合治疗女性生殖系统的各项病症。许多精油都对体内某些器官有特殊的亲和力，包括有强烈女性阴柔特质的玫瑰对子宫的疗效很显著。它具有清洁和调整的功能，特别适合调理子宫肌。例如：它可以治疗轻微的子宫下垂

（最好再配合瑜伽等适当的运动），也适合流产体质的女性使用。

　　不过，寻求芳香疗法帮助的女性，多半是因为月经周期不规律，或是存在紧张、忧郁及悲伤等问题，而不是因为严重的妇科疾病。这些症状，用玫瑰油恰好可以得到有效的治疗。

　　玫瑰油可以使月经周期有规律，并减少过多的经血。人们认为玫瑰可以帮助怀孕，这是有道理的。它可以使月经周期有规律，我们比较容易推算排卵日期，自然提高了怀孕的概率。非常神奇的是，玫瑰也可以帮助产生精液。

　　不过，玫瑰油对生理的影响，恐怕没有它对精神或情绪的影响大。它是温和的抗忧郁剂，还具有女性阴柔的特质，因此如果是女性生殖系统疾病或月经周期不规律引起的情绪困扰，使用玫瑰油会有非常好的效果。它可以帮助女性度过产后忧郁期，或度过与情人分手后的情绪低潮期，特别是当女性感到伤心时。

　　根据我自己的观察，玫瑰油对缺乏性安全感的女性帮助最大。这类女性多半会对自己的需求缺乏自信，拒绝承认自己是性成熟的女人（就像神经性厌食症般），也不易和别人建立亲密关系。

　　长久以来，玫瑰就被当成催情壮阳的圣品，罗马人还有在新人的床上撒些玫瑰的习俗。这个习俗演变至今，却退化成在婚礼上撒些纸玫瑰花瓣的仪式。从这一点和上述种种玫瑰的特质来看，玫瑰油的确可以帮助性冷淡的女性和阳痿的男性。玛格丽特·摩利从这个观点来比较法国和保加利亚玫瑰，发现法国玫瑰催情壮阳的效果较好，而这两种玫瑰精油成分的差异也证实了她的说法。

　　玫瑰具有很强的调理神经系统和调理胃、肝脏与肾脏的功效，但这些方面多改用更有效和更便宜的精油去调理，很少使用玫瑰油。但处理生殖和性能力方面的问题时，玫瑰油可是第一选择，通常人们不会认为它太贵。

玫瑰油保养皮肤的功效也很好，各类型皮肤都可以使用，对干性、敏感性或老化肌肤最有帮助。它具有逐步调理和收敛微血管的能力，因此很适合用来减轻微血管扩张造成的脸颊发红症（就是微血管扩张症）。只不过必须每天涂抹，持续数周或数月方可见到疗效。

玫瑰纯露具有调理、抗菌和滋养皮肤的效果，淡淡的清香，可当作各类感染症的杀菌剂。

玫瑰的香气使它成为非常受欢迎的皮肤制剂，但在芳香产业中沐浴乳或皮肤保养品添加的都是合成玫瑰香料。不论是自用或是医治别人，当我们想购买添加玫瑰油的乳霜、化妆水、香水和沐浴乳等产品时，只要产品的价格很低，通常都只是添加合成香料而非真正的精油。当然，这类产品也就完全没有玫瑰的疗效。每年香水工业用掉的玫瑰油比全世界全年生产的玫瑰油还多，哪来这么多玫瑰油呢？很遗憾，区分纯玫瑰油和合成玫瑰油非常困难，即使使用气相色谱分析法，效果也不好。也许我们鼻子的分辨能力更好。

在自己的乳霜中滴加1~2滴浓缩的玫瑰油，可以增添乳霜的香气。或许大家会觉得玫瑰油的价格太高，但只要微量的精油就可以达到芳香和治疗的双重功效，一瓶玫瑰油是可以用很久的。

最后给大家一个警告：目前的玫瑰原精都是用溶剂萃取法提炼的，其中多少会含有微量的有毒化学溶剂。如果可以的话，最好试着寻找并购买用蒸馏法萃取的玫瑰精油，或以二氧化碳法萃取的玫瑰原精。

玫瑰果油（Rosehip）

学名：*Rosa rubiginosa*

低温压榨玫瑰果的果实就可以得到玫瑰果油，精油中含有30%~40%的 γ－亚麻酸（G. L. A.），而这成分很适合治疗湿疹和牛皮癣等皮肤病，也是体内合成动情激素的重要原料。补充 γ－亚麻酸可以治疗多种与月经和停经有关的病症。只要在玫瑰果油内加微量精油，或再加其他的植物油、浸泡油等当作基础油，就可以调和成按摩油。

迷迭香（Rosemary）

学名：*Rosmarinus officinalis* and *R. pyramidalis*

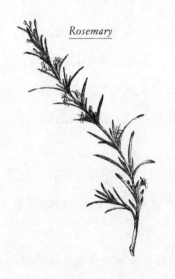

Rosemary

芳香疗法中除了薰衣草之外，最重要的唇形花科植物大概就是迷迭香。它是灌木植物，有着银绿色的针状叶和浅蓝色的花瓣。几乎整个欧洲都可以见到它的踪影，但海边地区的数量最多。迷迭香原产于地中海沿岸，而它的英文名字是由两个拉丁文（ros 和 marinus）演变来的，意思是"海之朝露"。根据古老的传说，迷迭香的花本来是白色的，在圣母玛丽亚带着圣婴耶稣逃往埃及的途中，圣母曾将她的罩袍挂在迷迭香树上，从此之后迷迭香的花就变成蓝色了。

迷迭香是最早用于医药的植物之一，也是厨房和宗教仪式中常出现的植物。古希腊的乡下人没有足够的钱购买熏香，于是就在神龛中燃烧迷迭香，并称它为"熏香灌木"。罗马人尊它为神圣的植物，埃及人的墓穴中也发现了它的踪迹。迷迭香的气味和乳香有些相似，穿透力都很强。中世纪的人燃烧迷迭香来驱魔辟邪，并且将它当作消毒熏剂在病房燃烧，这传统延续了数百年。本世纪初，法国还保持着医院燃烧迷迭香的传统，但却在现代研究证实它具备杀菌功效之时，取消了这项传统。迷迭香的杀菌力很强，因此可以延缓或避免肉品腐败。在古代，没有冰箱和其他防止熟食腐败方法的时代，我们不知道古人在食物中添加迷迭香是为了要增加食物的香气还是要防止肉类在高温下腐败。

蒸馏植株开花的顶端或叶子便可得到迷迭香精油，蒸馏整棵植物所得的精油质量较差。和百里香类似，迷迭香精油的化学成分很多，较典型的成分有：樟脑、龙脑、蒎烯和桉油醇，有另一种化学型迷迭香精油还含有马鞭草酮。*R. pyramidalis*的主要成分有桉油醇和蒎烯，还有非常强烈的刺鼻味。迷迭香精油气味和功效都可用"温暖而强烈"来形容。有些劣质的迷迭香精油中会掺杂些尤加利精油。

迷迭香精油能刺激中枢神经系统，因此像失去味觉等感官功能丧失或衰退，语言功能损伤等感觉神经受到侵犯，以及暂时性瘫痪等运动神经受到侵害等情况都很适用。当然，如果神经细胞已经遭到永久性的损伤，或是伤到脊髓的情况下，瘫痪是无法治愈的。迷迭香精油也是良好的大脑刺激剂（大脑是中枢神经系统中最重要的部分）。《哈姆雷特》一剧中的奥菲莉亚曾说："迷迭香，是增强记忆的良药。"长久以来，迷迭香就有能增强记忆的美名。吸入几滴迷迭香精油，可以让思绪清晰明了，促进思考。卡尔培波在他的药书上写着："从叶子和花瓣滴下的精油有绝对的帮助……在太阳穴和鼻翼上涂2~3滴精油可以治疗前面所提到的各种脑疾；如果依照病情服用1~3滴，也可以治疗体内疾病。但使用前必须先经过审慎的计划。它的药效很快又很强，因此使用微量就够了。"

迷迭香精油强大的穿透力使它成为治疗呼吸系统病症的良药，从普通感冒、鼻喉黏膜炎、鼻窦炎到气喘等都很有效。治疗这类病症最好使用蒸汽吸入法，不仅能让头脑清醒，对生理和精神一样有效。

含有马鞭草酮的典型迷迭香精油比其他地区生产的迷迭香精油更能有效清除鼻喉黏膜阻塞。它的刺激性较小，对情绪的影响也较小，因此很适合在晚上使用。不过它可能会刺激皮肤，因此用它来沐浴时最好先经过稀释的步骤。

卡尔培波还说，迷迭香精油很适合治疗"破坏性"病症。从我们已知的它对中枢神经系统的影响来推论，迷迭香精油可能可以减轻多数硬化症等退化性病症，不过这完全是推论。我曾经见过用迷迭香精油进行治疗而减轻疼痛的患者，但若要把它变成正式的医疗手段，应该再多做些实验测试。

使用迷迭香精油必须要小心，因为它会让癫痫症发作或是引起中毒。但使用微量却可以治疗癫痫症，请参阅"癫痫症"（311页）获得更详细的信息。这有点儿类似顺势疗法——大量的物质会引发病症，但微量物质却可以治病。

迷迭香精油可以调理心脏、肝脏和胆囊，还可以降低血胆固醇浓度。它可说是中年领导者的最佳伙伴，不过光靠迷迭香精油是没有用的，还要养成良好的饮食和生活习惯。

迷迭香精油也是良好的止痛剂，但却没有其他止痛精油所具备的安神功效。我经常用它来进行芳香按摩、沐浴和冷热敷来减轻风湿症和关节炎引起的疼痛。它也是非常适合疲倦、僵硬和工作过度的肌肉使用的精油。舞蹈家和运动员，特别是长跑运动员常见的肌肉酸痛，都可以用它治疗。训练或比赛前用迷迭香和薰衣草的复方精油，训练或比赛后用迷迭香和马郁兰的复方精油即可。

数百年来人们就有使用迷迭香精油来保养皮肤和头发的传统。它是真正古龙水的成分之一，也是具有神奇返老还童能力的匈牙利水（匈牙利皇后水）的主要成分。在洗发液中加些迷迭香精油可以使发色加深，用来按摩头皮可以减少掉发并增加头发的光泽，特别适合病后康复期使用。它可以使白发变灰，同时治疗秃发，但我有点担心这不过是传说罢了。

注意：怀孕期间不要使用迷迭香精油，癫痫症患者也不适用。

请同时参阅"古龙水"（216页）、"癫痫症"（311页）和"匈牙利水"（474页）。

玫瑰纯露（Rosewater）

玫瑰纯露和玫瑰油一样有用，特别适用于治疗皮肤问题和保护眼睛。它是蒸馏玫瑰花瓣得来的。蒸汽穿透玫瑰花瓣，接着由收集管收集，再用冷却槽冷却，最后得到的冷却液体就是玫瑰纯露。

玫瑰纯露有平缓、静心、抚慰和抗发炎的特质。它是温和的杀菌剂和收敛剂，这些特性都使它成为良好的皮肤保养剂。市售或家用冷霜中可以同时加入玫瑰纯露和玫瑰油，也可以单独使用作为皮肤调理剂。如果和其他的精油与酒精混合，可以调出有效的皮肤保养液。最敏感的肌肤也可以安全地使用玫瑰纯露，而且它还是最佳的干性肌肤保养液。油性肌肤最好使用苦橙花纯露。

在治疗眼睛方面要注意：精油绝对不能直接接触眼睛，最好也不要接触眼睛附近的肌肤、组织。因此，根据许多书籍和药典的记载，玫瑰纯露比玫瑰精油更适用于眼部。在脱脂棉垫上沾点纯玫瑰纯露轻敷在眼部，可以让眼睛更明亮。另外，玫瑰纯露还可以治疗结膜炎。

喜爱玫瑰香气的人不妨把玫瑰纯露当作香水，它可比玫瑰精油便宜多了。

花梨木（Rosewood）

学名：*Aniba rosaeodora*

花梨木是原产于亚马孙河流域的树木，许多芳疗师认为使用花梨木精油会导致热带雨林被破坏。如果是从野生植株上萃取精油，这种想法是非常正确的。幸好现在已有栽种的花梨木树种出现，花梨木的砍伐量也已经得到控制。由于将原木从丛林深处运到港口的费用昂贵，而野生树种只能在雨季（4 月~6 月）采收，以便趁着河水暴涨之时将笨重的原木带往下游。因此，从 20 世纪 30 年代起人们为了商业用途开始栽种花梨木。现在市售的花梨木几乎全都来自人工栽种树种，因此各位可以安心使用。

蒸馏花梨木的木屑就可以得到精油，其中含有80%~97%的沉香醇，还有少许的萜品醇、橙花醇、牻牛儿醇及多种微量物质。它无色或呈淡黄色，具有浓厚而美妙的花香和木香，以及略微辛辣的气味。它不需要和其他精油混合就拥有复杂的香气，不过它也可以和多种精油均匀混合。

　　花梨木是非常安全的精油，无毒、无刺激性、不会引起过敏。它可以调理身体而不产生任何刺激。同时，它还可以促进免疫系统功能，很适合免疫力低的人使用。我个人从未在艾滋病毒携带者身上用过花梨木精油，但我曾听有些治疗艾滋病患者的芳疗师提及：花梨木精油比茶树精油更能提高免疫力。我曾用花梨木精油治疗慢性疲倦，效果不错。我建议肌痛性脑脊髓炎或淋巴腺炎患者试一试。

　　花梨木精油是温和的止痛剂，能有效消除头痛，特别是和恶心有关的头痛。花梨木精油可以使头脑清醒并且作用持久，特别适合考试或长期开车时使用。当我们面临危机时，花梨木精油能使头脑保持清醒，镇静情绪。

　　许多人认为花梨木精油具有良好的催情壮阳功效，但我觉得它在心灵和情绪方面的作用要比在生理或激素方面的影响大得多。

　　花梨木精油可以保养皮肤，消毒和杀菌，治疗痤疮。它温和不刺激的性质，使它适用于任何一种肌肤，即使是敏感肤质也很适用。它可以促进细胞再生，因此很适合老化皮肤使用，还可以适度减轻皱纹。我有时会将它加入抗妊娠纹乳霜中。它的气味很好，市售的沐浴乳和皮肤保养剂中经常添加花梨木精油。它的香气也很受消费者喜爱。

　　不过，这几种用途都可以用其他精油替代。我认为花梨木是非常珍贵的精油，最好保留到特殊情况才使用。我总在需要它发挥抗忧郁和提神作用时使用，而治疗生理病症都尽量选用其他精油，它很适用于忧郁或心情沉重的人。对我来说，它是对心灵非常有益的精油，其他的精油只能提神和调整情绪，而它却可以提升灵魂。

鼠尾草（Sage）

学名：*Salvia officinalis*

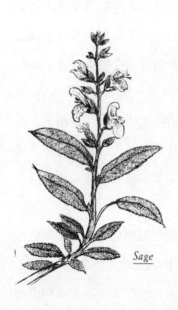

Sage

鼠尾草原产于地中海沿岸，但正如其他的用于烹饪的药草一样，它有很顽强的生命力，世界各地都可以见到它的踪迹，不论是野生或栽植。自古以来，人们就发现它的医药价值，而它的拉丁学名也是从"救赎"这个词演变来的——当时人们认为它可以拯救人类，避免疾病和死亡。罗马人也称它为"神圣的药草"。

过去，鼠尾草除了用于烹饪、增添奶酪香味之外，还可以用来酿造麦汁。

另外，许多国家的人知道它有医疗功效，将它制成浸液（药草茶）、漱口水、醋和膏药，特别适合治疗口腔和喉咙感染，创伤和消除头痛等。古老药典都将它视为精神振奋剂。例如约翰·吉拉德说："鼠尾草对头部和大脑特别有帮助，它可以强化感觉和记忆。"鼠尾草对女性生殖系统有很大的影响，古时候乡村的女巫医（中世纪到17世纪所展开的猎杀女巫行动中烧死许多女巫医）所用的药剂中很多都是用鼠尾草制成的。她们用鼠尾草帮助产妇分娩，引导迟滞经血流出或帮助女性顺利度过更年期。许多人用经验或科学实验来验证鼠尾草的功效，有些人则认为它具有医学和民俗学双重功效。它是治疗毒蛇咬伤的解毒剂。有些人认为如果花园中的鼠尾草长得很茂盛，则表示老婆会当家；如果花园中的鼠尾草都枯萎死亡，就表示这家经营的生意会失败。

不过，不管新鲜或干燥的鼠尾草的功效和价值如何，当我们讨论鼠尾草精油时，就不得不特别小心。鼠尾草精油中含有大量的侧柏酮，可能会导致癫痫症发作或抽搐，如果用量过多，还可能损伤中枢神经系统而导致瘫痪。

有几位女性利用药书的知识，运用鼠尾草精油来治疗自己的病症。根据她们的亲身体验，我发现鼠尾草精油的毒性可能会让人感到轻微的晕眩和发抖，甚至引起剧烈的腹痛导致患者住院三天。最常出现的症状是子宫会出现中度或剧烈收缩，经血量增多，接近于大出血。这几位实验者几乎都住院治疗精油中毒症。但有一位例外，她是唯一将鼠尾草精油视为外用油的人，只用在沐浴和按摩油中，用量约从2~3滴到10滴。

基于上述原因，芳疗师最好改用快乐鼠尾草（Clary Sage）精油，它和鼠尾草精油的功能相似，但侧柏酮的含量较低，毒性较低。可参阅"快乐鼠尾草"（27页）以了解它的精油的特性和功效。

使用含有鼠尾草的漱喉水是少数几种安全使用鼠尾草精油的方式。这时，鼠尾草精油已经被酒精和水稀释，浓度很低。有时身上肌肉非常发达的男士也可以用加了鼠尾草精油的按摩油按摩。因为进行重量训练或短期密集运动的爆发力训练等运动造成肌肉过度发达的状况，可以用鼠尾草精油温暖和软化。在处理这类男性运动员的问题时，我们就可以忽略鼠尾草对女性生殖系统的影响。尽管如此，还是有其他更好的选择，像薰衣草、马郁兰或迷迭香等都要比鼠尾草精油好。

注意：怀孕时，给幼童或癫痫症患者使用时都要小心。不论何时使用鼠尾草精油，都要特别谨慎。

檀香（Sandalwood）

学名：*Santalum album*

檀香是种小型的常绿寄生树木，吸附在其他树种根部吸取养分。它原产于印度和印度洋中的小岛上，质量最好的檀香产于麦索尔邦。檀香长得很慢，只有非常成熟几乎要老死的檀香树才能砍下。砍下的树干弃置于森林中，让蚂蚁吃掉树干的外层，只有树干内层昆虫无法侵害的中心硬木，才可当作建筑、家具和焚香的材料，同时也是蒸汽蒸馏法生产精油的主要部位。

檀香精油中含有90%以上的檀香醇，其余还有蒎烯、檀香酸、对檀香酸和檀香酮等，颜色从黄色到深棕色。精油非常厚重黏稠，它的气味虽然刚开始不很强烈，但涂在皮肤上味道会持续很久而且越来越强烈。不要买澳大利亚或西印度群岛出产的檀香精油。澳洲的檀香精油其实只是檀香近亲植物（*Eucarya spicata*）的精油，品质较差。西印度群岛生产的"檀香精油"和檀香一点关系都没有，也没有任何疗效。越南和新喀里多尼亚出产的是用高质量檀香制作的精油。

几世纪前印度人就用檀香做成香料和熏香。在传统的印度医学中，它最重要的功能是作为强效尿道杀菌剂。至少在 250 年前人们就知道用它来治疗各种尿道感染症，像膀胱炎和淋病等。但如果没受过医药训练就贸然用它来治疗这类病症，是非常不负责的行为也是违法的。除非患者另外还接受西医诊治。

檀香也是优良的肺部杀菌剂和镇静剂，我发现它特别适用于持续性干咳和刺激性过敏性干咳。它是最适合治疗慢性支气管炎的精油之一，也可以缓解喉咙痛。最佳的使用方法是内外兼攻——使用吸入法同时在胸部和喉咙敷上精油。檀香精油的味道很苦，因此用它来漱喉并不是很愉快的事。

檀香最为人知的用途就是作为香料，不论东方或欧洲都有添加檀香的香水、清香剂和化妆品。这些产品的历史比我们想象的还久。

作为化妆品的成分之一，檀香不仅有香味，还对各类型的皮肤和皮肤病症有帮助。它可以用热敷的方式帮助干燥和脱水的肌肤。另外，它还具有轻微收敛和强力杀菌的作用，因此对油性肌肤和痤疮很有效。它是男性和女性都很喜欢的香水，所以男性（不只青少年）愿意经常使用添加了檀香的护肤药品，既可达到医疗效果，又像用了高级香皂或剃须后的柔软水，不会因为它的气味而遭人嘲笑。我经常在剃须后的柔软水中加入檀香精油来治疗年轻男士的理发师疹，它可以抚慰皮肤，缓解痒的感觉并抑制细菌生长。

檀香的知名度高并且普及全世界的原因，可能因为它是有名的催情壮阳剂。和其他也称为催情壮阳剂的精油不同的是——它的确能刺激生殖器官达到预期的功效。

穗花薰衣草（Spike Lavender）

学名：*Lavandula spica/L. latifolia*

穗花薰衣草的气味强烈刺鼻，还有点儿樟脑味。它具有很强的杀菌与抗病毒力，还有化解黏液、祛痰的功效，因此很适合治疗慢性支气管炎、鼻窦炎与喉咙感染等呼吸道病症。穗花薰衣草又分成两种化学类型：西班牙穗花薰衣草与法国穗花薰衣草。西班牙穗花薰衣草的酮类含量比较高，因此毒性也比较强，但大多数的精油都是用西班牙穗花薰衣草为原料制成的。它确实具有相当重要的疗效，但使用时一定要特别谨慎，最好只使用微量并与其他精油混合使用。

穗甘松（Spikenard）

学名：*Nardostachys jatamansi*

Nard是穗甘松的另一个英文名称，它原产于印度北部，自古以来就以疗效和香气闻名。它和穗花薰衣草是不同的品种，请不要弄混（真的有人弄错了）。

穗甘松是种芳香药草，与缬草的亲缘关系很近。它的根非常特殊：从一个主根上发展出两种幼枝，其中一种是地下花茎或称为地下茎，大多数穗甘松精油就是从这个部位得到的。利用蒸汽蒸馏法就可以得到浅黄到深琥珀色等颜色的精油。精油中的主要成分是：乙酸龙脑酯、缬草素、龙脑、广藿香醇、萜品醇、丁香酚。它的香味很难描述，迪奥斯科里德斯说它的气味闻起来像山羊。它的气味的确有些"动物性"的特质，具有深沉的泥炭与土地的气味。

在它的原产地印度，穗甘松是种非常有价值的香水，药草与皮肤保养剂。数千年前中东与地中海沿岸地区居民对它评价就很高，因为《圣经》中曾经提到穗甘松。在《所罗门之歌》与圣约翰《福音书》中，我们可以知道：抹大拉的玛利亚用非常贵重的穗甘松油膏涂在耶稣的脚上的故事。迪奥斯科里德斯（在他尚未说出穗甘松气味之前）认为穗甘松具有温暖、干燥与利尿的功能，适合治疗经血过多、白带、肾脏与肝脏疾病、各类感染症等，还可以帮助排除体内长期累积的毒素。

现代人还发现穗甘松具有调理月经周期的功效。迪奥斯科里德斯所说的阴道白色分泌物，就是阴道炎的症状之一，而具有抗真菌作用的穗甘松精油，正可以抵御引起阴道炎的念珠菌。

穗甘松精油可以减轻肌肤出现的过敏反应并消除各种疹子。它是种具有平衡功效的精油，因此各类肌肤使用的脸部按摩霜或皮肤保养品中，都可以加入穗甘松精油，对成熟的肌肤尤其有帮助。维多利亚·爱德华曾说："穗甘松精油可以调整皮肤的生理平衡，促使皮肤长久新生。"

也可以尝试用穗甘松来治疗蜂窝组织炎，因为它有利尿和解毒的特质，而且它也是"深度放松"的精油，可使病情不因压力而恶化。

对容易紧张与焦虑的人来说，穗甘松是非常有益的精油。它与乳香类似，可帮助人们清除内心旧伤与情绪障碍。从事释放心中能量与情绪按摩的芳疗师应该会喜欢穗甘松精油。圣母玛丽亚在最后的晚餐之夜用穗甘松精油为基督洗脚，这暗示着它可以帮助病危患者。当晚，基督知道他快死了，而玛丽亚也知道。玛丽亚用穗甘松精油为基督涂脚就是种神圣的宗教仪式，帮助人们面对死亡来临的时刻。在疗养院工作的治疗师，或许也可以为生命即将结束的患者涂抹穗甘松精油。

圣约翰草（St. John's Wort）

学名：*Hypericum perforatum*

圣约翰草浸泡油具有特殊的治疗和抚慰功效。人们用它来治疗创伤、烧烫伤、瘀伤和各类疼痛的历史已经非常久了——中世纪时，十字军用它来治疗战争创伤，而全欧洲的民俗药草学中都有人们用它来治疗各类病症的记载。

圣约翰草浸泡油是将植物开花的顶端放入温和的油中浸泡得来的，这油呈现出美丽的红色。它具有止痛和抗发炎的功效，加入按摩油中可以治疗纤维组织炎、神经痛、肌肉痛、坐骨神经痛、风湿症、痛风和关节炎。我曾用它成功地治好肌腱炎。它的止痛和治疗功效很适合治疗轻微烧烫伤，特别是日晒伤。它还可以治疗蚊虫叮咬，护手霜和护肤产品中也常添加圣约翰草浸泡油。别忘了它是"浸泡油"而不是精油，因此它有自己的化学属性，可以再和其他的精油混合，但最后精油的浓度只能在1%~2%左右。

万寿菊（Tagetes）

学名：*Tagetes minuta*

万寿菊有许多别名：Tagette、Taget、法国金盏草、非洲金盏草或金盏草等。它是种有毒的精油，但由于它的别名很多，因此人们常将它与英国金盏草或金盏花（*Calendula officinalis*）混为一谈。事实上，根本没有金盏花精油，只有非常微量的金盏花原精，而大部分的金盏花油都是浸泡油，不但非常安全还可以治疗多种皮肤病症。

万寿菊油却恰巧相反，是具有毒性的。精油中的酮类物质（万寿菊酮）含量很高，另外还含有光敏感物质：呋喃香豆素。

万寿菊精油可以治疗鸡眼等病症，但还有其他有效又安全的精油可供选择。

最好不要任意购买标示着"金盏草"的精油，除非标示中清楚列出该种植物的拉丁学名，以免误用精油而产生危险。

侧柏（Thuja）

学名：*Thuja occidentalis*

侧柏精油的毒性很高，且精油中侧柏酮的成分高达 60%，很容易造成流产。因此，芳香疗法中并不使用侧柏精油。

百里香（Thyme）

学名：*Thymus vulgaris*

百里香属于唇形科植物，原产于地中海沿岸。古地中海文明就将百里香视为药用植物，希波克拉底和迪奥斯科里德斯都曾提及它的疗效。百里香的种类很多，但芳香疗法所用的品种就是普通百里香。百里香的香气可以扩散到很远的地方，从它的名称就可以知道。它的英文名字是从希腊文"thymos"而来，有芳香之意。百里香精油经过两次蒸馏的过程除去植株的刺激性物质。典型的百里香精油的化学成分

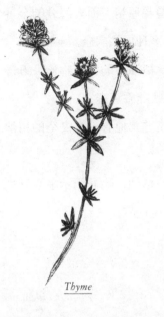

Thyme

包括：百里香酚和香荆芥酚，这两者就占了60%以上的比例，另外还有萜品烯、异丙基甲苯、龙脑和沉香醇等。不过，百里香的化学类型要比其他植物多（这点请容我稍后再介绍）。

自古以来百里香一直是供厨房使用的药草，就和其他可提炼精油的供厨房使用的药草一样，百里香可以延缓肉类腐败。气温较高时，人们在装熟食的盘里加些百里香，然后再放入冰箱。最近的科学实验已经证实了百里香的功效。研究人员用在肉汁中生长的细菌做实验，发现百里香精油可以减缓细菌增殖，避免肉汁腐败，让肉汁的新鲜度保持三天。百里香还能刺激消化系统，适合消化系统功能迟滞或处于康复期全身各系统功能降低的人使用。它也是良好的肠道抗菌剂，很适合治疗肠道感染症。

百里香还有个传统的功效——治疗感冒、咳嗽和喉咙痛，特别适合感冒大流行时使用，因为它是非常好的肺部抗感染剂，可治疗各类呼吸道感染，还能有效治愈口腔和喉咙感染。它可以当作治疗鼻子、喉咙和胸腔感染的吸入剂，或当作漱口水或漱喉剂。牙膏中只要含有0.1%的百里香精油，就能有效抵御引起口腔与牙床感染的细菌了。

或许，百里香精油最重要的抗感染功能在于它可以促进白细胞增殖，从而增强身体对外界病毒细菌及其他病原体的抵抗能力。它可以刺激全身的循环系统，并降低血压。它非常适合疲倦、忧郁或昏昏欲睡的人，可以在康复期使用。此外，它还能让生病的人增进食欲。百里香可以强化身体与心智的功能，且和迷迭香一样，可以刺激大脑，增强记忆力。

　　洗澡水中加些百里香精油，可以减轻失眠症。乍看之下，这似乎与百里香所具有的刺激性不符，但别忘了百里香和许多精油一样，不是只有单纯的刺激或安神功效，而是"平衡"功能。如果我们必须振作精神，百里香可以让我们神智清明；但如果我们需要休息，百里香也能帮助我们入睡。

　　有时，头发定型液、皮肤香水、创伤或酸痛膏药中会添加百里香的成分。手术前的消毒洗手乳液中也含有百里香的成分，它的效果比医院中所用的其他消毒剂更好。热敷百里香可以缓解风湿痛，而将新鲜的百里香磨碎后可以当成治疗昆虫叮咬的急救药品。此时，绝不可使用纯百里香精油，以免刺痛皮肤。如果未经稀释溶解就将百里香精油加入洗澡水中，它会刺激皮肤。

　　另外，还有好几种不同的刺激性较低的百里香精油。虽然它们都是从同 *Thymus vulgaris* 中萃取来的，但不同生长地所出产的精油的化学成分与含量都有显著不同［请参阅"化学类型"（152 页）］。有三种含有不同化学成分的百里香精油：含百里酚很高的百里酚百里香，含沉香醇很高的沉香醇百里香（温和不刺激，连幼童都适用），以及侧柏醇百里香（是种有效的抗病毒精油）。这些除了基本功效之外还具有特殊作用的百里香精油只有极少数进口商会进口。

茶树（Ti‑Tree/Tea‑Tree）

学名：*Melaleuca alternifolia*

我比较喜欢用传统的茶树名称Ti-Tree，而不喜欢它的新拼法Tea-Tree，避免和饮用的茶（*Camellia thea*）弄混——茶树和茶叶是完全不同的植物。与白千层和绿花白千层一样，茶树属于桃金娘科，丁香、尤加利和香桃木也是同一科的。桃金娘科植物精油的重要特性就是它们都能抗感染。

茶树精油中含有大量的萜品醇，还有桉油醇、蒎烯、萜品烯及多种醇类。精油呈浅黄色或无色，有很浓的药味，和尤加利精油有点像。由于白千层属的植物种类很多，经常会和其他的精油种类混淆。幸好，许多厂商出售的茶树精油都是经过检验并且具有质量保证的。

虽然芳香疗法中，最重要的白千层属植物精油就是茶树精油，但欧洲人使用白千层与绿花白千层的历史，却比茶树久远得多（或许古时候部分卖到欧洲的白千层或绿花白千层精油其实是茶树精油）。早期我们对茶树精油的特性与使用方法的了解，多半源自于澳大利亚土著长期使用茶树的经验（澳大利亚是茶树的原产地），现在，茶树精油在芳香疗法中的应用让我们对它有了更深入的认识。

可使用茶树精油的情况很多，但多与下列两种情况有关：

1. 茶树精油可以抵抗细菌、真菌和病毒等三类微生物感染。

2. 茶树精油是强效免疫系统刺激剂，当身体受到上述三类微生物侵害时，茶树精油可以提高身体的抵抗能力。

茶树精油最重要的特性就是可以作为免疫刺激剂。它非常适合治疗淋巴腺热等使人衰弱的病症，以及给很容易重复感染病症，或病后不易痊愈的人使用。治疗肌痛性脑脊髓炎时，我一定会用茶树精油，而它对免疫系统的影响，也使它成为最能帮助艾滋病毒携带者的重要精油。

它可以治疗感冒、流行性感冒和儿童的各种传染病。如果在感冒或流行性感冒症状的初期，就用茶树精油泡芳香浴，可以刺激汗液的分泌，增加排泄量。这个现象，正是长久以来自然疗法和各种天然疗法中，身体抵御感染的最佳反应。通常，这样就能治愈感冒或流行性感冒，就算不行，也能减轻病症，避免二次感染。茶树精油不会杀灭造成感染的病原体，它能增强身体免疫力以抵抗感染。

一般来说，茶树精油不会刺激皮肤，稀释的茶树精油还可直接涂在皮肤上。不过，有些人会对它过敏，因此敏感性肌肤的人使用时要格外小心。对成人来说，浴缸中只要加入 3 滴茶树精油就具有上述的抗感染能力。

纯的茶树精油可以有效地治疗唇疱疹。在有灼热感之初就轻拍茶树精油，可以减轻水疱症状。有些人觉得在精油中添加一点酒精（伏特加酒也行）效果会更好。上述方法也可治疗带状疱疹或水痘。

茶树精油也可以消除肉赘或肉疣。每天在患部中央滴 1 滴纯的茶树精油，再用创可贴盖上即可。可能要几星期才能见到明显的效果，但它的确是有效的。

我也用茶树精油作为治疗痤疮的皮肤清洁剂，并与传统治疗痤疮的精油——薰衣草和佛手柑交替使用。青少年多半不喜欢香甜气味的化妆水，因此它的"药味"，反而使它获得不少青少年的喜爱。部分女性在生理期时，鼻子和下巴周围会出现一大片发炎而疼痛的痘痘，这时也可用茶树精油解决。只要用1滴茶树精油轻拍患部，灼热和疼痛的感觉很快就会消失，痘痘也会消退。

可以抵御细菌和病毒的精油虽然很多，但能抵御真菌的精油却很少，茶树精油就具有杀死真菌的功能。它可以有效治疗金钱癣和足癣等真菌感染症，更重要的是它还能抑制念珠菌生长。这种类似酵母菌的微生物通常是无害地住在我们的肠道中，但它们若异常增生或过度繁殖就会造成各种病症（详情请参阅"念珠菌"（286页）、"鹅口疮"（429页）。茶树精油可以控制念珠菌的数目，降低菌株的分裂速度，并增强身体抵抗念珠菌的能力。

茶树精油还可以让患者在手术前强健身体。手术前的几星期就开始让患者用茶树精油沐浴与按摩，手术后仍继续按摩（但要避开手术的伤口或疤痕）还可以避免手术后休克。

我写了这么多，还是无法将茶树精油的功能一一写完。吸入茶树精油蒸汽，可以治疗鼻喉黏膜炎和鼻窦炎，在流行病肆虐期间可燃烧茶树精油作为保护，将茶树精油加入乳膏中或是洗澡水中可以治疗尿布疹。另外，还有许多市售产品中都含有茶树精油：止咳糖、牙膏、化妆水、乳霜等，这些产品中茶树精油的含量较多，是安全又方便的产品。

柠檬马鞭草（Verbena）

学名：*Lippia citriodora*

柠檬马鞭草又称防臭木，原产于智利和秘鲁，18世纪左右引进欧洲，至今它的名称仍有许多争论。某些人认为它的拉丁学名是 *Andropogon citratus*，其实就是柠檬香茅，或认为柠檬香茅就是柠檬马鞭草的别名。但事实上，它们是完全不同的植物。或许因为这两种植物都有柠檬味，而商人们又经常在昂贵的柠檬马鞭草精油中掺混便宜的柠檬香茅精油的缘故，人们常常分不清。另外，人们也常将这个柠檬马鞭草和另一种柠檬马鞭草 *Verbena officinalis* 弄混，或许是因为市售的柠檬马鞭草精油总是标示它的法国名称"凡薇恩"（Verveine）的关系。受到名称混淆的影响，读者或许会发现：许多书本在描述柠檬马鞭草精油的性质时，经常误将药草中常用的这种马鞭草——*Verbena officinalis* 的性质列入，把它描述为没有气味的苦涩植物。

　　真正的柠檬马鞭草精油是利用蒸汽蒸馏法提炼植株的花茎所得，精油略呈绿黄色。柠檬马鞭草精油的产量很少，这就是它价格昂贵的主要原因。精油中的主要成分有：柠檬醛（占 30%~45%）、柠檬烯、月桂烯、沉香醇、牻牛儿醇等。

　　柠檬马鞭草引入欧洲 20 年后，柏琉因·凡德拉——第一个将柠檬马鞭草列入药书中的人，曾提到它是很好的消化系统刺激剂，益胃剂和抗痉挛剂，适合治疗各种消化不良及肝脏郁积症，另外还有调理与安神的功效，可以治疗头晕、心悸与歇斯底里等。

　　从这儿我们可以了解柠檬马鞭草精油的功效，它特别适合治疗焦虑或压力引起的消化系统病症。按时进行柠檬马鞭草精油按摩可以减轻压力，而柠檬马鞭草叶还能制成可口的茶来缓解消化系统病症。可把按摩及饮茶综合起来，治疗效果更好。市面上部分可以帮助消化的甜露酒中也添加了柠檬马鞭草的成分，还有人用它来解酒。

柠檬马鞭草茶或浸液也是清凉可口的夏日饮料，发烧时还可将它视为温和的退烧剂。它具有温和安神的效果，可以帮助睡眠，根据阿拉伯传统，它还具有壮阳催情的功效。

用柠檬马鞭草精油按摩可以缓解失眠症、焦虑和压力。如果想在晚上的洗澡水中加入柠檬马鞭草精油帮助睡眠，沐浴一次所加的精油量不要超过 2~3 滴，以免引起皮肤刺痛或起疹子。在洗澡水中加入 2 滴柠檬马鞭草精油，再加 3~4 滴薰衣草精油就可以调成安神效果很好的洗澡水，解决许多睡眠问题。

注意：柠檬马鞭草精油可能会导致皮肤敏感和光敏感。目前尚未有翔实的安全使用报告，因此在有可靠的安全证明前最好先将它视为具有危险性的精油。

岩兰草（Vetivert）

学名：*Vetiveria zizanoides*

岩兰草是种具有香气的植物，原产于印度与斯里兰卡，但现在加勒比海及其他地区都有栽种。以植物学的角度来看，它与柠檬香茅、香茅和其他数种香气植物有亲缘关系。

蒸馏岩兰草的根可以得到深棕色的黏稠精油。这个蒸馏的过程非常漫长，还要耗费大量劳力（挖掘和清洗岩兰草的根）。精油中的主要成分为：岩兰酮、岩兰醇、岩兰烯和杜松烯。它的气味很丰富不容易描述：它具有深沉的烟味，有点类似没药和广藿香，但稀释后又出现浓烈的柠檬味。稀释的岩兰草精油较好闻，与其他精油混合时能让复方精油的气味更好。它可以和檀香、茉莉、大西洋雪松、薰衣草精油均匀混合。少量的岩兰草精油可作为任何一种复方精油的基础油。

　　几千年前印度人就利用岩兰草根的香气来治病，而现代香水工业则用岩兰草精油作为定香剂。它还有多种护肤功效，特别适合油性肌肤和痤疮患者。它的气味十分深沉，比其他气味轻快的精油更适合年轻男士使用。它的香气和功效使它成为化妆品界的宠儿。

　　岩兰草还有一项鲜为人知的功效：它可以刺激免疫系统的功能，增强我们的抗压能力和抵御疾病的能力。它还是温和的红皮剂（促进局部血液循环），因此有些芳疗师用它来治疗关节炎、风湿症和肌肉酸痛。

　　不过，岩兰草精油最大的功效应该是它对心理层次的影响。岩兰草精油的印度名称是"宁静之油"，充分表达出它对心灵的影响。

　　岩兰草精油具有深度放松的功效，饱受压力、焦虑、失眠或忧郁困扰的人，可用岩兰草精油进行芳香按摩和沐浴。浸泡在加了岩兰草精油的洗澡水中是我所知的最舒服放松的体验。由于岩兰草精油是从岩兰草的根部提炼的，因此它是种"土性"精油，能让人产生踏实、安定的感觉，适合总是不切实际或过度重视智力活动而忽略生理感受以及缺乏安全感的人。遭受打击或生命中的低潮期，像面临离婚、离别或丧亲等事件，也很适合使用岩兰草精油来安抚情绪。

紫罗兰叶（Violet Leaf）

学名：*Viola odorata*

　　紫罗兰叶可以提炼出高级香水中才有的紫罗兰叶原精。有时芳疗

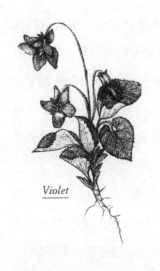

Violet

师也可以买到少量的紫罗兰叶原精，当然价格非常昂贵。整棵紫罗兰（花瓣、叶子、地下茎）都含有一种称作紫罗兰素的碱性物质（这就是紫罗兰名称的由来），另外还有巴马酮、水杨酸和糖苷等。原精具有新鲜、干燥的香味，有点类似干草。

紫罗兰叶原精具有杀菌力，疗效神奇，特别适合治疗皮肤病症，尤其是痤疮、油性肌肤或毛孔粗大等。它也有治疗微血管扩张的功效。紫罗兰叶常被用来治疗风湿症、头痛、鼻喉黏膜炎和急性咳嗽伴随的呼吸困难等症状。有报道说它能止痛，我们从它含有水杨酸就能知道。不过，紫罗兰叶原精的价格不低，其他同样具有止痛效果但较为便宜的精油，或许是更好的选择。

葛利夫人曾说："多种紫罗兰叶制剂，像浸泡、贴敷以及新鲜紫罗兰叶制成的药糊等都可用来治疗癌症。"她也引述了多份治疗成果，因此我觉得这或许是个值得深入研究的课题。对癌症患者来说，用紫罗兰叶原精再配合正规治疗或许值得一试。一位专门帮助艾滋病患者的同事认为它还能缓解艾滋病的各种症状。这或许就是它如此昂贵的原因吧。

依兰依兰（Ylang‑Ylang）

学名：*Cananga odorata*

一种生长在菲律宾、爪哇、苏门答腊与马达加斯加的小型热带植物的精油，称为依兰依兰。根据当地的方言，依兰依兰意味着花中之花，又是*Anona odorantissima*的别名。究竟*Anona odorantissima*和依兰依兰是两种不同的植物，还是因生长在不同气候、土壤的环境下而出现某些差异的同种植物，还没有明确的答案。可萃取精油的花有黄色、紫色与粉红色三种，但用黄色花朵萃取出的精油质量最好。在蒸汽蒸馏的过程中，最先流出的精油质量最好，就称为"依兰依兰"精油，较晚流出的精油，也就是所谓的末段蒸馏液，是质量较差的精

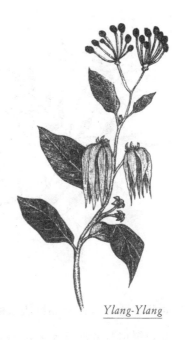

Ylang-Ylang

油，通常称为康纳加（Cananga）。不论是依兰依兰或康纳加精油，它们的疗效是相同的，只是康纳加的香味比较粗糙。质量最好的精油是从初夏清晨摘取的花朵中萃取的。

两种精油中都含有苯甲酸甲酯、水杨酸甲酯、丁香酚、牻龙儿醇、沉香醇、黄樟脑、依兰醇、萜品烯、蒎烯、乙酸苄酯、乙酸、安息香酸、蚁酸、水杨酸、缬草酸。精油的颜色从无色到黄色都有，气味非常醇厚香甜。有些人觉得它的气味令人作呕，因此最好与柠檬或佛手柑等可以减轻甜味的精油混合后再使用。或许依兰依兰精油最重要的特性是它可以缓解呼吸急促（喘息性呼吸症）和心动过速的问题。当人们受到打击、惊吓或感到焦虑时，就可能出现上述症状，如果当事人非常生气，可以立即使用依兰依兰精油让症状得到缓解。不过，如

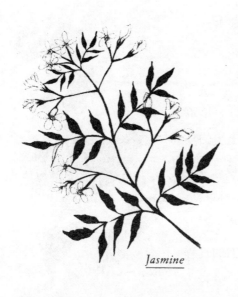

Jasmine

果经常出现这些症状最好寻求医师、顺势治疗师或针灸治疗师的诊治和忠告，再将精油治疗当作补充疗法会更有益。

经常伴随着高血压出现的喘息性呼吸与心动过速的症状，可用依兰依兰精油处理。依兰依兰是香水工业与化妆品工业广泛使用的原料之一，它具有平衡皮脂分泌的功能，因此非常适合干性与油性肌肤使用。它的香甜味浓厚，价格又比玫瑰和茉莉等精致的花朵类原精便宜，因此大大提升了它的经济价值。有些人觉得它像风信子，我也发现它的气味与风信子有些类似。依兰依兰有调理头皮的作用，19世纪时它还是马卡发油的成分之一（维多利亚时代，家庭主妇为了家中的椅背不被人们头上的马卡发油弄脏，特别制作了椅套）。如果想试试这个护发配方，可以多加点酒精以免油污损坏家具。

和茉莉、玫瑰、檀香一样，依兰依兰也是抗忧郁剂、催情剂和镇静剂，可以帮助因压力或焦虑等原

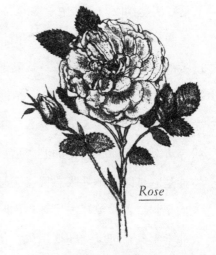

Rose

因性生活出现困难的人。依兰依兰的平静和放松功效就是它能够催情壮阳的主要原因。

将依兰精油与其他精油混合，不只具有冲淡依兰香气的功效，还具有激发依兰功效的作用。

注意：浓度过高或使用时间过长，会引发呕吐或头痛。

Aromatherapy An
A Z

第二章

精油相关名词

原精（Absolute）

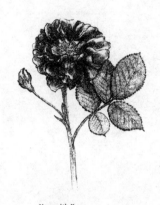

Kazanlik Rose

有些芳香疗法所用的油，并不是用蒸馏法提炼的，而是利用脂吸法或溶剂萃取法直接从植物体内提炼的，这种方法萃取出的物质，就称为"原精"。利用脂吸法，可以得到一种被称为"香脂"的物质，这是一种脂质和精油的混合物。而利用溶剂萃取法，可以得到一层混合的凝香体，脂质、蜡质、精油还有其他的植物物质都包括在内。用酒精处理后，就可以从香脂或凝香体中萃取出原精。为什么要用这么麻烦的方法呢？因为有些花瓣的香气经过蒸馏的程序就会完全消失，因此只好利用脂吸法或溶剂萃取法，以萃取原精的方式保留花瓣的原始香气。玫瑰、茉莉和苦橙花等三种芳香疗法常用的油，就是原精。而香水中常用的康乃馨、栀子花、金合欢、风信子等油，也属于原精，只是很少用在芳香疗法中。

原精和精油不同，精油是用蒸馏法制成的。原精的香气很浓，疗效很强，所以使用剂量相对较少。它们通常有颜色，比较厚重黏稠。在室温下，瓶装的玫瑰原精可能会凝结成固体，但只要握在手中几分钟就变成液体了。

纯正主义者认为原精不适用于芳香疗法，因为从香脂或凝香体中萃取原精时所使用的有机溶剂像丙酮、乙醇、或己烷等，可能会残留在原精中。但如果使用天然的乙醇来萃取就不必担心。事实上许多芳疗师都曾使用少量的原精，至今也没有出现任何问题。

可同时参阅"凝香体"（153 页）、"脂吸法"（156 页）、"萃取"（162 页）。

熏灯（Burners）

有许多装置可以用来挥发精油，让房间中充满精油的香气。最简单的装置就是熏灯：下层是个夜明灯，上层是个装了水的盘子，在水面上滴几滴精油就行了。夜明灯的热度会让水分和精油慢慢蒸发，让精油的香气散发出来。熏灯的材质可以选择上釉或无釉的陶、瓷器。除了不锈钢盘之外，最好不要用金属盘子，因为精油接触到金属之后很可能会改变原本的性质。

另外有一种小型的电热装置，将精油滴在一个小板子上，就可以加热。还有一种电加热器，加热一个装水的陶盘，水面上浮着几滴精油，也有相同的效果。

基础油（Carrier Oils）

利用精油进行芳香按摩之前，一定要记得先用基础油稀释精油（稀释后的精油浓度约为 3%），如果未经稀释，精油的浓度过高，会伤害皮肤。添加基础油还可以增加精油整体的润滑度，使治疗师的手可以自由地在患者皮肤上移动、按摩。

大豆油、红花籽油或葵花油等任何一种没有香气的植物油，都可以当作基础油，不过芳香疗法常用的基础油通常是甜杏仁油和葡萄籽

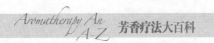

油。有时候也会用到芝麻油，因为它沾上床单、毛巾或工作服的时候很好清洗。

大多数基础油的作用只是能够增加润滑度，但有少数几种基础油本身就有疗效，可以增加精油的功效。例如：杏桃核仁、桃子核仁和鳄梨等油所含的油脂量及营养很高，非常适合滋润干燥和老化的皮肤。橄榄油本身有许多疗效，但因它的独特气味（甚至加入精油后，气味仍在），许多芳香疗法师不太喜欢使用它。富含维生素E的小麦胚芽油可以减少受伤或手术后疤痕的产生，还可以减少脸上长青春痘所留下的疤痕。只不过小麦胚芽油的黏性很高，还需要混合其他流动性大的基础油，用25%小麦胚芽油和75%杏仁油或其他基础油混合。小麦胚芽油是一种很好的天然防腐剂，可以避免其他的基础油酸败（就是氧化）。用微量的小麦胚芽油（至多10%）加入基础油中，就可以延长1~2个月的保存期限。

基础油的保存期限不定，要看是否已经开封并且接触到空气。因此，不要一下子将精油加入大量的基础油中，最好是我们一次要用多少就调多少，以免基础油酸败，造成精油的浪费。

在美国，大多数的精油售卖店也会销售基础油，因此我们可以向健康食品店或精油售卖商购买常用的基础油。要特别注意的是这些基础油最好是低温压制的不含任何添加物的高质量天然植物产品。

化学类型（Chemotype）

我们在描述精油时，可能会用到"化学类型"这个名词。这是用来表示不同化学组成的精油，即使这些精油都是从同一种植物体内提炼出来。不同的土壤组成和气候条件，都会造成植物精油中酯类、醇类和其他基本成分的差异，而季节转换所造成的化学成分细微的变化，也是很常见的。当这些差异足以改变精油的特性，而且这个差异是持续的不管季节如何变换仍然保持这个差异性时，我们就给予此种精油某个"化学类型"的称号，以便和同种植物的标准原型精油区分。

　　化学类型的精油成分并不会任意变化。从植物体蒸馏精油的过程中，没有添加或移除任何自然物质。而化学型和标准型精油中化学成分的差异，完全是植物体本身因上述原因造成的。

　　百里香就是一个具有多种化学类型精油的植物，有3~4种化学类型已经成为独立的产品。尤加利、马郁兰、迷迭香和茶树等精油的化学类型，都已经鉴定出来。随着鉴定精油技术的普及化，其他精油的化学类型也可以很快地分辨出来。

凝香体（Concrete）

　　用溶剂萃取植物体而得到的一种芳香物质，就称为凝香体。

　　凝香体中含有精油、脂肪和蜡质，因此必须再用酒精处理才能得到原精。只有在蒸汽蒸馏法会破坏植物成分时，才会使用这种方式萃取植物精质（例如茉莉花）。

香豆素（Coumarins）

　　香豆素是一种有香气挥发性很低的分子，因此很不容易用蒸馏法

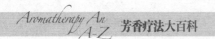
萃取。用压榨法得到的柑橘类精油中很容易发现香豆素的成分，它具有镇静、抗痉挛和抗抽搐的功能。像薰衣草和其他精油中所含的香豆素、永久花和薰衣草精油中的旋草素、多种柑橘类精油中的柠檬烯等，都是属于香豆素。

香豆素的别支——呋喃香豆素，会使皮肤对光线过敏。佛手柑和其他柑橘属精油中所含的佛手柑内酯和佛手柑素，白芷根和其他伞形科植物所含的白芷素，都是属于呋喃香豆素。

稀释（Dilutions）

精油是浓度非常高的物质，因此我们很少使用纯精油，只有在治疗烧烫伤、刀伤、擦伤、蚊虫叮咬时，才会使用少量纯的薰衣草或茶树精油。其他的情况下，使用精油都必须经过用基础油稀释的过程。

按摩精油的浓度约是 3%，即在 100 滴基础油中加入 3 滴精油（100 滴油约是 5 毫升）。因此最方便的稀释法就是用量匙或量杯测量：每 5 毫升的基础油加 3 滴精油。

婴儿、儿童、孕妇、老人还有皮肤非常敏感的人要用浓度更低的精油：1.5%、1% 甚至 0.5%。可以用同样的精油稀释法调出我们所要的浓度（用滴管滴出 0.5 滴精油是不可能的事，因此在 10 毫升基础油中加 3 滴精油就可以调出 1.5% 的浓度，在 10 毫升基础油中加 1 滴精油就调出 0.5% 的浓度）。

精油加入水中并没有稀释的效果，因为油和水无法均匀混合。因此在洗澡水中加入精油，并没有稀释精油的作用，即使水量多达十几升。大多数的精油会浮在水面形成薄膜，部分会以未稀释的状态黏附在我们的皮肤上。使用容易刺激皮肤或对光线过敏的精油时要特别注意这点。

要加入水中的精油该如何稀释？很容易。只要先用酒精稀释精油，就可以加入水中，使用前充分摇晃，使酒精和精油均匀混合即可。

蒸馏（Distillation）

蒸馏法是从植物体中萃取精油的主要方法。事实上，根据许多药书的说明，蒸馏法是萃取精油的唯一方法，用其他方法得到的称为精质或原精。

进行蒸馏法时，必须加热植物组织，加热的方法有两种：将植物组织放入水中，再将水加热至沸腾；或将植物组织放在架子或网上，加热植物下方的水，让蒸汽通过植物组织。叶片、枝干、浆果、花瓣还有其他的植物组织都可以蒸馏。将植物组织放入水中的方法称为直接蒸馏法；而另一个方法，让蒸汽通过放在网架上的植物组织称为蒸汽蒸馏法。

这两种蒸馏方法都可以让植物细胞的细胞壁破裂，以蒸汽的状态释放出细胞中所储藏的精质。这些精质的蒸汽会和水蒸气混合，一起进入一个冷却管中，然后回到液体状态，最后被收集在更大的瓶子中。水蒸气会凝结成水，而精质会凝结成精油。精油比水轻，因此可以很容易地从水层中分离、收集。有些水层也有很高的价值，可以用"花水"或"药草水"的名称出售。法国人称这些蒸馏液体为"纯露"。

有一两种植物，蒸馏法萃取的精油不多，但会生产出副产物，比如玫瑰纯露或橙花纯露。此时吸附法或溶剂萃取法可用来萃取这些副产物中的精质，也可以用来萃取纤细的花瓣组织中所含的精质。

最晚在 10 世纪时，蒸馏技术就已经发展得非常纯熟，而且人们也已经知道利用蒸馏技术来萃取精油。蒸馏技术的发源地可能是波斯，当时人们将这些精油当作香水使用。不过，最近考古学家在意大利挖到一些蒸馏器具。这些古物证明了罗马人早就知道蒸馏技术，而波斯人把他们的技术加以改良。

在科技较落后的地区以及欧洲小规模生产精油的乡间，现在所用的蒸馏器具和从前差不多。而在大规模生产精油的地区，人们已经将蒸馏装置做得更大、更复杂，但基本原理仍是相同的。现代的仪器大多用不锈钢制造，避免污染蒸馏出的精纯物质，保证精油质量（虽然这点并未证实）。

能否生产出优质的适用于芳香疗法的精油，和蒸馏技术好坏有非常密切的关系。蒸馏的温度、蒸馏的时间等因素和精油的质量息息相关。

请参看"脂吸法"（156 页）、"精质"（158 页）、"精油"（159 页）、"压榨法"（161 页）、"萃取"（162 页）和"滤蒸"（167 页）。

脂吸法（Enfleurage）

脂吸法是从非常纤细的花瓣中（像玫瑰、茉莉）萃取高纯度精质的传统方法，它非常耗时，成本很高，因此萃取出来的油或原精售价也很高。

脂吸法的做法是：先在玻璃板上涂层脂肪（通常是非常纯净的猪油或牛油），再将刚摘下的花瓣铺撒在这层脂肪上。接着，把玻璃板层层堆积放入木制框架中，此时玻璃板上的脂肪会渐渐吸收花瓣中的精质。几天后，再将压平的花瓣换成新鲜的花瓣。更换的时间随着花种的不同而有差异，如茉莉花约三星期换一次。重复更新花瓣的步骤，直到这层脂肪已经无法再吸收精质为止。

除去所有脂肪中的废弃物，像陈腐的花瓣或花梗等，再收集这些脂肪（此时称为香脂）。接着，将酒精加入香脂中，剧烈摇晃24小时，让脂肪和精油分离。

用这种方法收集的油就称为原精，它是非常浓稠的油。它的香气和疗效都非常强，和蒸馏法所得的精油相比，只使用微量原精，就能达到很好的效果。有些原精，如玫瑰原精在室温下呈固态，但只要握住瓶子用体温温热几分钟，它就会变成液态。

另外一种吸附方法是用沾满橄榄油的棉布取代玻璃板。用木制框架撑起棉布，放上新鲜花瓣，再把棉布层层堆积（和用玻璃板的方法相同）。铺撒在棉布上的花瓣需要每天更换，直到橄榄油已经无法再吸收精质。我们称此阶段的香油为法国香油（huile Francaise），它可以直接当作润肤香油，也可以再用酒精分离出原精。

这两种方法是传统香水工业常用的方法，特别是格拉斯附近的工厂经常用这种方法生产优质香油。但现在大约只有10%的原精是利用脂吸法生产，因为脂吸法实在是太费时又不经济。目前约有80%的玫瑰和茉莉原精都是用易挥发的溶剂来萃取，剩余的10%是利用蒸馏法萃取的精油。

请同时参看"原精"（150 页）和"萃取"（162 页）。

精质（Essences）

有些人以为精油就是精质，但严格来说，这是个错误的观念。

精质也是从植物体中提炼出的物质，只有经过蒸馏处理之后，才可以称为精油。蒸馏过程中温度、空气和蒸汽的影响使精质的化学成分发生了一些变化，但这些变化不具伤害性，也不会破坏精质的疗效。而有些改变还会增强它的功效。

精质是由植物体中特化的分泌细胞所分泌。这些分泌细胞可能存在于叶子、树皮或其他部位中。植物体内的精质可以直接储存在分泌细胞中，也可以输送到储存囊或储存管中存放。有些植物叶片的表皮分布着许多分泌细胞，一旦叶片破损，就会立刻释放出具有独特气味的精质。另外，有些植物叶子表面有许多细小的绒毛，这些通常是用来储存精质的储存管。只要叶子有一点损伤，折断了细小的绒毛，精质就会立刻扩散到空气中。这类植物的气味总是特别浓烈。有些木本植物或树木的精质储存在树干或树皮的纤维组织导管中，不容易萃取它的精质（因为要费力摧毁木质然后才能萃取）。柑橘类水果的精质，大多储存在果皮中的储存囊里，只要用力压，就可以很轻易地得到精质。我们可以做个简单的实验：对着烛火挤压橘皮，可以看到从橘皮中喷出的精质起火燃烧几秒钟。

植物体中精质所占的比例依据不同植物而有所不同，而这也是影响精油价格的因素之一。植物生长的环境（土壤、温度、阳光等）和季节都会影响植物体中精质的含量，因此必须谨慎地挑选收获季节，提高精质产量。

植物精质的化学构造非常复杂。植物捕捉阳光中的能量，外加四周空气、土壤和水所提供的碳、氢、氧等化学元素就能组成各式各样不同的香气分子。这些香气分子可分成八大类：酸类、醇类、醛类、酮类、酯类、酚类、倍半萜烯类和萜烯类。每种精质内可能存在不止一类的香气分子，但这些不同分子的组合就形成了各类精质独特的气味和疗效。

有些药商分离精质的组成，企图找出具有活性的单一成分来治疗病症。这些在实验室中纯化或合成的单一有效成分，虽然也有疗效，但却没有天然植物萃取混合液有效、安全。天然萃取液中的其他成分，可以辅助有效成分发挥作用，避免副作用。就算精质中80%~90%的成分都是某种单一的有效成分，但仍有十几种以上的其他成分（有些只是微量存在），共同平衡和中和主成分的作用。这就是芳香疗法和一般药草医学很少出现副作用的主要原因。

精油（Essential Oils）

精油是芳疗师使用的主要材料。这些具有强烈香气的物质是由植物体中特化的细胞合成的，此时称为精质而非精油。当我们利用蒸馏法萃取植物体中的精质，所得的产物才称为精油（参看"精质"（158页））。

一般人都用"精油"称呼芳香疗法中所用的每种油，其实这种说法是不正确的。严格来说，不是用蒸馏法萃取的油就不能称为精油。用压榨法萃取的油（柑橘类水果、佛手柑、橙等）只能称为精质。其他像茉莉、苦橙花和玫瑰等花朵类浸泡油是用脂吸法或溶剂萃取法提炼的，因此不属于精质或精油而是原精。

精油的纯度很高，未经稀释最好不要使用。精油的挥发性很强，一旦接触空气就会很快地挥发。这就是精油作用力强、疗效快的原因之一。也基于这个原因，精油必须用可以密封的瓶子储存，一旦开瓶使用，也要尽快盖上盖子。

虽然精油被归类成油类，但它却非常清淡不油腻。大多数精油都是无色或淡黄色，但也有些例外，如蓝色的洋甘菊精油。有颜色的大多是精质或原精，像绿色的佛手柑精质和红棕色的茉莉原精。这类精油必须储藏在不透光（深棕或蓝色）的瓶子中，因为紫外线会破坏它们的结构，而且还要尽可能避免日光的直接照射。过高或过低的温度，大声喧哗造成的震动，也都可能会使精质或原精变质。

精油很容易溶在油性物质中，像橄榄油、大豆油、芝麻油、葵花油还有其他的植物油，也可以溶在醇类（酒精）中。精油不溶于水，但可以在水中形成短暂的悬浮液，进行芳香浴的洗澡水就是一种悬浮液。

精油的化学构造非常复杂（详细内容请参看上一单元"精质"），精油中所含的多种物质共同起作用，平衡彼此的影响，使精油的用途广泛并且非常安全。许多新加入芳香治疗的人士，都会为单一精油竟然拥有数种不同的功效而感到惊讶，而精油的多种特性和疗效，也正反映出精油复杂的化学特性。

如果混合两种或两种以上的精油，我们会发现：混合油的特性，不只是个别精油疗效的总和。因为精油混合时，它们的化学成分发生互动反应，使得复方精油的疗效比任何一种单一精油的效果还好。最有名的莫过于薰衣草，任何精油和它混合，都可以增强自身的疗效。许多训练有素的芳疗师喜欢根据每位患者的需求和身体状况，选择和调制最适合他们的精油。

同时参看"精质"（158页）、"化学类型"（152页），和本书中其他各类精质的说明。

压榨法（Expression）

柠檬、佛手柑、甜橙和其他柑橘属植物的精油都是用简单压榨法提炼的。柑橘属植物的精油多储存在果实外层有色的表皮中，因此在压榨精油之前，必须先将果肉和白色髓质的部分除去。长久以来，人们一直采取手工的方式让果实的皮、肉分离，共有两种方法可供选择：一是用匙子挖出内部的果肉，留下像杯状的外皮；二是将外皮剥下来，保留完整的果肉。

压榨果皮，就可以得到精油和少许的果汁，只要将此压榨液静置一段时间，精油就可以浮在液体上层和果汁分离了。

还有一种常用的传统方法：让果实在内层有刺的大桶中滚动，刺破了果皮就可以得到油脂和果汁，再收集这些液体，分离出精油即可。

现在这些压榨油脂的生产过程经常利用机械自动生产，但所有的柑橘属精油中，质量最好的仍是手工压榨的精油。

如果使用家用的球茎压榨器（不是用来压榨大蒜的），我们也可以在家自制少量的柠檬或是甜橙精油。但要特别注意：我们所用的果实必须是天然的，没有喷洒农药、染色或打蜡。

萃取（Extraction）

有些纤细的花朵原精是利用溶剂萃取法提炼的。19世纪30年代有人率先尝试这个方法，到了19世纪90年代，这个方法已经成为商业上常用的方法了。

利用萃取法收集精油的过程如下：先将花瓣放在有孔的架子上，即完全密封容器中有孔的架子上，而数个容器间有通道相连，但对外是完全密封的。通道的一端有个盛装液体溶剂的大桶，而通道的另一端是个真空的容器。启动液体溶剂使之缓缓地流经每个花瓣，让花瓣内所含的精油溶解在其中。蒸馏这些溶剂，可以得到半固体状的香料物质——"凝香体"，而蒸馏后的溶剂可以流回通道中重复使用。凝香体中含有许多植物体的香料物质和天然植物蜡，25克的凝香体相当于1公斤的优质香脂（用脂吸法得到的）。

处理凝香体的方式和处理香脂非常相似：将凝香体放在酒精中摇晃，再移除无法溶解在酒精中的植物蜡之后，就可以得到高品质的原精。

19世纪时，刚开始使用的溶剂是石油醚，后来改成苯。现代的萃取法多使用液态丁烷或液态二氧化碳，这类溶剂不会破坏香气分子，因此所得的原精质量非常好。

危险精油（Hazardous Oils）

如果确实遵守本书的使用说明，并且使用稀释的精油，那么大多数的精油都是非常安全的。不过，有少数几种精油毒性太过强烈根本不使用，或必须小心使用。这类精油可分成两种：有些精油中，酮的含量过高，容易使神经中毒，导致胎儿流产、畸形或诱发癫痫症；还有些精油中酚的含量很高，很容易造成皮肤严重过敏。所有危险的精油都列在"附录A"（497页）中。

请同时参看"酮类"（189页）和"酚类"（191页）。

纯露（Hydrolat/Hydrosol）

利用蒸馏法萃取植物精油时所收集的产物就称为纯露。有些植物利用蒸馏法萃取出来的精油量很少，因此蒸馏所收集的纯露就成为主产品，而珍贵的精油反而成了副产品。例如：在收集玫瑰纯露的过程中，也会收集到微量的玫瑰精油。

纯露具有非常好的医疗价值，它可以配合精油使用，也可以直接取代精油成为化妆品或皮肤药物中的添加剂。纯露可以直接涂抹在皮肤上，不需要经过稀释的步骤，需要接受非油性或水性药剂治疗的时候，很适合使用纯露。例如：有些类别的湿疹使用精油或油性软膏反而会使情况恶化，但如果改用香蜂草或洋甘菊纯露就可以很快地改善病症。除了直接涂抹皮肤之外，纯露还可以加入洗澡水中，在空气中喷洒纯露，吸入纯露的蒸汽等方法，也非常适合。

几百年来广为人知的纯露一直应用在护肤和香水添加物方面，像薰衣草纯露、苦橙花纯露和玫瑰纯露等。此外洋甘菊、快乐鼠尾草、尤加利、菩提花、香蜂草、迷迭香、百里香等纯露也很常见。矢车菊纯露很适合作为眼部冲洗液，可以治疗眼部疲劳和轻微的眼部感染。

纯露中除了含有微量精油之外还含有许多植物体内的水溶性物质，这些都是一般精油中缺乏的物质。蒸馏的过程中水不断地流过植物组织，将组织中大量的水溶性物质溶解。因此，纯露的特性和精油虽然很接近，但不完全相同。遵照精油的使用指南就可以安全地使用纯露。

和精油相比，纯露显得温和许多，因此非常适合儿童、老人和体质虚弱的人使用。

浸泡油（Infused Oils）

浸泡油和精油的相异之处可从质量和生产方式两方面来说明。

精油是利用蒸馏法直接从植物体萃取出来的物质，在萃取的过程中完全没有添加任何物质。浸泡油的制作方式就完全不同，将植物组织（通常是叶子或花瓣，有时候也用枝条）放入装有植物油的容器中，再将这瓶子安置在温暖的地方，2~3星期后或瓶中的基础油吸收了植物组织中的香气后，就成了初步的浸泡油。接着将变成棕色的花瓣或叶子移除，再加入新鲜的植物组织。重复这个过程，直到基础油已经吸收了足够的能量。

数千年前，早在学会制作精油之前，人们就会制作浸泡油了。东方和地中海地区居民将盛装基础油和植物组织的瓶子放置在阳光下，直到完成浸泡油的生产。但不列颠群岛的居民除了极度炎热的夏日之外，大多需要额外提供热能才能完成浸泡油的生产，像是把浸泡油放在暖橱或锅炉上方的架子上保暖，或其他类似的方式提供持续热度。有些人将瓶子放入装水的浅盆中再加热浅盆，但这种方式生产的浸泡油质量较差，没有传统缓慢加热的效果好。

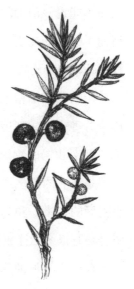

Juniper

由于浸泡油的制作方式非常简单，也不需要昂贵的器材设备，所以拥有新鲜药草或花瓣的人都可以利用这个方法，花费少却能获得绝佳的按摩油。

如果想要享受亲手制作浸泡油的乐趣，就请先准备一个干净的大瓶子，最好是广口瓶。将花瓣或叶片放入瓶中（约为瓶子容积的1/3），再将甜杏仁油、葡萄籽油、芝麻油、葵花籽油，或其他优质的温和稀释油倒入（约倒满广口瓶），把盖子盖上，尽可能盖好避免空气渗入（空气会使浸泡油迅速腐败）。将瓶子放在暖橱或架子上，而架子下方最好就是中央暖气系统的主机。如果天气很好的话，直接放在阳光下会更合适。白天晒太阳，晚上收回屋内，隔天再放回太阳底下持续加热。当花瓣颜色转成棕色，就把它们移除并更换新的花瓣，重复这个步骤2~3次，直到拥有足够多的浸泡油。最后，剔除所有的植物残渣并封紧瓶口，就算完工了。如果避开光线和空气存放，可以储存数月之久。

浸泡油的成分很复杂，不能将它和精油视为同种物质。如果按照精油的使用守则来使用浸泡油，是非常安全的。同种植物分别制成精油和浸泡油，它们的功效不完全相同，它们具有类似而互补的功效。

虽然不能说浸泡油的功效一定和精油不同，但浸泡油中可能含有某种精油中缺乏的物质（基础油可能会从植物组织中吸收某些生产精油过程所破坏的物质）。

无法蒸馏出精油或精油产量很低的植物都可以用来制作浸泡油，这使芳香疗法能利用的植物种类大增。可以治疗风湿症和关节炎的爪钩草（南非钩麻），止痛良方绣线菊，家庭常备良药聚合草和紫锥花等都是著名的浸泡油。这些浸泡油可作为按摩油单独或混合使用，都有很好的效果，和基础油混合后的浓度约为 3%~10%。别忘了浸泡油中已经有很多活性成分，如果还想添加精油，就只能加微量。

有人称浸泡油为花朵类浸泡油（如果是用花瓣制造）或药草油。读者们或许听过另一个更专业的名字——叶绿醇，也是指浸泡油。

浸软（Maceration）

将药草长期浸泡在水中的制药方法。有时候，这个词语也用来描述花朵或药草浸泡在温和的油中所发生的变化。

请参看"浸泡油"（164 页）。

人工合成的自然油（Nature‑Identical Oil）

从便宜而容易获得的精油中萃取出特定的有机分子，再依照另一种昂贵精油的成分比例重新组合各类有机分子来合成精巧的人工合成油，这种油就称为"人工合成的自然油"。事实上，人工合成油和天然油是绝对不可能完全相同的。例如：玫瑰油中的天然化合物超过 300

种，有些成分的含量非常少，还有些成分尚未纯化和鉴定出来。但不论是多么微量的成分，都对玫瑰油的香味和疗效有着决定性的影响。就算人工可以合成玫瑰油中每一种微量化合物，这种合成油还是缺乏玫瑰的生命力，或称为玫瑰的灵魂。

对芳香疗法来说，人工合成的自然油不具有实际疗效。

滤蒸（Percolation）

最近，从植物体中萃取精油的方法又多了一种——滤蒸法。它和蒸馏法非常相似，不同之处在于：蒸汽出孔在植物组织的上方喷出蒸汽，蒸汽由上至下渗透，滤过植物组织。这些蒸汽和水汽由一连串的冷却管收集，末段冷却管比前段冷得多。最后这些冷却的液体再依照蒸馏法的方式处理，就可以得到精油了。

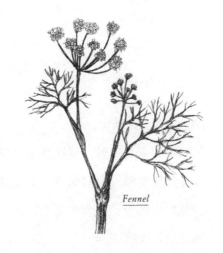

Fennel

这个方法目前尚未普遍流行，但它很适合提炼木质或坚韧的植物组织中的精油，例如提炼洋茴香、莳萝、甜茴香等伞形科植物种子中的精油。这些精油使用一般的蒸馏法萃取需要十二个小时，但使用滤蒸法却只用四个小时就够了。较短的生产时间节省了成本，还能获得质量较高的精油（植物组织和蒸汽接触的时间越短，精油的质量越好）。

请参阅"蒸馏"（155页）。

光敏性（Photosensitisation）

有少数精油会让皮肤对紫外线（用来进行日光浴，让皮肤变黑的强光）的敏感度增加。如果涂擦了这类精油又接受日晒，可能会导致皮肤严重晒伤，而且很难痊愈——有些人要好几周才能治愈。有极少数的人还会对这类精油过敏。

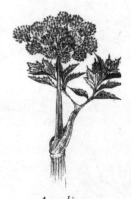

佛手柑精油正是这类精油之一，还有柠檬、莱姆和苦橙等多种柑橘属植物精油都属于此类。其他像西柚、甜橙和红柑虽然没有光敏性，但使用时也要注意。柠檬马鞭草、芸香、欧白芷根、小茴香和防风根等都是另一类具有光敏性的精油。后面四种精油的使用率很低，忘了也无所谓，但佛手柑和其他较常用的柑橘属精

Angelica

油就不能如此随便。

受到强光照射，预计要进行日光浴或接受紫外线照射前，最好不要使用这类精油。根据我个人见过的案例，我认为这类精油的光敏性持续时间比我们所想的还长，因此使用后最好 1~2 天内都不要接受日晒或紫外线照射。

以前有些市售的防晒用品中添加了佛手柑精油，但后来有证据显示这可能会导致皮肤癌，于是人们停止了使用。任何晒伤都会大大增加患皮肤癌的风险，虽然通常都要 20~30 年才看得出结果。臭氧层的破洞，也使温带地区的人患皮肤癌的风险大增。

如果将这类精油稀释到 2% 的浓度以下，它的光敏性就消失了。因

此，如果使用这类精油和接受日晒都是不可避免的，不妨稀释精油，降低它的浓度，避免伤害。

品质（Quality）

精油的质量对芳香疗法的疗效具有决定性的影响。如果只是要当香水使用，就不必要求得太严格，不过若想得到优质的香水，精油的质量还是很重要的。不幸的是，掺混精油，以人工手法合成精油或利用植物萃取物重组精油实在太容易了。这类精油或许还适合香水工业使用，但对芳疗师或其他想利用精油来促进健康的人来说，确定自己使用的精油是天然的精纯精油是非常重要的。

最保险的方法就是向诚实负责的商家购买。他们必须确切地知道自己店中精油的来源，是直接进口还是通过信誉口碑好、可以提供保证的进口商输入。或者也可以请商家或进口商将他们的精油样品送到实验室，接受气相色谱分析法的分析以确定精油的纯度。

蒸馏后精油就不会再发生变化，如果精油中含有少许化学污染物，这可能是因为植物体生长时曾经被喷洒过人工杀虫剂、除草剂或肥料等。最有效的预防方法就是购买用野生或有机栽培的植物制成的精油。幸好越来越多的农民、进口商和供货商都体会到这点的重要性，也都愿意提供天然有保证的精油。

另外，还有个令大家困扰的问题：精油的植物学名。亲缘关系非常接近的植物学名也都十分相似，而不同国家或地域使用的俗名又让这些名称变得更为混乱。在选购精油时确定不会买错是非常重要的，最保险的方法就是记住植物的拉丁学名。从学名就可以知道西班牙马郁兰是百里香的一种；摩洛哥洋甘菊根本不是洋甘菊，只是具有类似的功效；金盏菊指两种金盏菊——英国金盏菊（*Calendula officinalis*）可以治疗皮肤疾病，而法国和非洲金盏菊（数种不同的万寿菊）却有完全不同的特质和气味。更严重的情况是：部分精油生产商和出口商为了牟取暴利，可能会出售掺杂其他成分的经过稀释的精油。了解精油是从植株的哪个部位萃取的也非常重要。因为植物各部位的活性成分和性质都不相同，因此从不同部位萃取的精油其安全性和功效都不同。例如，从果实中提炼的杜松精油质量较好，而从枝条中提炼的品质较差。

就算是真正纯天然的精油，也不代表质量和疗效很好。如果精油的售价比我们预期的低很多，这可能是蒸馏某块植物组织第三或第四次的产物。一般来说第一或第二次的蒸馏液浓度较高，某些挥发性较高的物质甚至在第一次萃取时就已完全取出，第二次的质量就差很多了，更不用说第三或第四次。

最保险的方法就是向能提供这些信息的人购买精油：精油出产的地区或国家，植物的学名，萃取精油所使用的植物部位，萃取精油的方法，是否使用野生或有机栽培的植物。

供货商还要很熟悉精油的产销过程，也就是说他们必须很清楚地知道：从精油生产到运销的每个步骤该由谁负责，确保这之间不会发生诈欺事件。有些供货商还会针对这些信息给顾客特殊的保证。他们会请实验室检测（气相色谱分析法）精油的组成和纯度，或只向做过这些检测的出口商或农民购买。他们通常也比较了解储存和放置精油的方法，不会将精油放置太久，使我们容易买到优质精油。

如果是向零售商购买或无法向供货商提问的情况，只好自己阅读精油上的标签（植物学名、萃取部位、出产地区、野生或有机品种栽培等）。多向几家供货商询问同种精油的价格，这样我们对于该种精油的价值会有估算，千万别买价格特别便宜的精油。

质量最好的精油会比完全不提供保证的精油贵，但要记住：我们必须对病人负责，而精油的用量每次只有几滴，以长远的眼光来看，这点投资是值得的。身为一个芳疗师，我们必须清楚地知道自己使用的是什么精油。

用量（Quantities）

各种芳香治疗的精油用量都非常少，而现在的用量又比十年前低。瓦涅医师曾说："如果不谈顺势疗法，我发现精油的用量越低，它的潜力越大。"

以按摩为例，最常用的按摩油含有 3%精油，也就是说，在 100 滴的基础油中加入 3 滴精油。因此，只要在每汤匙的基础油中加入 3 滴精油即可（这儿所说的汤匙，是指 5 毫升的量匙，一般的家用汤匙容量会少一些）。一般来说，脸部按摩只需要 5毫升的基础油，而全身按摩也只需要 20~25毫升。

沐浴中精油的使用量需要更谨慎控制，

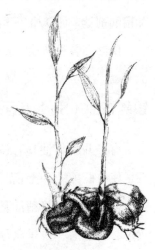

Ginger

因为精油不溶于水，它会浮在水面上形成薄膜，如果加太多精油会导致皮肤过敏。多少精油算是多呢？这依照不同的精油种类和不同的肤质而有不同的标准。一般来说，6滴精油是上限。柑橘类精油以及其他非柑橘属但具有柠檬味的精油，如柠檬香茅、柠檬马鞭草和香蜂草等，都只能加2~3滴。其他香料植物精油如肉桂、丁香、肉豆蔻等，切忌一起加入洗澡水中。平时最多使用10滴无刺激性，不引起过敏现象的安全精油。光敏性精油加入洗澡水前一定要稀释。如果要准备婴儿或幼童的芳香浴，一定要遵循"先稀释再加入洗澡水中"的原则，且用量不能超过2滴或3滴。

乳霜和润肤水等其他的皮肤用品的稀释比例和按摩油的稀释比例相同。

使用蒸汽吸入法时，一碗热水中加入1滴精油就够了，最多3~4滴。第一次使用吸入法时最好只加1滴，如果觉得反应良好，略微增加精油剂量，可以加2~3滴。如果使用电器式熏灯，1滴精油就足够了。

请参阅各种精油的说明。

镇静精油（Sedative Oils）

有好几种精油具有镇静效果，也就是说它们具有安神的功能，特别是使中枢神经系统平静下来。

最有效的镇静精油是洋甘菊、薰衣草、佛手柑和苦橙花。其他像玫瑰、安息香、快乐鼠尾草、茉莉、马郁兰、香蜂草和檀香等也有类似功效。另外，还有其他具有镇静功效的精油，只是较少使用。按摩和沐浴是最常用的方式，尤其是在睡觉前使用，可以避免失眠。

　　究竟该选择哪种精油，要看使用者的需要，使用者对精油香味的喜好和当时的状况都是必须考虑的。上述每种精油除了镇静功效之外都还有其他的特性，这些都可能会影响我们对精油的选择。

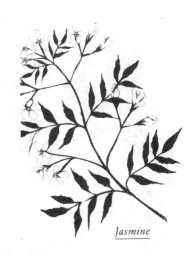

Jasmine

刺激皮肤（Skin Irritation）

　　大多数的精油只要是经芳疗师指导，稀释后涂抹在皮肤上，一般都不会有任何问题。按摩时精油多数稀释成3%，而儿童与敏感性肌肤

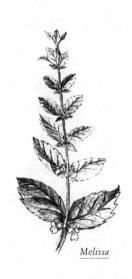

Melissa

的人就要使用浓度更低的精油。如果是使用具有刺激性的精油，我通常会用浓度为1.5%的精油，有的案例还会用浓度为1%的精油。

　　有些精油对皮肤的刺激性很强，因此最好不要直接涂在皮肤上，就算经过稀释也不能用。许多热带香料植物精油都属于这类，像辣根、芥末等都列入有害的精油中，最好不要使用。但有一两种，像丁香（芽、茎与叶）和肉桂（树皮与叶）精油，如果用吸入法或蒸汽法却有显著的疗效，因此可以小心地使用。

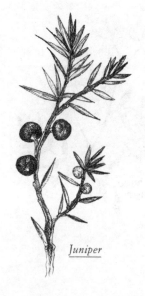

Juniper

从同种植物不同部位提炼的精油刺激性会有不同，而植物品种的差异也会影响精油的刺激性。例如：肉桂叶精油的刺激性比肉桂芽精油弱些，矮松精油的刺激性很大，绝对不能涂在皮肤上，但苏格兰松却是刺激性相当低的精油。多数的柑橘属精油都具有轻微的刺激性，其中又以柠檬的刺激性最大。甚至连其他具有柠檬气味的精油，像柠檬香茅、柠檬马鞭草和香蜂草等，使用时都要特别注意。

每个人体质不同，因此会刺激每个人的物质也不同。有些不会刺激普通人的精油，却会伤害皮肤非常敏感的人（肤色特别白或发红的人）。因此在使用精油时，一定要注意所用精油的种类与稀释比例。在进行芳香浴时如果忘了稀释精油，就会很快感受到精油的刺激性。对大多数人来说，洗澡水中加入 6 滴未经稀释的精油，仍然很安全。但对于敏感性肌肤的人来说，任何精油加入洗澡水前必须先用基础油稀释。不论是谁，只要是用具有轻微刺激性的精油来进行芳香浴，精油用量绝不可以超过 3 滴。

具有轻微刺激性的精油大多用来让皮肤有限度地变红。这类精油称为红皮剂，可让皮肤产生温暖的感觉，并且增加局部血液循环，因此可以缓解肌肉疼痛与风湿症等症状。最常用的红皮剂是黑胡椒、杜松、马郁兰和迷迭香等。

请参阅"附录A"（497 页），了解会刺激皮肤的精油种类。

皮肤敏感（Skin Sensitisation）

有少数几种精油会导致皮肤过敏，而这反应与刺激物接触皮肤所引起的刺激症不同。只要皮肤曾因接触过敏物而过敏，就会变得非常敏感，即使接触浓度很低的过敏源也会出现疹子、斑点、发痒还有起水泡等症状。有时候甚至某些类似物质都可能引起相同的过敏反应。

事实上这些都不是主要的问题，芳香疗法中几乎不使用会引起过敏的精油。只有一种常用的精油可能会引起皮肤过敏，这就是肉桂皮精油。另外，还有少数几个使用丁香花苞与依兰依兰（很罕见）精油而引起过敏的案例。

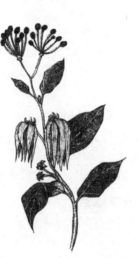

Ylang-Ylang

敏感性肤质的人或是有湿疹或皮肤炎病史的人最好不要使用香茅、天竺葵、姜与针松精油。如果一定要用，要非常小心而且要将精油充分稀释，直到不会出现任何不良反应再用。

"附录A"（497页）详细列出了各种有害的精油种类，读者可自行参阅。

合成油（Synthetic Oils）

合成物就是将数种不同物质放在一起来模拟另一种物质。目前精油的需求超过供给，因此合成精油的数目越来越多，也越来越普遍。

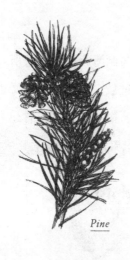

Pine

越来越发达的香水工业需要更多的精油，这样的需求有时甚至超出了全球一年天然精油的生产量。对每种精油来说，栽种、采收和蒸馏天然精油所需的成本总是高于合成精油。

这些合成精油的原料是天然萜烯类，经过分解、重组的步骤生产出各式各样的芳香物质。针松是天然萜烯类的主要来源，为了获取更多的萜烯类原料，人们大量地砍伐松树。苯是生产合成精油时经常大量使用的物质，而苯却是世界上最糟糕的污染元凶——石化工业的副产品。

合成精油没有任何疗效，还可能使人产生过敏反应，如果用在芳香疗法中，这些合成精油不但没有疗效，而且还会污染我们的身体及我们赖以生存的地球。

毒性（Toxicity）

大多数的精油是无毒的，而且只要合理地使用就不会有危险。也就是说只要依照本书说明，由负责的芳疗师指导，使用少量并且稀释的精油是很安全的。不过，还是有少数精油即使用量很少仍有毒性，另外如果长期使用某些精油，也可能会中毒。还有些人的体质较为特殊，比一般人更容易受到精油的伤害，如婴儿、幼童、孕妇、癫痫症患者和老年人，因此使用精油时要特别小心。在讨论到各类体质时，我们都已提过，在此不再赘述。

　　一般的治疗中不会使用毒性很高的精油，这类精油也不易买到。不过，有几种在"危险边缘"的精油，它们具有毒性，却很容易买到，使用时要特别注意。这类精油本书中提到过一些，特别是从法国进口但却没有任何警告提示的几种危险精油。这是因为在法国大部分的芳疗师都具有医师资格，必须修完一般医药训练课程后才能接受精油的使用训练，因此他们都很了解这类精油的危

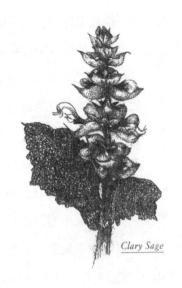

Clary Sage

险性。使用这类精油要非常小心，还要非常清楚它们对身体的影响，如果不慎误用，可能会导致死亡。顺势治疗师和对抗治疗师有时会用到微量的有毒植物，但这不表示非专业人士及没有医学背景的芳疗师（几乎包括全英国的芳疗师）可以自行使用这类精油。

　　目前为止，还有数种精油可能有毒性，我们对它们毒性的影响仍不大清楚。或许新的研究和临床实验会发觉它们其实是非常安全的精油，正如早期研究的结果一样。

　　有危险性但却可以轻易买到的精油有：樟脑、艾草（通常标着法国名称：阿默思）、胡薄荷、洋擦木、侧柏、冬青树和苦艾。这几种精油最好不要轻易尝试。

　　大多数书籍都说鼠尾草是种安全的精油，但根据我个人的观察以及其他治疗师提出的证据都显示它是种有危险性的精油。我认为改用快乐鼠尾草会是安全的选择。有几种百里香精油的化学类型有毒性，因此我

通常只用浓度很低的百里香精油。如果要让儿童使用，我通常会放弃百里香，改用其他较为安全的精油，或选择含沉香醇的香醇百里香。

苦杏仁精油的危险性很高，因为它含有氰化物（作为按摩基础油的杏仁油是非常安全的甜杏仁油）。增添食物美味的杏仁精质，多半是用化学步骤除去了氰化物，或是用人工法合成的杏仁油。

常以法国名称"阿妮丝"出售的洋茴香精油，如果长期使用会产生非常严重的症状。它会破坏神经系统和循环系统，且和毒品与麻醉药物一样会使人上瘾。因此，最好避免长期使用同种精油，以免体内残存的精油分子聚积，毒害身体。就算是最安全的精油，一旦长期使用，身体还是会对它失去反应。因此，最好经常变换所使用的精油种类，或是每隔一段时间就暂停使用该种精油。

毒性很高的精油通常都会伤害肾脏或肝脏，而长期使用在"危险边缘"的精油也有相同的影响。这是因为这几种器官可以过滤体内的有毒物质，因此各类毒素很容易就聚积在这些脏器内。

我必须强调一点：精油中毒的情况并不是只口服精油才会产生。口服精油是最危险的使用方式，我从不使用也不建议各位口服精油。绝大多数负责任的芳疗师都认同这个观点，而专业芳疗师组成的各种团体、机构也都要求他们的会员不要内服精油。

不论是吸入或涂抹在皮肤上，精油都可以迅速地被人体吸收进入血液。这就是芳香疗法的治疗原理，但这也暗示着：有毒精油也可以通过同样的方式迅速进入体内。

在本书的"附录A"（497页）中，详细列出了各种有毒的危险精油可供参考。

请同时参阅"癫痫症"（311 页）、"怀孕"（388 页）、"婴儿"（457 页）。

挥发性（Volatility）

挥发性是用来描述物质接触空气之后消失的速度，特别是液体蒸发成气体的速度，可以用科学方法测量。精油以及其他芳香物质的挥发性都很高，也就是说，接触空气之后它们很快就会蒸发掉，这是所有芳香物质的特性，因为我们的鼻子只能侦测到"气"味。

精油的挥发性虽然很高，但它们挥发的速度却不相同，而这挥发速度的差异直接影响了香气在空气中停留的时间（我们能闻到芳香物质的时间），以及将精油涂在皮肤上身体吸收精油需要的时间。需要较长时间挥发（挥发性低）的精油的香气可以维持较久，有些可维持数小时甚至数天。相反地，挥发性高的精油香气很快就会消失。

复方精油中挥发性最高的精油，就是我们第一次闻就闻出它气味的精油，而当其他精油的香气都已消失时，我们仍然可以闻到挥发性最低的精油的气味。在香水业，人们用音乐上的音阶差异来表示芳香物质挥发性的差异：挥发性最好的物质归类于"高音"；挥发性最低、香味最持久的，归类为"低音"；中间则都属于"中音"的范围。部分芳疗师在调和精油时会考虑这个音阶的问题，而且高音、中音与低音的精油疗效和性质也的确有些差异。不过，这个分类法最大的缺点在于它非常的主观。不同的芳疗师和香水制造商对于多种精油的意见都不一致。由此可知：许多精油的特质都会随季节、气候、生长地区的不同而有所差异，它们也就始终没有固定不变的音阶了。

Aromatherapy An
A Z

第三章

化学成分及激素

酸（Acids）

这里所谓的"酸"，是一种偶尔出现在精油中的植物有机物。大多数的酸都是水溶性，因此酸大都出现在水溶胶中，它出现在油中的概率很小。酸是一种很好的抗发炎物质，也具有镇静的效果。一般而言，植物体中萃取出来的有机酸多属于弱酸，不会损伤腐蚀皮肤。例如：依兰依兰、安息香（含量很高）中的安息香酸，天竺葵和玫瑰中的牻牛儿酸，桦树中的水杨酸等。

醇类（Alcohols）

醇类是一种精油中常见的有机分子，植物体中所含的萜烯（参看"萜烯类"，192 页）会因分子数目的不同而有不同的和疗效。醇类中最常见的是单萜烯醇，对皮肤而言，单萜烯醇很温和，也不具毒性。

单萜烯醇可以抵抗感染性疾病（抗细菌、抗真菌和抗病毒），也能使人精神振作和增强免疫力。常见的单萜烯醇有：薰衣草、肉豆蔻、针松等精油中的龙脑，香茅、天竺葵、玫瑰草等精油中的香茅酸，天竺葵、玫瑰草、玫瑰、苦橙花和苦橙叶等精油中的牻牛儿酸，薰衣草中的薰衣草醇，薰衣草、橙花、肉豆蔻和依兰依兰等植物中的沉香醇等等。

倍半萜烯醇比较不常见，通常只存在于几种特定的植物中。它们抵抗感染的能力比较弱，但是增强免疫力、振作精神和调节情绪的能力很好。常见的倍半萜烯醇有：大西洋雪松中的雪松醇，玫瑰草、玫瑰、依兰依兰中的麝子油醇，苦橙花中的橙花醇，檀香树中的檀香醇等。

精油中双萜烯醇的种类和数量虽然很少，但是它们非常活跃。通常双萜烯醇具有类似于动情激素的效果。快乐鼠尾草中的快乐鼠尾草醇、鼠尾草中的洋苏草醇都属于双萜烯醇。

在英文中，所有的醇类都有一个"ol"的字尾，因此在查阅精油的成分时，可以很容易地分辨出来。不过会伤害我们的皮肤和黏膜的"酚类"，英文字尾也是"ol"，所以，要仔细区分"醇类"和"酚类"。

醛类（Aldehydes）

醛类是精油中另一种常见的有机分子。醛类抗发炎的功效很好，还能够安抚中枢神经系统。有些醛类可以降血压，有些则可以降低发烧时的体温。常见的醛类有：柠檬、柠檬香茅、香茅和天竺葵等精油中的柠檬醛，香茅、尤加利、柠檬、香蜂草等精油中的香茅醛，大多数树木类精油中都含有水茴香醛，洋茴香和香草中的洋茴香醇，肉桂树皮中含量很高的肉桂醛（肉桂叶中肉桂醛的含量较少）等。英文中醛类的表示法有两种：一种是用"al"做字尾，另一种是在名称中直接写出"醛"这个字。由此看来，从一系列的化学成分中辨识出醛类应该很容易。

注意：虽然一般的醛类都有抗发炎功效，但肉桂醛却会严重地刺激皮肤，因此任何含大量肉桂醛的精油都不可直接涂抹在皮肤上。

酯类（Esters）

酯类是种非常重要的香气分子，许多精油的成分中都含有酯类。

大多数的酯类可以抗痉挛、抗发炎、平静和调理神经系统。酯类是精油中最温和最安全的成分，也不会刺激、伤害皮肤。安息香和其他松脂中的苯甲酸苄酯，薰衣草、尤加利中的乙酸牻牛儿酯，橘、甜橙和苦橙花中的邻氨基苯甲酸甲酯，薰衣草、佛手柑和快乐鼠尾草的乙酸沉香酯，以及茉莉、苦橙花中也可以发现的薰衣草酯等，都属于酯类。

γ－亚麻酸（Gamma Linoleic Acid）

γ-亚麻酸（G. L. A）是种必需脂肪酸，也是人体制造某种激素和类激素物质（前列腺素）的原料。身体许多组织的健康和功能都和前列腺素有关，抑制疼痛、控制发炎、调整血压和胆固醇浓度，以及调整月经周期等都和它有密切关系。此外，它还可能对免疫系统以及脑功能有正面影响。

有些人的身体可能因为营养不良、病毒感染、饮酒过量，或其他遗传因素，无法产生供身体所需的足够的前列腺素，若能适时补充γ-亚麻酸就能平衡体内缺乏前列腺素的情形，也可以减少缺乏前列腺素引起的不适症状。

补充γ－亚麻酸可以维持体内动情激素的含量，因此γ-亚麻酸经常用来治疗月经不调、经前症候群和更年期的红潮等病症。还有些研究显示：富含γ-亚麻酸的食物可能对多数硬化症、风湿性关节炎、心脏病、多动儿和精神分裂症之类的精神病症有些帮助。

湿疹和牛皮癣及其他的皮肤病症，用富含γ-亚麻酸的油脂治疗效果也很好。只要在乳霜或按摩油中加入这类油脂，将γ-亚麻酸的浓度调为 10% 即可。

能提供大量 γ-亚麻酸的植物中，最有名的就是月见草，这可能是因为市售的 γ-亚麻酸多半是从月见草种子中榨取的。事实上，琉璃苣（*Borago officinalis*）还有黑醋栗的种子（*Ribes nigra*）和野生玫瑰的种子（*Rosa rubiginosa*）中，也都含有大量的 γ-亚麻酸，非常适合人体使用。

组织胺（Histamine）

组织胺是蛋白质水解的产物之一。启动正常的防卫作用时，身体会自然分泌组织胺，只有在分泌过多时才会出现不舒服的感觉。组织胺的作用之一是使受到病菌侵犯部位的微血管扩张，让该处发热和变红。而体液可以透过扩张的微血管流到周围组织，造成周围组织的肿大和疼痛。组织胺对身体还有其他的影响，像刺激胃和小肠，促使支气管收缩而导致气喘等。

当身体被植物刺伤或被昆虫叮咬之后，患部就会分泌一些组织胺。另外植物或昆虫体内也可能有组织胺的存在，因此一旦遭到刺伤或叮咬，患部周围组织中就会出现大量的组织胺。吸入花粉、动物毛及其他过敏物也可能会刺激组织胺的分泌，使患者立刻出现花粉热和气喘发作的种种不适症状。治疗这类症状

Melissa

185

可以用抗组织胺的药物，这类药物的化学构造和组织胺非常相似，但却不会出现任何一种组织胺引起的反应。

也可以利用芳香疗法来解决组织胺分泌过多的问题。具有镇静功能的精油都是很好的选择，特别是洋甘菊和香蜂草。依照患者症状的不同（皮肤过敏或是气喘、花粉热等呼吸系统的问题），使用的方式也不同。如果在遭到昆虫叮咬后就立刻涂抹薰衣草或柠檬精油，通常可以有效避免患部出现发痒和肿大的症状，这暗示着这些精油可能具有抗组织胺的功效。

吸入洋甘菊、香蜂草、薰衣草、牛膝草、安息香或其他有帮助的精油，可以缓解花粉热和气喘患者的症状。但长久之计，还是按摩、沐浴以及膳食控制，找出并避免接触会引起过敏反应的过敏源（像花粉、动物毛、尘土或其他种种可能的过敏源）等方法能彻底解决问题。

没有人完全了解组织胺在过敏反应中所扮演的角色。有些人受到轻微打击时体内会分泌大量组织胺，但有些人没有受到任何打击却也分泌大量组织胺。虽然我们还不知道确切的原因，但压力必定是个很重要的因素。一个处在压力下的人，身体可能会出现许多平时不会出现的异常反应。在治疗过敏这类病症时，芳疗师会探究引起过敏的原因，并帮助患者缓解压力，治疗过敏。上述几种精油都有镇静、安抚心理和情绪的功能，同时也能帮助过敏患者调整体质，让外界过敏源不再那么容易引发体内组织胺的过度分泌。

请参看"过敏"（259页）。

激素（Hormones）

激素泛指人体产生的分泌到血液中的化学物质，它可以影响人体许多器官和系统的功能。英文"激素"这个词，是由希腊文"兴奋"而来，因为许多激素都具有刺激器官功能的活性。激素的特色之一就是它能影响全身各组织各器官，距离激素分泌组织很远的部位，也会受到它的影响，因此，激素又称为"化学信使"。

所有会分泌激素的腺体统称为内分泌系统，它们的分泌物掌控着生长、代谢、生殖等过程，以及人体对压力的反应和血液中各种重要物质的浓度。这些腺体之间有种复杂而微妙的平衡关系，没有一个腺体是单独运作的。所有内分泌腺体的功能都受脑下垂体控制。脑下垂体位于大脑的下方，它的功能受到下视丘的控制和调节，因此下视丘可说是大脑、神经系统和内分泌系统的交界点。

除了控制其他内分泌腺体之外，脑下垂体也控制着生长。甲状腺与生长和代谢有关。副甲状腺可以调节血液中的钙离子浓度。人体多种功能都和肾上腺有关，像淀粉的代谢、对压力的反应以及睪丸和卵巢的功能等。蓝氏小岛（胰脏中的特化细胞）分泌的胰岛素和血糖的浓度有关。卵巢和睪丸负责分泌雌性和雄性激素、动情激素、黄体素、睪固酮还有其他物质，控制着生殖周期、乳汁的分泌和第二性征的出现（男性胡子的生长和女性胸部的发育等）。

有许多精油可以影响内分泌系统，影响的方式大约可分为两种：有些精油中含有植物性激素，像我们熟知的费洛蒙。它和人体所分泌的激素非常相似，也具有相同的作用，因此它可以直接增强人体激素的功能。

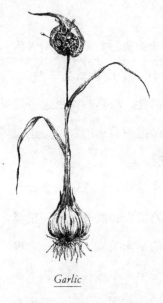

Garlic

西药中某些合成激素或动物分泌的激素和费洛蒙的功能非常相似，但使用植物性的费洛蒙可以免除不必要的危险和道德上的疑虑。

还有一些精油可以刺激或平衡腺体的激素分泌，如大蒜和洋葱精油都可以平衡甲状腺分泌物，非常适合甲状腺机能过低时使用。罗勒、天竺葵和迷迭香等精油可以刺激肾上腺皮质。此外天竺葵还具有平衡内分泌的功能。尤加利和杜松精油可以降低血糖，而天竺葵精油也有平衡血糖的功能。

有些精油（绝大多数属于伞形科植物）含有一种类似于动情激素的物质——茴香脑，非常适合治疗月经周期失调和更年期出现的问题。甜茴香、八角茴香和龙艾等精油都含有茴香脑。快乐鼠尾草中的鼠尾醇也是种类似动情激素的物质。丝柏精油也有类似动情激素的功效，但目前我们还没鉴别出起作用的主要物质，只知道它是双萜烯类的分子。

动情激素必须和黄体素配合，但没有一种精油中含有类似黄体素的分子，因此我们必须从其他药草中获取。贞洁树（*Vitex agnus castus*）或斗篷茴（*Alchemilla mollis*）制成的酊剂或药丸可以提供给我们所需的黄体素。

通过影响内分泌系统，精油可以直接改变人体的健康状况。但由于我们对植物激素的了解仍然很少，因此许多精油影响人体的方式都还不清楚。

酮类（Ketones）

它是精油中最具毒性的化合物。酮类分子对身体各系统有非常强的作用。一般来说，含有大量酮类的精油毒性都太强，不适合芳香疗法使用。它们可能会毒害中枢神经系统引起流产或引发癫痫症。低剂量的酮类分子具有好的功效：刺激免疫系统，杀死真菌等，但通常有更安全的物质可供选择。

属于酮类的成分有：艾草、鼠尾草、侧柏中含有的侧柏酮（这或许是所有酮类中毒性最高的物质），它会导致流产，具有神经毒性。樟树、肉桂、艾草、穗花薰衣草中的樟脑，藏茴香、欧薄荷和其他精油中的香芹酮，胡薄荷精油中的胡薄荷酮等会导致胎儿早产、畸形。牛膝草中的松樟会导致癫痫症发作。

如果看到某种油的有效成分含有大量的上述成分，我们就可以判断它一定是一种非常危险的油。

单萜烯类（Monoterpenes）

单萜烯类可说是精油成分中最常见的有机分子，经常以柠檬烯和松烯的形式出现。单萜烯类具有杀菌、止痛和红皮（就是让皮肤变红、热）的功效，但如果长期使用可能会导致皮肤和黏膜过敏。许多不同类型的精油中都有单萜烯类：杜松、苦橙叶和针松等所含的樟烯，佛手柑、芫荽、茴香和柠檬所含的二戊烯，佛手柑、藏茴香、

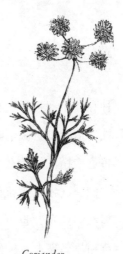

Coriander

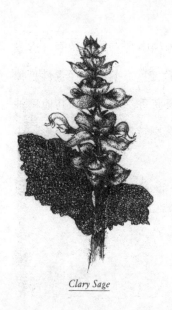

胡萝卜籽、甜茴香、柠檬、苦橙花和甜橙所含的柠檬烯，芫荽、丝柏、尤加利、甜茴香、针松、迷迭香等所含的蒎烯，丝柏、针松和其他树油中的枞油烯都有单萜烯类。

动情激素（Oestrogens）

动情激素是主要的女性激素，主要由卵巢分泌，肾脏腺皮质也会分泌一些。除了生殖之外，动情激素还和许多不同的身体功能有关，男性和女性都受其影响，只是影响程度略有不同。缺乏动情激素会影响月经和生殖，更年期后动情激素的分泌量降低还会加速老化过程，特别是引发越来越多老年人出现的病症——骨质疏松症（骨质流失造成骨骼变细）。

有些植物体内含有植物性动情激素，可以补充人体激素含量。茴香脑就是一种存在于甜茴香、桉油樟、龙艾，还有其他伞形科植物精油中的植物性动情激素。快乐鼠尾草精油中的鼠尾草醇也是一种植物性动情激素。将这些精油视为药引，帮助人体自然分泌动情激素，但并不长期依赖它们，这才是正确而安全的使用方法。还有几种富含动情激素但不产精油的药草，也可以配合芳香疗法来服用。这类药草有莱莪花、蛇麻草和甘草等。

Clary Sage

甜茴香加上甘草可以制成美味的药草茶，很适合治疗经前紧张症或是更年期出现的不适症。我强烈推荐年长的女性定时饮用这几种药草茶，不但可以尽量保持皮肤和结缔组织的弹性，还可以减轻骨质严重流失的症状。

酚类（Phenols）

酚类是典型的芳香物质，具有很强的杀菌力和抗病毒力，还有调理和刺激免疫系统的作用。但酚类会刺激皮肤和黏膜，因此使用时要特别小心。如果用量过高或长期使用，酚类可能会损害肝脏，因此使用任何含有酚类的精油都要特别小心，一定要稀释才能使用。牛至、百里香精油中的香旱芹酚（毒性最高），丁香、肉桂叶、黑胡椒和肉豆蔻等精油中的丁香酚，百里香和其他精油中的百里酚（百里香中含量最高）等都属于酚类。

苯甲醚（Phenyl Methyl Ethers）

精油中偶尔可以发现苯甲醚，但往往因含量过低而没有列出。苯甲醚的特性和酯类非常相似，但活性更强。它具有很强的镇静、抗痉挛和抗忧郁的能力。甜茴香、八角茴香等精油中的茴香脑，罗勒、甜茴香、龙艾等精油中的甲基醚蒌叶酚，丁香精油中的丁香甲醚等都属于苯甲醚类。

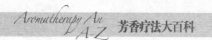

倍半萜烯类（Sesquiterpenes）

倍半萜烯类是种具有镇静与抗发炎作用的香气分子。抗发炎功效最好的是洋甘菊和部分艾属植物精油中的天蓝烃。薰衣草、马郁兰、快乐鼠尾草及大多数唇形科植物精油中的丁香烯是最常见的倍半萜烯类。其他像乳香、广藿香、柠檬等精油中的杜松烯，大西洋雪松和杜松精油中的大西洋雪松烯等，也都属于倍半萜烯类。

萜烯类（Terpenes）

萜烯类是精油中最常见的有机分子。有些萜烯类会刺激皮肤，这时可能就要使用去萜烯类的精油——将精油中的萜烯类移除，以降低危险性。

萜烯类还可分为单萜烯类与倍半萜烯类，有关介绍请参阅"单萜烯类"（189 页）与"倍半萜烯类"（192 页）。

锌（Zinc）

我们的身体需要一定量的矿物质锌（通常是每天 10~15 毫克）以维持骨骼的正常生长、生殖的功能、伤口的愈合、皮肤的健康与神经组织的功能。味觉与嗅觉对芳香疗法而言是非常重要的感觉，这两种感觉和锌有关。缺锌会造成部分或全部嗅觉功能的丧失，但只要适当补充就可以恢复。

现代的生活环境和其他因素经常破坏锌或阻碍身体吸收锌。这些因素包括：汽车排放的废气、精致化的食物、避孕药及其他的药物等，因此现代人体内通常缺乏足够的锌。海鲜和贝类食物、蛋、全麦谷物、豌豆和酵母菌等都含有丰富的锌，平时可多加摄取。出现失去味觉或嗅觉，指甲变得脆弱，指甲下出现白斑或纹路等锌缺乏症时，可服用锌补充剂。

　　服用锌也可以缓解某些皮肤病症。像难医治的牛皮癣，只要每天服用 15 毫克以上的锌就可以改善症状。因此，用芳香疗法治疗牛皮癣症时不妨要求患者补充锌。

　　产生有活性的精子也需要锌，缺锌通常会引起男性不育症。

Aromatherapy An
A-Z

第四章

精油运用法及其他疗法

针灸疗法（Acupuncture）

针灸其实包含了"针"和"灸"两种疗法。针是针刺疗法，灸是一种在穴位上加热药草而使经脉畅通的疗法。

针灸疗法是种和芳香疗法关系非常密切的疗法。有少数的芳疗师同时精通这两种治疗法，但大多数的芳疗师都选择和针疗师共同合作，取长补短。

针灸疗法是一种非常古老的治疗法，5 000 年前的中国就已经创造出针刺医学。针灸疗法的理论基础是道家的阴阳哲学：天地间有两股相反但互补的能量，分别称为"阴"和"阳"。人类是天地间的一分子，因此阴阳之气由人体的经脉运行至全身。阳气在人体的背面由上向下运行，而阴气由人体的正面向上运行。这两股气在人体中运行不息，并且维持一个动态的平衡。如果阴阳之气能自由运行达到平衡，人的身体就会健康；如果经脉阻塞、气流不顺，就会出现许多疾病。因此，把细针插入经脉的适当位置可以疏通经脉，让阴阳之气重新流动，使人恢复健康。

利用精巧的把脉技术，针灸师可以在疾病出现前就发觉体内气流不顺的情况。而几千年前，中国人就会利用针疗技术预防疾病。

传统的针灸疗法还要考虑"气"的五行（金、木、水、火、土）和五季（春、夏、夏末、秋、冬）。时辰也很重要，因为不同的时辰各经脉的活动力也不同。

针灸疗法只是中国传统医学的一部分。西方的针疗师只有部分曾经接受过整套的中医训练。大多数的针疗师都只是可以把针插在正确的穴位进行针刺治疗，但却不知针灸治疗背后的哲学理论基础。有些西方的执业医师和住院医师会参加短期的培训课程，学会应用简单的针灸疗法，但纯粹只是用来减缓患者的疼痛。

中国传统的针灸疗法有时会搭配某些能产生精油的香气植物用于治疗中。有些作者就以此原理将精油分成"阴"、"阳"两性，根据我个人的经验，这种分类法并不可取。但如果根据精油的特性、影响的器官或系统等特质分类，以芳香疗法搭配针灸疗法使用，会比较有意义。

想要知道更多阴阳学说的信息，请参看"阴/阳"（493页）。

对抗疗法（Allopathy）

"对抗疗法"是塞缪尔·哈内曼创造的名词，用来指正统的药物治疗，即"使用与疾病抗衡的药物来治疗"。哈内曼自己也创出一个"顺势疗法"，即"使用与致病因子同类的物质来治疗"。许多人认为：所有的正统医药体系都属于对抗疗法。这是不正确的，例如：正统医学的注射预防针就和"顺势疗法"的理念比较接近。

请参看"顺势疗法"（222页）。

抗生素（Antibiotics）

抗生素是在人体内攻击细菌，杀死细菌的药物。

抗生素的发现消除了许多致命的传染病，也让许多恶疾从此绝迹，但抗生素的滥用和误用，也造成了危害。许多人服用抗生素来治疗病毒感染的疾病（普通感冒和流行性感冒），事实上服用抗生素完全没有效（抗生素只能避免细菌的再度感染）。许多过度热心的医师，只要病人有些小毛病就让他们服用抗生素，而这些小病痛，可能只要进行清洁和消毒，好好休息或用古老医疗法——贴块膏药、药糊就可以治好。经常服用抗生素治疗小毛病很容易形成抗药性，将来真正需要抗生素的时候，它恐怕就无法发挥作用了。

抗生素没有辨识"益菌"和"病菌"的能力，因此在杀死病菌的同时，也杀死人体的益菌。我们服用抗生素之后常常会突然拉肚子，这就是抗生素大量摧毁肠道内的益菌引起的。服用抗生素的女性很容易患阴道鹅口疮，因为抗生素会侵害保护阴道的益菌，引起疾病。

使用精油来抵抗感染是种安全的做法。所有的精油都有一定的杀菌能力，而某些精油，如茶树、薰衣草、尤加利、佛手柑和杜松等，有更强的杀菌力，可以抵御多种病菌感染。

除了杀菌功能之外，这些精油还能刺激人体的免疫系统抵抗感染，或许这才是最重要的功效。人体吸收的精油剂量还无法达到直接杀灭病菌的程度。但这些被人体吸收的精油可以让免疫系统更好地工作。事实上，根据法国著名医师瓦涅的记载，精油的使用量比顺势疗法所需的药物剂量还低很多，而且精油的剂量越低，人体的反应似乎越好。

抗生素要用在真正需要的时候，例如：肺炎还有严重的膀胱炎（出现血尿或尿中有脓的症状，甚至感染到肾脏）。当老人及小孩患有这几种严重的疾病时，不适合单独用芳香疗法治疗，必须服用抗生素来治疗。芳疗师所能做的就是，鼓励患者摄取含有天然活菌的酸奶或嗜酸菌锭剂，减轻抗生素的副作用。

其实最聪明的方法是在感染疾病的初期就利用精油治疗，多休息并且改正不良的饮食习惯，避免疾病一直恶化到严重而不可治愈的地步。

可同时参看各种精油的叙述，以及各类疾病的内容。

抗忧郁剂（Antidepressants）

许多种精油都有抗忧郁的特质，这也是现代社会中芳香疗法越来越受重视的原因之一。芳香疗法提供一个安全、天然又不会成瘾的方法，取代无数的处方药剂，缓解人们的忧郁和焦虑。

可以缓解忧郁的精油中，佛手柑是人们最熟悉的，它的气味清新而且提神。此外，罗勒、洋甘菊、快乐鼠尾草、天竺葵、茉莉、薰衣草、香蜂草、广藿香、玫瑰、檀香和依兰依兰等也有很好的抗忧郁效果。

每种具有抗忧郁效果的精油都有些不同，而不同的患者对各种精油的反应也不相同。因此，芳疗师必须凭借自己的直觉和技巧，仔细地挑选最适合的精油，或为患者调制复方精油。患者对某种香味的特殊喜好，可能透露出患者当时的情绪或心理状态。根据造成忧郁的种种原因，使用精油的种类也要多样化。治疗师的同情心，包括按摩在内的关怀性触抚，都是治疗的一部分。按摩可说是治疗的重心，而芳香浴是按摩后不可缺少的治疗步骤。如果患者喜欢你帮他们按摩时所用的精油香味（香味可以增强按摩的功效），可以让他们把精油带回家每天涂抹，保证精油的疗效。精油也可以喷洒在空气中或在电热熏灯中滴加1~2滴，让空气中充满香气并改善患者的情绪。

可同时参看"按摩"（227页）、"沮丧"（303页）、"焦虑"（264页）、"压力"（421页）和这些症状所提到的精油。

解毒剂（Antidote）

和其他具有强烈气味的物质一样，精油也会消除顺势疗法的疗效，因此最好不要同时进行芳香治疗和顺势治疗。

进行顺势疗法期间，最好不要接触或服用气味强烈的物质，特别是欧薄荷、樟树和咖啡。究竟要"禁香"多久，就要由顺势疗法出现疗效的时间决定（顺势疗法应用到的药材，每一种都有不同的药效时间）。一般药房和健康食品商店所贩卖的顺势疗法药品宣称只要半小时就能看到疗效，对于这一点，许多顺势治疗师恐怕都持保留态度。大多数的顺势治疗师都认为：顺势治疗至少需要三小时等待疗效的出现，药效比较慢的要几个星期甚至几个月才能见效，在这段时间内都应避免接触芳香物质。

如果正在接受顺势治疗，却又很想进行芳香浴，或是利用精油按摩，那该怎么办呢？首先，我们要找出进行顺势疗法的目的是什么。比如说：我们服用马钱子来治疗胃部消化不良，只要症状缓解，顺势疗法便结束，因此同一天的数小时后，我们就可以放心地接受按摩了。但如果我们要治疗宿疾，需要耗费很长的治疗时间，就要在使用精油之前先和顺势治疗师讨论。

自古以来，人们就知道有几种精油（或产生精油的植物）具有解毒的功效。最著名的就是甜茴香，它还可以协助人体排出毒素。不过，虽然古籍记载甜茴香可以解各种毒（包括毒蛇咬伤、误食有毒植物或毒菇等），但现代有更好的解毒方法，因此没有人去试验古籍记载中的茴香是否具有解毒功效。

催情剂（Aphrodisiacs）

　　的确，许多精油都具有促进性欲的功效，它们可以缓解夫妻之间性生活不和谐，治疗阳痿、性冷淡等问题，我们应该正视它的治疗价值。事实上，因生理缺陷患阳痿、性冷淡的患者比较少，大多数案例中，心理或情绪影响才是造成性无能的主因，而治疗情绪方面的问题，又以芳香疗法的效果最为显著。

　　具有催情功效的精油大致可分成三类。具有镇静、安抚和提高性欲功效的精油，在减轻患者夫妻之间的压力和焦虑之后，就会出现预期的效果，即直接刺激性欲，所以必须小心使用，它们也可能具有激素的功效。

　　第一类精油中最著名的是玫瑰和苦橙花油。罗马人将玫瑰花瓣撒在新婚夫妻的床上，新娘也戴着苦橙花编成的花冠，用玫瑰和苦橙花的香气缓和新婚之夜的紧张情绪（现在我们还保留了类似的风俗，只是用塑料的橙花和皱纹纸折的五彩玫瑰替代了鲜花，所以完全没有鲜花的功效）。快乐鼠尾草、广藿香（具有特殊味道）和依兰依兰都属于第一类催情精油，这些精油都有放松的功效。金钱、工作、适应环境等外在压力一出现，就可能会影响性能力，因此芳疗师必须留意每位患者的情况，找到影响性能力的真正原因，才能根治这个问题。可以用上述任何一种精油，或是用它们调成复方精油，在睡前享受舒服的按摩或芳香浴，促进性欲。当然，如果爱侣之间利用精油相互按摩，可以达到最好的效果。注意：精油绝对不能直接涂在生殖器上，就算稀释了也不行。

茉莉和檀香油有安抚和放松的功效，也属于具有镇静效果的油品。但我认为这两种油品还具备激素的功效，因此将它们独立出来而另分一类。根据我个人的观察，不管是男人或女人都很难抗拒这两种香气（连猫都不能抗拒茉莉香）。人们使用这两种油品的最初原因大都和性方面的问题无关。例如：以前的人为了治疗胸痛而使用檀香，而奇怪的是，使用之后反而有催情的"副作用"。从这一点，就可以推翻"精油之所以有效，是因为人们相信它有效"的错误说法。此外，据我所知，使用这两种油的人，通常都不知道它们具有催情作用。

黑胡椒、豆蔻和其他几种由暖性香料制成的精油会直接刺激性欲，治疗由疲倦引起的性无能。使用这类精油必须特别小心，若过量使用往往会引起泌尿、消化系统和其他器官的问题，经过稀释浓度降低，可以当作按摩油，按摩脊椎下部。但若把这些植物研磨成粉末状的香料，加在食物或饮料中，会比使用精油安全得多。

即使在长期使用某种精油不会慢性中毒的情况下，使用精油也只能暂时解决性生活不和谐等问题。它只能算是人们情感上的支柱，不能解决生理上的问题。如果病症始终无法根治，就必须配合芳香疗法，再接受心理治疗。

阿输吠陀（Ayurvedic Medicine）

目前，我们在芳香疗法中所使用的精油，很多是从传统印度药草中提炼出的，这个流传千年的印度医学，又称为阿输吠陀医学。

印度人所称的"阿输吠陀"就是"健康法则"的意思。印度医学至少有 3 000 年的历史。和中国的针灸疗法类似，印度的传统医学也融合了印度人对大自然和宇宙的哲学理解，特别是对空气、火和水的看法。印度人认为：每个人都是肉体、灵魂和精神的融合体，这三者密不可分。而空气、火和水这三个元素，能直接影响人们心智和身体健康。

近几年来，西方世界开始重视印度医学，经常举办演讲、课程和研讨会来深入研究阿输吠陀医学。如果芳疗师想对生产精油的植物有进一步的认识，不妨参加这些会议和课程，肯定会有很大的收获。

巴赫花精疗法（Bach Flower Remedies）

巴赫花精疗法和芳香疗法都用到植物，因此有些人会混淆这两种疗法。事实上，这两种疗法使用植物的方式完全不同，虽然如此，这两种疗法却是可以兼容的。我经常建议使用巴赫花精疗法的人同时使用芳香疗法，如此可以让两种疗法相辅相成，有更好的疗效。

花精疗法所使用的花精和精油的制作方法完全不同。精油是用蒸馏法从植物体中萃取出高纯度物质。巴赫花精的生产方式是让花瓣飘浮在干净的泉水上面，放在阳光下暴晒，使花瓣中能治愈疾病的能量转移到泉水中，再将泉水移入干净的瓶子中，加入等量的白兰地保存，就成了"储存瓶"。将"储存瓶"中的混合液滴几滴到另一个干净的瓶子，再加入半瓶的泉水和白兰地混

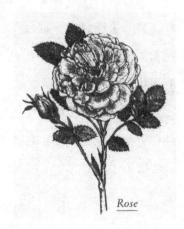

Rose

成一瓶，经过这个稀释的步骤就成为巴赫花精疗法的花精了。从这儿我们可以发现：这些稀释的步骤和顺势疗法非常相似。事实上，在创造花精疗法之前，巴赫医师是一个顺势治疗师。

花精疗法的作用层次非常微妙。根据巴赫医师的经验：每种花精疗法都和某种心智或情绪状态，甚至人格特质有关。每个人面临不同的心理或情绪状态，都会出现不同的生理疾病，因此只要调整好心理状态就能医好身体。目前共有 38 种花精，根据每个人面临的情况和情绪状态有不同的选择及变化。有些执业医师对这 38 种花精做过仔细的研究，对每种花精的功能、特质和使用方式了如指掌，因此他们可以凭直觉和专业性的判断为患者找出合适的花精。也有些治疗师用个人的水晶或戒指做成摆饰，从冥想中寻求启示，为患者选择合适的花精。

巴赫花精药液中，最著名的就是混合了多种植物的"急救花精"。各种生理或心理的紧急状况都适用，而且使用剂量也没有特殊限定。这个"急救花精"是我所知道的疗法中最适合治疗休克的方法，也可以在进行外科手术或重要的面试、考试之前使用，将不良影响降到最低。我的手提袋中一定会有一瓶"急救花精"。"急救花精"的使用方法很简单，只需在舌下滴几滴花精，如果患者意识不清或无法吞咽，利用花精湿润嘴唇同样有效。

这几年，许多花精疗法芳疗师发现：还有其他种类的植物也能用同样方法提炼出花精，目前已经发展出数百种的花精。人们称这些新的液体为"花精"，这个名字经常和芳香疗法所用的精油混淆。

抑菌剂（Bacteriostatics）

抑菌剂就是能抑制细菌生长的物质。抑菌剂可能无法杀死细菌，但它可以抑制细菌的生长，阻止细菌过多滋生，危害健康。

周围的病菌时时刻刻在侵害我们的身体，多数情况下我们体内的免疫系统可以抵御这些病菌。但如果病菌突然大量繁殖，超过了防御系统所能承受的范围，我们就会生病。因此，从预防医学的角度来看，抑制细菌的滋生是很重要的。

所有的精油或多或少都有抑制细菌生长的能力。有些精油只抑制某些特殊病菌的生长，而有些精油抑制病菌的种类很多。只要非常少量的精油就可以产生很好的抑菌效果，如丁香、薰衣草、迷迭香、鼠尾草和百里香等。此外，使用少量传统烹饪中常用的植物药草，也有很好的抑菌效果。

沐浴（Baths）

人类进化之后，就出现了"沐浴"的活动。根据考古发现：当人们开始群聚而居，建立起一种村落生活后，沐浴（当时大多是公共的）就成为社会生活的焦点之一——至少有了较多的休闲活动。早期文明的记载就出现了芳香浴。希波克拉底曾写道："每天进行芳香浴和芳香按摩就是保持健康的最好方法。"这句话证明了当时人们已将沐浴的医学功能和愉悦感觉融合，和现代的观点相同。

最早期和最简单的芳香浴就是在布袋中放入成束的香料药草或具有香气的花朵，再将布袋泡入水中。利用煮沸或浸泡的方式提取植物中具有香气和医疗效果的汁液，再加入水里，也是一种进行芳香浴的方法。但在水中直接添加精油，让植物和水的疗效相互配合，仍属最有效的芳香浴方法。

芳香浴是芳香疗法中非常重要而且多用途的疗法。用精油沐浴可能会有放松、镇静、激励、调和、促进性欲、温暖或降火等不同效果。依据添加精油种类的不同，芳香浴具有缓和肌肉疼痛、保护皮肤、治疗以及预防许多生理疾病等疗效。不过，在 20 世纪的现代社会，芳香浴最有价值的一点大概就是它可以减轻压力。压力所引起的种种疾病使得这种简单的自助疗法大受欢迎。芳香浴最大的优点是它可以随时在家进行，像在两次按摩治疗之间，或接受其他疗法时（使用时最好先咨询合格的芳香疗法师，选择合适的精油种类）。几乎所有的疗法，无论是正统西医或其他的疗法（顺势疗法除外，有些气味强烈的精油会消除顺势疗法的疗效）都可以和芳香浴配合。如果正在接受顺势治疗，就必须和顺势治疗师研究，看看我们选用的精油是否会影响顺势疗效。一般来说，总会有几种精油对顺势疗法的影响较小，可以配合使用。

准备芳香浴的方法很简单：先在浴缸中放满舒适的热水，在进入浴缸前加 6 滴左右的精油，用手搅拌直到精油均匀散开。不要太早将精油加入水中，以免失去精油的某些疗效（有些精油具有高度挥发性，疗效易随蒸汽散发）。

精油加入水中之前，也可以用基础油、牛奶或伏特加酒等先将精油稀释。皮肤比较容易过敏的人，要特别注意将精油稀释后再使用。另外，让婴儿或幼童进行芳香浴时，也一定要有这个稀释的步骤。

相对于一浴缸的水，我们所使用的精油量实在很少，但效果却非常惊人。精油会散布在水面上，形成一层薄膜，在我们沐浴时，部分精油就会黏附在我们的皮肤上。热水的温度促使皮肤吸收精油，而部分精油挥发成蒸汽，被我们吸入体内。只要在水中15~20分钟，精油就有足够的时间发挥作用。

根据我们自己想要得到的疗效来选择合适的精油。本书对各种精油的描述可以帮助读者了解各类精油或复方精油的特性和疗效。最常用的精油有薰衣草，可以让紧张的肌肉放松，促进深度睡眠。洋甘菊可以帮助睡眠和减轻皮肤过敏反应。马郁兰可以治疗感冒和减轻肌肉疼痛。迷迭香（特别是早晨沐浴使用）和葡萄柚可以振奋情绪，避免细菌感染以及除臭。除了下段文字中所提到的精油外，几乎所有的精油都可以用于芳香浴，因此我们可以任意选择我们喜欢的精油。现代芳香浴带来的好处和轻松舒适感和希波克拉底时代的相同，而且我们不需要等到疼痛或疾病出现才开始享受芳香浴。虽然我们可以按照香味任意选择精油的种类，但最好查看一下精油的功能，以免晚上使用了让人兴奋的精油，却在白天使用了安神的精油。

注意事项：

1. 绝对不要在婴儿或幼童的洗澡水中加入纯精油，一定要先用甜杏仁油等温和的基础油或2~3汤匙的全脂牛奶进行稀释。高纯度的精油疗效非常强，如果误食，可能会损伤婴儿或幼童纤细的胃壁组织。特别是婴儿，他们经常有吸吮拇指或将手指放在口中的习惯，为了安全，绝不可使用未经稀释的精油，以免发生误食精油中毒的危险。此外，未经稀释的精油也会损伤眼角膜，而婴儿又很容易用手揉眼睛，因此一定要先稀释精油才能让婴儿使用。对婴儿来说，稀释 1 滴精油加入洗澡水中就足够了，对于已经可以在浴缸洗澡的幼童，只要稀释 2~3 滴精油就足够了。

2.有些精油会刺激皮肤，所以不适合用于芳香浴。这些具有刺激性的精油都列在"附录A"（497 页）中。皮肤比较敏感的人，就算是接触比较温和的精油，也可能会出现刺痛感，只要先将精油稀释再加入洗澡水中，就可以解决这个问题。

请参看"足浴"（218 页）以及各种精油的说明。"附录C"（505 页）中还提供一些适合沐浴的复方精油。

儿童与芳香疗法（Children and Aromatherapy）

只要留心几个注意事项，儿童也可以很安全地使用精油。一般来说，如果用芳香疗法和所有自然疗法来治疗小孩的病症，效果会特别好。可能是因为他们对疗法的内容没有太多的预期和偏见，而年轻的身体容易恢复也是重要的原因之一。人类与生俱来的自愈能力在儿童时期尚未完全失去，不良饮食、外界压力、不良习惯、环境污染等还未完全侵害他们的身体。但这不表示他们不受这些问题的影响。他们的身体非常容易受到各种潜在毒素的影响，幸好只要提供给儿童健康的环境，他们就可以很快地排除毒素和病菌，因为他们体内累积的毒素不算多，还不会影响各器官的正常运作。

芳香浴、蒸汽吸入、贴敷和芳香喷雾等简易使用精油的方法都能有效治疗儿童的病症，简单的按摩也非常适合婴儿和幼童。母亲不必接受任何专业的按摩训练就可以温和地抚摸和按摩孩子，减轻孩子的病痛，如果想学些技巧，市面上有些不错的书籍可供参考。从孩子出生那天起，在为宝宝洗澡、换尿片、穿衣、哺乳时，每个母亲都会轻抚自己的宝宝，而这些轻抚的动作再加上稀释的精油，就成为适合宝宝的芳香按摩。孩子逐渐成长，母亲和孩子间的肌肤接触通常会越来越少，但如果孩子从小就养成定时让妈妈按摩的习惯，母子间就不会越来越生疏。或许，母亲可以将按摩变成孩子洗澡或睡前的固定活动。

在家中规律地使用精油，进行芳香浴、按摩、芳香喷雾或熏香就可以预防疾病，如儿童伤风或病菌感染。幼童的免疫系统尚未完全发育成熟，因此如果到游乐场或学校和其他的玩伴一起玩耍（特别是待在通风不良的教室里），他们很容易就感染伤风和其他传染病。如果不幸被传染了，只要用精油治疗就可以减轻他们的不适感，还可以缩短生病期，避免二度感染。精油也可以治疗瘀青、刀伤、轻微烫伤、擦伤、蚊虫咬伤等每个活泼好动的孩子身上都可能出现的轻微创伤。

儿童使用精油必须注意下面几点：

1. 儿童绝对不能使用未经稀释的纯精油（只有一个例外：治疗轻微烫伤时，可以直接涂抹少许的薰衣草或茶树精油）。

2. 让儿童洗芳香浴时要注意：精油在加入洗澡水之前，一定要先稀释。儿童所用的精油剂量要比成人的低（儿童最多只能加 4 滴精油）。

3. 为儿童进行芳香按摩时，他们所用的精油浓度要比成人用的低。儿童用的精油浓度约是 1%~1.5%，成人用的精油浓度为 3%。

4. 进行芳香吸入疗法时，要陪在幼童身旁，以免烫伤。

5. 刚开始进行芳香吸入疗法时，只让儿童吸几秒钟或半分钟就可以，等到儿童可以接受，再延长至 1~2 分钟。

6. 绝对禁止口服精油。

7. 避免使用有毒或微毒的精油 [（可参看各种类精油的说明或"附录A"（497 页）]。

8. 孩子如果生重病，一定要和医师、顺势疗法医师或药草医师联系，绝对不要尝试自己治疗。如果孩子发高烧，严重烧烫伤，发生痉挛或出现其他异常的病症，请立刻向医师或有资质的医护人员求救。

9. 利用芳香疗法治疗孩子的小病症时，如果 24 小时内病情没有起色，也请立刻和医师联系。

除了被疾病困扰之外，孩子也常有脸色不好、脾气乖张、不肯睡觉或过度兴奋等问题。简单的芳香疗法就可以解决这些小麻烦。最好的方法就是让孩子洗个舒服的热水澡（不要太烫），记得在水中加 2~4 滴稀释过的洋甘菊或薰衣草精油。这两种精油都具有温和抚慰、镇静和安宁的效果（和其他的精油相比），可以驱散孩子的怒气，减轻孩子的疼痛，并且促进温和自然的睡眠。

有"儿童精油"之称的洋甘菊药效非常温和而且没有毒性，非常适合治疗婴儿和幼童的病症，比如：出疹子、肚子痛等。再强调一次，洋甘菊精油一定要稀释之后才能使用，而稀释后就可以用于沐浴或按摩。除此之外，也可以用专为婴儿设计的洋甘菊乳霜，顺势疗法药剂师用的洋甘菊药片等。

其他适合儿童的精油有：薰衣草（前文提过了）、玫瑰、安息香、永久花和橘等。这几种精油的使用方法请参看各种类精油的说明。

想要知道各种疾病适合的精油以及使用方法，请参看"婴儿"（457

页）、"长牙"（426 页）和各类儿童传染病——"水痘"（289 页）、"麻疹"（365 页）等。

贴敷（Compresses）

利用精油贴敷是缓解疼痛、消肿和减轻发炎症状的有效方法。热敷通常用来治疗慢性病症所引发的疼痛，而冷敷是用来治疗急性疼痛，或作为扭伤等伤害的初步急救措施。

热敷的方法是：在装着热水的碗中（只要手能接受，水的温度越热越好）滴加 4~5 滴精油，将干净能吸水的织物折好放入热水中。拿出织物时，让织物摊开，尽可能捕捉浮在水面的精油。拧去织物上多余的水分并立刻将它敷在疼痛的部位。软麻布、干净的旧床单或毛巾都可以当作热敷时所用的织物。如果需要热敷的面积很小，可以用手帕，如果需要热敷的面积较大时可改用毛巾。

用一张保鲜膜或塑料布盖在热敷的织物外，避免弄湿衣服或绷带。如果在脚踝、膝盖、手腕、手肘等关节部位热敷，可用弹性绷带固定敷物。如果大范围热敷背部、肚子等部位，可在敷物和塑料布外包条大毛巾，再让患者好好休息。如果敷物的温度降到和体温差不多，就要更换新的。

背痛、纤维组织炎、风湿或关节痛、脓疮、耳痛和牙痛等病症都非常适合用热敷治疗。

冷敷的使用方法和热敷非常相似，但只有一点除外——水温越冷越好。如果有冰块可以直接加入水中。如果没有冰块，可以打开冷水龙头，让水先保持几分钟的流动状态，以获取较低的水温。冷敷可以治疗头痛（敷在额头或脖子背面）、扭伤、网球手肘病和其他发热、肿胀的病症。一旦敷剂的温度和体温差不多，就要更换。如果在无法经常更换的情形下，也可以敷一整天或一晚上。

大面积冷敷可以急速降低患者体温，很适合发高烧的患者使用。但要注意：只有具备丰富急症处理经验的人才能用冷敷法为高烧患者退烧。且要记住婴儿和老年人都不适合用冷敷退烧法，因为他们的体温调节中枢反应比较慢，体温从高温急剧降低可能会非常危险。

冷、热敷交替使用是一种可以疗伤的自然疗法，像扭伤等不能用按摩治疗的创伤都可以交替用冷、热敷治疗。创伤发生时，先用冷敷做急救处理，接下来几天就交替使用冷、热敷。切记：后续的治疗一定是先热敷再冷敷。

乳霜（Creams）

用纯天然植物制成乳霜是另一种运用精油的方法。我们可以根据需要，在不含香料的基础乳霜中添加各种不同疗效的精油。有许多人，特别是不曾受过按摩训练的人，大都觉得涂抹乳霜比涂抹基础油容易得多。因此，让患者在门诊期间养成每天使用某种精油的习惯，不如让他们使用添加精油的乳霜，这样比直接使用调和精油有效。

乳霜的特性是它停留在皮肤表面的时间比基础油还久，因此它非常适合处理皮肤问题，不管是遮瑕或是治疗皮肤病症。厚厚的乳霜成为皮肤和外界环境的屏障，可以保护皮肤，促进愈合。

我们可以轻易地在家中自制简单的乳霜，只要将各种油、蜜蜡和纯露混在一起就行了。通常自制乳霜时都用甜杏仁油当作基础油，如果想做含油量高一些的乳霜，可以再添加椰子油或可可油。其他像荷荷芭、鳄梨、杏桃核仁等基础油也可以根据它们的疗效和我们的需要添加少许。制作乳霜时别忘了添加适量的精油。"附录C"中有许多乳霜的制作方法，可供参考。

如果懒得自制乳霜，也可以直接购买乳霜，再把精油加入即可。不过要特别注意：我们必须购买纯植物成分，不含任何有害化学物质的乳霜。目前法律没有明确规定乳霜和其他皮肤保养产品制造商一定要将所有的成分列出，因此可能只有少数制造商诚实地列出乳霜中所含的成分。读者在购买时，一定要挑选信誉良好的厂商。有些服务良好的精油商店也会出售质量优良的基础乳霜，不妨直接向他们购买，再添加自己喜欢的精油。

乳霜的制作方法，请参看"附录C"（505页）。

除臭剂（Deodorants）

许多精油都是优良的除臭剂，可以作为房间芳香剂清除油烟味或其他难闻的气味，或者用来沐浴保健。有一或二家生产植物芳香剂的公司同时制造精油制成的除臭喷雾剂。佛手柑精油的除臭功效最好，其他像薰衣草、苦橙花、杜松、丝柏、百里香和鼠尾草精油的效果也都不错。佛手柑精油的气味很好，不管是男士或女士都非常适合这种新鲜的柑橘味。不过，在阳光灿烂的日子里使用佛手柑精油要特别注意，它可能会导致皮肤灼伤。如果可能会接受日晒，还是换种没有光敏性的精油吧。

杀菌剂（Disinfectants）

所有的精油都具有杀死细菌或抑制菌丛生长的功效，有些精油只能杀死一两种微生物，而有些精油具有非常广泛的杀菌效果。少量精油就有杀死病毒或抑制其生长的效果。有些精油的杀菌效果比化学杀菌剂的作用力还强（例如：实验室所用的标准杀菌剂酚类）。佛手柑、丁香、尤加利、杜松、薰衣草、茶树和百里香等都有非常好的杀菌效果。

这几种精油都是很好的房间消毒剂，特别适合消毒传染病病房。将大量精油溶在水中调成高浓度的溶液可清洗房间的地板、摆饰，但最好的杀菌法是在空气中喷洒精油。可用空气喷雾器、精油熏灯、喷雾产生器（最有效率的方法）等装置，也可以直接将精油滴在灯泡或电暖器上，让空气中充满精油蒸汽。

请参看"抑菌剂"（205 页）、"流行病"（310 页）、"传染性疾病"（344 页）；使用精油的细节，请看"喷雾器"（449 页）、"熏灯"（151 页）和"喷雾产生器"（449 页）。

分散剂（Dispersants）

从芳香疗法的角度来说，分散剂就是可以帮助精油溶解在水中的物质。酒精就是一种很容易取得，但不是很好用的分散剂。利用酒精萃取植物细胞获得的分散剂，效果比较好，也适合加入洗澡水、润肤乳液中。我们可以从精油商店买到各种不同厂家生产的分散剂。

利尿剂（Diuretics）

　　能促进排尿的物质就称为利尿剂。人们经常使用利尿剂来治疗体液迟滞的问题，传统医学上也用利尿剂来降低高血压，治疗心脏衰竭（血压和肾脏的关系，请参看"血压"459页）。

　　正常的肾脏每天会从血液中过滤出大量的水分。其中大部分水分会随着盐类和重要的矿物质再度回到血液中，剩余的废物和少量的水分混合成尿液排出。在尿液形成的过程中，血液中的矿物质和盐分都受到精密的控制而保持平衡。但医学中所用的利尿剂却会干扰盐类和矿物质的再吸收，刺激肾脏滤出更多的水分，达到利尿效果。

　　长期使用这些利尿剂是很危险的，可能会导致重要矿物质的流失。如果随意服用利尿剂，还可能引起肾脏异常或其他严重的病症，导致水分滞留需要接受紧急治疗。

　　适时适量地服用利尿剂的确有所帮助，例如经前水肿可服用适量利尿剂。某些植物制成的利尿剂很温和，服用起来非常安全。利尿剂也可以治疗膀胱炎，稀释尿液源源不断地进入膀胱，减轻疼痛，并将引起发炎的细菌冲出体外。

　　很多种精油都具有利尿功能，最有效的是洋甘菊、大西洋雪松、芹菜、甜茴香和杜松，其他像尤加利、乳香、天竺葵、牛膝草和檀香也有非常好的疗效。

　　我经常建议使用精油利尿的人同时配合使用该种药草的浸液或药

草茶，特别是洋甘菊和甜茴香茶，都是非常温和而安全的利尿剂。除非医师同意，否则绝对不要连续数天都服用利尿剂。

灌洗（Douches）

将精油制成灌洗液，非常适合治疗阴道炎等阴道感染病症。但要特别注意：精油是非常精纯的物质，要经过稀释才能接触阴道黏膜。

制作精油灌洗液的方法很简单：先用伏特加酒稀释精油（2滴精油加入5毫升的伏特加酒中），再将这个精油和伏特加酒的混合液加入大约568毫升煮沸而放凉的开水中，比体温低一点的开水温度最合适。

大型的药店有灌洗器销售。除非万不得已，否则最好不要使用灌洗液，它会破坏阴道的保护屏障。

古龙水（Eau de Cologne）

真正的古龙水是用精油做的，最常用的是佛手柑、苦橙花、薰衣草和迷迭香等精油，有时候还会添加些柑橘类精油（苦橙花、柠檬和苦橙叶），偶尔也会用百里香取代迷迭香精油。

18世纪初期，移居德国科隆市的意大利人约翰·马里亚·法里纳，将他所调的复方精油命名为"科隆水"（Kolnisches Wasser）。由于科隆水具有恢复精神、除臭和杀菌的功效，很快就成为众人皆知的产品。不过，德文的"科隆水"变成法文"古龙水"（Eau de Cologne）的原因，目前还不清楚。有人说是法里纳或他的后代为了扩大产品市场就为它取了个更优雅的法国名字。也有人认为是七年战争期间，驻扎在科隆的法国士兵将科隆水带回国也顺便为它改了名字。由于产品名称的改变，商标上制造者的签名也随着更换成具有法国味的名字——让·马里亚·法里纳。历年来公司的领导人都叫作约翰·马里亚，或让·马里亚，因此后来这个家族企业的领导人都将他们的长子命名为约翰·马里亚，或让·马里亚，以纪念他们发明古龙水的祖先。

18世纪末，欧洲的香水制造商开始自行制造古龙水，其中还有几位也姓法里纳，但他们是和发明古龙水的法里纳家族无关的商人（在意大利法里纳是个常见的姓氏），借着同姓之便也做起制造古龙水的工作。法里纳家族所经营的古龙水公司至今还在科隆市。许多其他公司制造的古龙水，商标上也同样有"J·M·法里纳"的标签——即使不是科隆的法里纳家族公司生产的。

拿破仑非常喜欢使用古龙水——一年大概要消耗600瓶，他总是随身携带古龙水，即使在战场上厮杀时也不例外。不难想象在肮脏的军营中，古龙水对一个极度挑剔的人来说会是多么重要的珍品。在拿破仑时代，人们经常用"使人美好的水"来称呼古龙水，从这个名字，我们可以猜到古龙水的特性。

古龙水的质量，取决于用来当作基剂调和精油的酒精。最早的古龙水是用德国常见的高纯度马铃薯酒精，而现在的古龙水，大多使用香水级的酒精。酒精和精油混合了之后，必须存放六个月等待成熟，而真正好的古龙水通常会存放一年。购买香水级酒精必须具备执照，而且要大量进货，不单独出售。不过，想自制古龙水的人也别灰心，我们只要在基础油中滴加合适的精油也可以做成具有古龙水香气的润肤乳液，很适合涂抹皮肤或加入洗澡水。另外，也可以用高纯度的伏特加酒取代香水级酒精自制古龙水。

制作古龙水的配方很多，最典型的做法是：先将 100 滴佛手柑精油、50 滴柠檬精油、30 滴苦橙花精油、50 滴薰衣草精油、10 滴迷迭香精油调在一起，形成复方精油。复方精油加入 150 毫升的高纯度伏特加酒中，就可以做成化妆水。若将复方精油加入 100 毫升的甜杏仁油或其他油脂中，就可以当作沐浴油。如果要制作润肤油或按摩油，基础油的剂量为 300 毫升。未经稀释的复方精油也可以直接当作沐浴油，每次洗澡加 6~8 滴即可。使用自制的古龙水前，记得先将它安置在阴凉处，尽可能放久一些让它有充分的时间成熟。如果你只想要少量的古龙水，可以把以上精油及基剂的分量各自除以 10。按这个配方做出来的古龙水具有香醇的柑橘味，如果想要改变香味，只要调整各类精油的比例即可。

足浴（Footbaths）

几百年前，药草师和信仰治疗师就已经开始使用足浴的方式来治病（莫里斯·梅塞盖正因为引进了这么简易而有效的疗法而闻名）。传统的足浴液制作比较麻烦，必须先制作某种植物（或混合植物，依照病情需要）的浓浸液，再将此浸液倒入装有高温热水的盆子中。现在的制法简单多了，只要在装有高温热水的盆子中滴 3~4 滴精油就有非常好的疗效。脚底的皮肤非常容易吸收精油，因此精油可以非常迅速地进入人体。最近，有些具有反射治疗技术的芳疗师发现：精油足浴再加上反射治疗可以达到更好的疗效。也就是说，如果在做完反射治疗之后进行精油足浴，会比单纯足浴或反射治疗的效果好。不过，不会或不知道反射治疗也无所谓，只用精油足浴就可以产生非常好的疗效。

　　足浴是一种非常简单方便的方法，当患者无法进行足浴时，像年老或行动不便不易进出浴室的患者，就可以用足浴取代全身性的沐浴。家住公寓，浴室中没有浴缸只有淋浴的人以及假日外出的旅客，也都可以试试方便又好用的足浴。

药草（Herbal Medicine）

　　使用植物来治疗疾病是世上最古老的医治方式，在人们学会用文字记载历史之前就已经使用药草治病了。早期人类可能观察生病动物所吃的植物，或从收集的食物中发现某些植物的疗效。从延续至 20 世纪没有改变生活形态的原始部落，以及考古学的证据显示：每个部落中都会有个人特别懂得药草方面的知识，这个人多半是部族中的祭司或巫师。这些药草知识多以口耳相传的方式在家族间流传，通常是由父亲传给儿子或由母亲传给女儿。考古学家在石器时代的尼安德特人的遗址中发现了一个墓穴，墓穴中放了 14 种不同的植物，而现代我们已知的具有药性和疗效的植物就有 11 种。

　　距今 3 000 年前，远东地区就已经发展出一套复杂而精巧的药草医学，而埃及也有许多药草疗法的记录出土，其年代可以追溯到公元前1500 年左右。

　　现代药草师多用整棵植物入药，不论是新鲜或干燥的都行。使用药材的方法很多，像药草浸液、熬汁（茶）、酊剂和萃取液、药片、乳霜和油膏等。将整棵植物入药是个很重要的观念。和西医的药剂师不同，药草师不将植物中的有效成分分离出，而以自然的方式让植物体中所有的化学物质共同作用，这也许就是药草医学副作用少的原因。那些药厂认为是"杂质"的东西其实具备了平衡和补充主要成分的功效。

药草医学和芳香疗法相辅相成，它们都是使用具有疗效的植物，只是用法不同罢了，有些植物在两种疗法中都能使用。许多芳疗师发现：让病人接受有资质的药草师的治疗对他的病情有很大帮助，特别是有些病人觉得药草疗法可以从身体内部发挥作用，弥补芳香疗法的不足（他们认为精油多用在沐浴或按摩等方面，因此属于外用药）。药草师可能会觉得芳香疗法也能帮助病人，特别是病人的病症和压力有关时。

整体医学（Holistic Medicine）

包括芳香疗法在内的多种疗法，很多都自称为"整体疗法"，但这个名词常常被滥用，有时还用来代表"另类疗法"。此外，这个名词也常常被误解。事实上，整体疗法并不是指"整体的治疗形式"，而是指"所有参与治疗人员的态度"。这个"所有参与治疗人员"包括一般民众、医院医师、护士、按摩师、芳疗师、咨询师、药草师，或参与医治的其他治疗师。

英文中"整体的"（holistic）这个词，和希腊文"holos"以及盎格鲁－撒克逊文字"hael"有关。"holos"这个词，演变成现代英文中"神圣的"（holy）和"完整的"（whole）这两个词（whole中的w是后期才加入的），而"hael"这个词，是"健康"（healthy）和"老当益壮"

(hale) 这两个词的始祖。神圣而完整的健康，可以说是完全表达了整体论（holism）的概念。就医学的观点来说，它意味着从生理、心理和精神三方面着手照料完整的个人。此外，还要考虑接受治疗者的生活状态，包括饮食、活动、社交、娱乐以及与社会互动的情况。从最广义的角度来解释，整体治疗包括了芳疗师、患者和外在环境之间的复杂关系。

在什么样的情况下，芳香治疗才称得上"整体治疗"呢？参与者的心态要比治疗形式的选择重要。芳香治疗的确有可能成为只处理表面症状的纯粹机械化疗法，但我相信绝大多数芳疗师所作的绝对不只是这些，他们还会仔细地探询疾病产生的原因。精油本身的特殊性质和功效对我们的生理、情绪、心理甚至精神都产生微妙的影响，因此对于追求整体治疗的人来说，精油是非常合适的选择。每次进行芳香治疗时，芳疗师和患者都同时呼吸着相同的精油气味，使芳疗师也深受精油影响。这样的环境促使芳疗师和患者之间有了某种联系。此外，这些可以产生精油的植物，都是大地赐予人类的礼物，因此治疗的过程也可以让患者和大地融合成一体。

整体治疗还有另一个特殊的观点：不论是原本疗法之外的附加疗法，或是和原本疗法相去甚远的治疗方式，只要对患者有益，芳疗师都会让患者试试。在这种治疗模式中，芳疗师们以团队治疗的形式密切地合作。芳香疗法非常适合这类治疗模式，因为它可以配合任何一种其他的疗法。瓦涅医师说："不论治疗任何人或处于任何环境，芳香疗法不能保证对任何小病痛都具有疗效，它必须随时和其他疗法配合。"如果我们记住这番话，并将患者的健康当成我们的首要目标，我们就可以成为真正的整体治疗师。

顺势疗法（Homoeopathy）

顺势疗法是自然疗法中极少数完全不能和芳香疗法配合使用的疗法之一，稍后会为各位详细解释原因。

19 世纪前半叶，一位德国医师塞缪尔·哈内曼发展出顺势疗法，意思是用类似于引起病症的物质来治疗病症。也就是说，某种大量物质所引起的病症，可以用少量的该种物质治疗。顺势疗法的药剂多为动物、植物或矿物质的稀释液，有时甚至还是病毒和细菌的稀释液。这些药剂是经过一次又一次的稀释程序得到的。这些稀释液具有相当的能量，也就是我们所说的"潜能"。这些药剂的浓度越低效果越好。多数科学家都不认同顺势疗法，因为他们无法测出这些稀释液中所蕴含的能量，但它们却真的具有某种疗效，特别是治疗一些科学疗法无法治愈的病症时它们可以发挥作用。

顺势疗法的疗效似乎和某种共振的能量有关，这也就是精油不能和顺势疗法同时使用的原因。精油中的芳香粒子也有自己特殊的震动频率（我们能闻到它的香味，就暗示着能量的存在），而这些粒子的震动频率比较强，会破坏顺势疗法药剂中的能量，使它失效。长久以来人们一直牢记：正在接受顺势治疗的人必须避免欧薄荷或尤加利等气味强烈的物质，而且所有顺势疗法的药剂，都必须尽量远离所有气味强烈的物质。然而，不同的治疗师对于芳香疗法对顺势治疗的影响也有不同的看法。有些人认为必须完全禁用精油。有些人却认为只要排除尤加利、欧薄荷和少数几种气味强烈的精油就不会有影响。还有些人认为，接受顺势治疗前后半小时内，最好不要接受芳香治疗，但在这个时段之外，可以使用洋甘菊和玫瑰等温和的精油进行芳香治疗。当然，这样一来，潜能低的药剂可能不受精油影响，但潜能高的药剂大部分会失效。

正在接受顺势疗法的人如果想要使用精油，最好先向自己的顺势治疗师咨询，除了可以保护自己，还可以表现出对治疗师的尊重。如果有必要的话，进行顺势治疗期间可以只用基础油进行按摩，等到疗程结束后再加入精油。

虽然写了这么多顺势治疗和芳香疗法不相容的内容，但我还是得告诉各位读者：我认识一些同时使用顺势治疗和芳香疗法的人，他们不但活得很快乐，也没有出现两种疗法相互排斥或相互破坏的情况。

顺势治疗用到的药剂一定要和精油以及其他具有浓烈香气的物质分开储存。如果方便的话，最好将它们存放在不同的房间中，如果不行，至少也要放在不同的橱柜中。我曾和一位顺势治疗师讨论过这个问题，他的建议是：如果我们经常使用精油，最好经常更新我们屋里存放的顺势药剂，至少每六个月要清除旧的药剂并添购新的，或者只在需要的时候购买。

蜂蜜（Honey）

几百年前人们就已经发现了蜂蜜的特殊疗效，而蜂蜜和精油配合使用可以产生极佳的效果，尤其适合治疗皮肤病症。少许蜂蜜加入油膏（内含密切相关的蜜蜡）中可以保养皮肤，还可以治疗湿疹之类的病症。

吸入法（Inhalations）

几百年前人们就使用吸入法治疗呼吸方面的疾病，像感冒、喉头黏膜炎、鼻窦炎、喉咙痛、咳嗽等。进行吸入法最常用的方式是：先找个大碗，装入几乎沸腾的热水，再将适量的植物组织加入水中，用条毛巾把头和大碗包住，吸入随着水蒸气飘上来的植物精华，至少要持续 5 分钟以上。在不同的国家，人们用相同的方法配合上百种不同的植物和药草，治疗各种呼吸道疾病。

如何用精油进行吸入法呢？只要在装着热水的大碗中加 3~4 滴适当的精油，再按照上文所描述的方法吸入蒸汽即可。会产生蒸汽的电器装置也很好用，最简单而且销路最广的装置叫作"脸部桑拿器"。它本来的作用是保养脸部肌肤，但当作吸入蒸汽的装置也非常适合。如果使用脸部桑拿器或这类装置，只要加 1 滴精油就够了，因为只要一点水，这类装置就可以产生大量蒸汽。

患气喘、花粉热或其他过敏性疾病的患者，使用吸入法时要非常小心，最好第一次只吸 30 秒，观察有无不良反应，如果没有，数小时后再延长吸入时间到 1 分钟，之后逐步增加为 3~5 分钟。

儿童进行吸入法时家长要全程看护，以免意外烫伤。

适合吸入法的精油种类，请参看"鼻喉黏膜炎"（287 页）、"感冒"（293 页）、"鼻窦炎"（414 页）等。

内服精油（Internal Medication）

精油究竟可不可以内服？如果可以，又该在什么情况下服用？剂量多少？这些是芳香疗法中最受争议的问题。我坚决认为精油是不能内服的，但我们有必要了解一下支持和反对内服精油这两种说法。

有个学院派的理论（多半根据玛格丽特·摩利的传统观点）认为芳香疗法只适合于外用治疗。这意味着按摩、芳香浴和吸入法是芳疗法的主要治疗方式，而将精油加入乳霜、润肤水或其他皮肤保养品中则属于

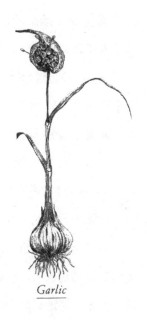

Garlic

次要用法。数千年来，精油的疗效只能从临床使用中得知，但近十年来许多严格的实验证实了：涂抹在皮肤上的精油以惊人的速度大量进入血液中。除此之外，吸入法（不管使用哪种吸入装置）也可以让精油伴随着进入肺部的氧气和其他气体一同进入血液中。这两种使用精油的方法都跳过了消化系统，也就是避开了吞食精油可能引发的危险。就效率层面来说，这两种方法能使精油较快进入血液，而通过消化系统，精油进入血液的速度较慢。

精油可以内服的说法起源于法国。法国的芳疗师都是合格的医师，他们对于精油的药物性质和人类的生理知识都了解得非常透彻，也受过将精油当作辅助药剂的药剂师训练（顺便说明一下：我们在药房或健康食品店可以买到的大蒜胶囊，其实就是用大蒜精油做的。用大豆

油或葵花油等蔬菜油稀释大蒜精油，再装入胶囊中就成为大蒜胶囊。如果未经蔬菜油稀释并且没有放入胶囊中，绝对不能食用大蒜精油）。

英国、美国和其他地方的芳疗师只受过简单的医学训练，情况就完全不一样了。如果我们没有受过多年医学训练却建议别人食用精油，就可能会危害别人的生命安全。许多国家将这样的行为视为触犯法律。一般人最好外用精油，即使是曾将精油当作内服药使用的芳疗师，只要有几年的时间中断这种用法，再度使用时也可能会因生疏而发生危险。国际芳香疗法治疗师协会也特别要求会员将精油视为外用药。

对于使用精油自行治疗的患者来说，这个问题就更值得担忧了。许多畅销书都建议人们配合糖或蜂蜜直接食用精油，每次 3 滴左右，有时甚至更多。精油只溶于酒精或其他油中，糖不能使精油溶解，只能使它更美味好吃（或许我们应该警告人们"未经稀释的精油根本不能吃"，以遏止他们食用精油的风气）。法国罗伯特·马松提出的证据显示：未经稀释的精油会引起严重过敏，甚至还会损伤胃壁黏膜。还有个更危险的观念，许多人（特别是没有意识到精油浓度非常高的人）都认为既然少量的精油对人们有益，大量使用精油产生的效果应该会更好。对经常服用大量药物的人来说，3 滴精油实在太少了。还有许多人认为天然的东西就一定安全。这些都是错误而且非常危险的观念。如果使用过量的精油，肝脏和肾脏等解毒排泄器官会试图排除体内过多的精油，加重这些器官的负担。有几个患者因过量使用精油死亡，他们的肝细胞都严重损坏。

在果汁、药草茶等液体中加入精油也是很危险的，因为精油不溶于这些液体，如果饮用这类液体，也可能会导致胃壁黏膜损伤。

简单来说，对于要不要服用精油这个问题，我的答案是：不要。

润肤水（Lotions）

将油脂和水溶性液体混在一起，再加入卵磷脂或蜡质之类的乳化剂，让油脂形成小粒子悬浮在水溶液中，就形成了润肤水。典型的润肤水就是将甜杏仁油、玫瑰纯露和蜡混在一起。乳霜也是用这三种材料制成的。而润肤水和乳霜最大的差异在于：润肤水中，玫瑰纯露的比例较高，因此流动性较大，没有乳霜这么黏稠。润肤水和乳霜中都可以添加精油，一来可以增加香味；二来还能治疗皮肤病症。我发现润肤水比乳霜更适合用来治疗湿疹，也比较适合干燥和敏感性肌肤使用。

如果没有专业仪器设备的协助，制作润肤水会比制作乳霜困难，但由于润肤水治疗某些皮肤病症的疗效的确比乳霜好，虽然比较难做，少数芳疗师仍会尝试自制。我们可以在精油商店购买不含香料的基剂，或在一般健康食品店购买纯植物成分的润肤水（微香或无香都可），再添加自己想用的精油即可。

按摩（Massage）

用精油按摩是芳香疗法最重要的治疗方式，除了让精油发挥作用之外，它还提供芳疗师的接触和按摩治疗，并根据个人的状况选择合适的精油。

按摩，不管有没有添加精油，它本身就有非常神奇的疗效。如果孩子摔倒了，妈妈一定会轻抚他摔伤的膝盖；如果我们弄伤自己，最直接的反应也是抚摸疼痛部位；如果有朋友情绪不佳，我们通常会给他一个安慰的拥抱。轻抚身体疼痛的部位可以促进细微血管的血液流动，从而自然减轻疼痛。拥抱是种传达对朋友的同情和爱意的非语言表达方式，在面临危机而不知如何用言语表达时特别适用。

按摩治疗包括身体和心灵双方面的疗效。按摩师利用各种按摩技巧来减轻患者疼痛，使患者紧张和僵硬的肌肉放松，促进血液循环保持身体健康。按摩除了直接影响表面的肌肉群——即皮肤下层的肌肉之外，还可以促进更深层肌肉或内层器官的健康。

即使是专为促进生理健康而设计的按摩，也会让患者产生幸福安乐之感。而按摩产生最重大的影响就是患者可以深度的放松。在深度的放松之后，患者通常会有充满活力和精力旺盛的全新感受。大多数人在接受按摩后数小时内都会感到很舒服，但事实上按摩的功效可以累积，只要定时接受按摩，每次按摩后的舒适感就可以持续更久。

按摩可以放松紧绷的肌肉，而这个过程就像是进行再教育一般，我们可以觉察到哪些肌肉会经常无意识地收缩，以及感受到紧绷、收缩的肌肉和放松的肌肉的不同。通常，在接受按摩治疗放松肌肉之前，我们都不会发觉哪些肌肉是紧张而僵硬的。当我们感到情绪紧张时，这些肌肉就会立刻紧绷，而肌肉紧绷造成的不舒服又会再度引发情绪紧张，形成一个恶性循环，这就是精神压力引发生理病症的主要原因。因此，尽快解除生理不适是非常重要的，而按摩正是打破这个恶性循环的最佳方法，特别是当我们使用具有平静或振奋功能的精油进行芳香按摩，同时对身心两方面进行治疗时，效果最为显著。

某些按摩法，像伊沙兰按摩法和30年前开始发展的各类直觉按摩法，更进一步发展身心之间的关系，强调按摩治疗的目的在加强患者心灵和身体的联结。身体紧绷感的消除可以让情绪舒缓，而消除身体的紧绷感又和接受按摩者四周的环境以及他们的情绪密切相关。也就是说，按摩师和被按摩者之间良好的信任和同情关系的建立，有助于被按摩者情绪的宣泄。而这种信赖关系，必须经过数次治疗后方能建立。伊沙兰按摩法的重要信念是：谨慎而小心地消除表层的生理紧张，深层的紧张就会渐渐浮出来，逐渐散去。

　　由于每位芳疗师的背景和所受的训练不同，个人观点和喜好也有所差异，因此不同的芳疗师进行按摩的方式也不相同。各种技法有很多差异，而在此详述每个技法的细节也没什么意义，因为我认为不论用何种按摩技法，只要芳疗师受过专业训练，能够以仔细而谨慎的态度帮助每位患者就够了。我曾经让许多技法不同的按摩师按摩（有些时候使用精油，有些时候则不用），而每种按摩技法都能给我很大的帮助。按摩的面积是否包括全身，以及治疗师是否将身体、心理和精神状态等都列入了治疗范围，是比技法种类更值得关注的。

　　从纯生理的角度来看，按摩是芳香疗法中最重要的方法，因为它提供一个让精油有效接触和进入人体的方式。皮肤很容易吸收精油；当身体还接受着按摩的时候，我们所需的精油已经迅速地进入血液（我们所需的精油量并不多，因此精油必须先用基础油稀释，3%的浓度就足够了）。如果有什么困难无法进行全身按摩，可以选择在人体皮肤面积最大的部位——背部进行按摩，这也是个让精油进入人体的良好方式。遇到紧急情况时，可以每隔半小时就在背部进行芳香按摩，让大量精油进入血液循环，产生疗效（我必须强调一点：这项工作只能由非常有经验的治疗师来做，最好他还受过专业的医学训练。我在此提这个方法只是要说明：背部按摩具有促进人体大量吸收精油的功效）。

自然疗法（Naturopathy）

自然疗法的基本理念是：只要外在环境良好，身体就会自行治疗自己的病痛。为了创造一个良好的外在环境帮助身体痊愈，自然疗法主要使用膳食控制（特别是断食疗法）、水疗法、放松技巧等，以及某些操作技术（英国的自然治疗师多半受过整骨治疗的训练）。现代的自然治疗法还包括了维生素和矿物质的补充。

自然疗法可以补充芳香疗法的不足，特别是在治疗慢性病方面。按摩、芳香浴等虽然能够刺激患者本身的自疗能力，但患者若再接受膳食指导会更有益。

许多不同学派的治疗师经常以自然疗法的理念和方法来补充自己的不足，特别是在提供营养建议这方面。

请参阅"整骨疗法"（230页）和"营养"（483页）。

整骨疗法（Osteopathy）

在所有的疗法当中，整骨疗法大概是芳疗师最常遇到的疗法。人们第一次寻求芳香治疗多半是为了解决背痛的问题，只可惜，精油的确可以有效缓解肌肉疼痛，但背痛通常和关节移位有关，只有整骨治疗师才能真正解决问题。

整骨疗法的基本理论是：身体的构造和功能是相互关联的。如果构造出现了异常或是改变——如摔伤或意外，则功能也会受到影响。当构造（特别是骨骼构造）正常时，身体各系统自然就能正常运作。整骨疗法的主要工作就是修正因为意外事故、姿势不良、肌肉异常紧张或其他原因造成的构造移位。整骨治疗师通常以巧妙的技法尽量让移位的关节做大范围的运动，帮助关节回到它们原有的正确位置。这通常要靠患者的身体和治疗师的手法所产生的扭转力来完成。

如果关节的位置异常，关节周围的组织可能会痉挛，若这种状况长期持续，肌肉中就会出现许多纤维小瘤。进行整骨治疗前先进行按摩，可以软化、温热和放松肌肉，使后续的治疗工作容易而有效。基于整骨治疗师的背景和所受的训练，治疗前他们会亲自为患者按摩或请按摩师进行。有少数按摩师会用精油按摩，这当然能增强按摩的效果，让后续的整骨治疗更为有效。如果使用具有"发红"效果的精油（可让局部肌肉发热）疗效将更为显著。马郁兰堪称最有效的精油，少许黑胡椒再混合薰衣草或迷迭香精油也是很好的选择。快乐鼠尾草精油是很好的肌肉放松剂，但不适用于治疗后还要开车的患者。

要求整骨治疗师为我们进行非常有水平的按摩，有时会强人所难，因此最好的方法就是在接受整骨治疗前先找按摩师按摩。我就曾为许多将接受整骨治疗的人按摩，他们后续的治疗效果也非常好。

整骨治疗师有时需要非常用力推拉肌肉，以便让关节回到正常位置，而这可能会使肌肉在治疗后1~2天产生酸痛的感觉。这种情况又可以借助按摩来处理。按摩的力道要十分轻柔，最好选用洋甘菊、薰衣草、马郁兰、快乐鼠尾草或其他具止痛效果的精油。用这些精油来洗芳香浴也很舒服，但根据整骨治疗师的建议，治疗后2~3天之内，洗澡时水温不可太高，洗澡时间也不能过长，以免长时间的热水澡让肌肉过度放松。因为接受整骨治疗后，最好让肌肉尽快恢复它应有的弹性，它才能适当地支撑关节，保持关节的正确位置。

如果患者关节易位的问题已经有很长时间了，可以交替进行一系列的芳香按摩治疗和整骨治疗，效果比单独进行芳香治疗或整骨治疗好。

香水（Perfume）

精油和其他各类植物物质是最古老的香水。莎士比亚所说的"阿拉伯香水"就是指精油，在10世纪时阿拉伯人已经会蒸馏玫瑰、茉莉和其他种类的花来获得植物中的精华。更早期的人还没有学会蒸馏技术之前，他们就制作花瓣和其他香甜的植物组织的浸泡油，或将植物组织浸在动物脂肪中以获得香脂。

现在这种以高纯度酒精来溶解香油的香水生产方式，其实在17世纪时就已经非常流行了，其中德国和法国对香水工业的影响最大。19世纪时，香水工业多集中在格拉斯城，一个充满花朵和芳香植物的城市。因此，不论从香水业或芳香疗法的角度来看，格拉斯都已经成为精油的贸易中心。

有些世界级的传统香水制造商仍然采用精油作为香水的原料，特别是这些在19世纪末和20世纪初

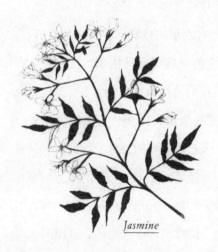

Jasmine

成立的公司。较晚成立的公司倾向于大量或全部使用人工合成物质制造香水。这些人工合成的香料物质几乎和已有数千年历史的天然植物具有相同的气味（就算没有完全相同，但也十分接近）。有时也会从数种不同的精油中抽出某些成分，再将它们重新混在一起。合成技术的发展有个很大的贡献：我们不再需要动物性来源的萃取物，像麝香或麝猫香等常被香水工业当作固定剂的物质。

某些香料物质包括茉莉在内，始终无法成功地合成，因此香水制造商通常会在合成茉莉油中加些纯的茉莉原精以增加茉莉香味的真实感。

以香水工业的观点来说，这些合成的香气分子或许非常实用，但就芳香疗法的立场来看，这些合成物质是完全没有疗效的，就算掺杂部分真正的精油也没用。

有些香水制造商，通常是非常少数的几家，只用天然植物生产香水。当然，这种天然香水非常受欢迎，至少它们和芳香疗法是兼容的。

许多芳疗师喜欢混合数种精油，创造新的香气，获得疗效和气味都符合芳疗师所需的复方精油。事实上，每种具有疗效的精油气味都很好，就算有些纯精油气味不太容易被接受，但少量时也可以产生非常好闻的气味。

没有执照就无法购买香水工业用的酒精，因此自制的香水通常都是由未经稀释的精油混合成的。与用酒精作为基剂的香水相比，这些用纯精油混合的香水更具持久力，因为纯精油可以在皮肤上停留较长时间。也因此，使用时只能涂在一小块皮肤上。有些精致的纯花瓣原精在单独使用时会产生非常好闻的香味。

香水工业制成的香水，可依照成分中芳香物质（精油或其他物质）

和酒精的比例分类。芳香物质占15%~20%称为香水，10%左右称为精质，4%~6%称为化妆香水，2%~3%称为古龙水。

复方精油的理论很多，其中一个理论的提出者是19世纪法国香水界名人——皮尔斯，他以音符的高低将香味排列分级。依照他的理论，产生了目前最常用的"模拟音符"分类法，将香味分成高音、中音和低音三个等级。凡是一闻就知道香味种类的精油、混合油或香水，都属于高音。能在复方精油或香水中显现它的特性的精油属于中音，而香味能持续很久的就属于低音。有几种精油是明显的低音精油，像广藿香、没药、茉莉和檀香，但关于中音和高音精油的精油种类，芳疗师和香水制造者的意见从未一致。季节对精油的影响可能是原因之一，例如同种植物的精油，若生长期日照充足、气候干燥，则精油会归类为高音；但若气候较为阴湿则可能归类为中音。不过，这个分类法是非常主观的。

混合精油的最佳指导就是鼻子。增加鼻子灵敏度的方法就是：不论在工作场所或家中都只闻高质量的油而丢弃一切合成油。这或许不容易做到，因为合成精质几乎已经渗透到每种产品中，从洗发精到洗手乳、地板光亮剂、清洁剂、空气清香剂（如果我们使用天然精油，还需要空气清香剂做什么？）及各类我们想得到的化妆品。

不过，也有替代方案：使用无香味或只添加天然植物萃取香料的产品。找寻这类产品得花些工夫，也必须多付些金钱，但这对我们的健康有益，也能增强我们辨识香水和精油的功力。

植物激素（Phytohormone）

这个英文单词来自希腊文，意思是植物的激素。植物就和人类一样，也会产生激素，也可称为"化学信使"。这些物质跟着植物体内的汁液流动，正如同人类的激素在血液中运行，并影响其他器官的功能。植物激素会影响植物生长、生殖和其他的植物生理功能。

有些植物激素和人类激素的结构与功能非常相似，含有这类激素的植物可以帮助人类维持人体激素的功能。甜茴香、蛇麻子、甘草和柳穗都含有类似女性动情激素的植物激素，而土当归中则含有类似男性睪固酮的激素。

有些具有催情壮阳功效的精油也都含有这类植物激素，但这些激素的影响和使用方法还需要做更深入的研究。我们对这些物质了解得越清楚，就越能清楚了解精油的作用。目前我们已知适时使用这些物质可以平衡月经周期，增加母乳的分泌或分娩时增强子宫肌肉的收缩。

许多可以影响女性生殖系统的精油都含有类似动情激素的物质。目前尚未发现任何精油中含有类似黄体激素的物质，但某些药草（西洋牡荆）中的确含有这类物质。人参和其他几种植物中则含有类似男性睪固酮的物质。

请参阅"动情激素"（190页）。

植物疗法（Phytotherapy）

这个英文单词是由两个希腊词汇——"植物"和"治疗"拼成的，指各种运用植物进行治疗的医疗活动。在法国，我们通常用"药草医学"

来代表，芳香疗法也包括在内。法国的芳疗师只有少数几人单独运用精油进行治疗，其他人多会混合运用精油和其他的药草或植物治疗来为患者服务。

反射疗法（Reflexology）

许多芳疗师会混合应用精油治疗和反射疗法，事实上这两种疗法也的确有互补之效。

反射疗法的原理是：脚上的各个反射点或反射区与身体各组织和器官之间会相互影响。了解和认识这些反射点可以帮助芳疗师辨识和治疗患者的患病区域。本世纪初，美国芳疗师尤力斯·英格汉将反射治疗的理论和方法编纂成册，并发觉这个方法可以追溯到古埃及时代。

坚定而温和地用拇指或手指系统地在整个脚上轮流按摩。如果身上某个部位或组织出现问题，有经验的治疗师就会在脚上的反射区内感觉到小粒或结晶的存在。持续对该部位施压，直到最初的不适感消除，有益于该反射点对应的器官。

在进行反射治疗时，不必使用精油或基础油，因此反射治疗不算是芳香疗法的一部分。不过有些芳疗师会在进行精油按摩时顺便进行反射按摩。有些芳疗师利用反射治疗来寻找虚弱的器官组织，作为选择精油的参考，有些则利用反射治疗来强化精油的疗效。

理论上，在特殊的反射点上涂抹精油，增强该反射点对应组织的健康是说得通的，但这并不是真正的反射疗法。这种方式很适合自疗，可以帮助自行按摩很难接触到的颈部和背部。

指压（Shiatsu）

指压是日本的传统按摩技术，和针灸疗法的原理十分相似。"shiatsu"的日语意思是指压，治疗师利用手指或拇指按压在特殊的穴位上（针灸疗法用针扎在穴位上获得疗效）。不过，这还不足以完整地描述指压，因为芳疗师还会用到整个手掌、手肘甚至脚让患者放松或刺激患者，并用这种方法平衡患者体内的阴阳之气。可参阅"针灸疗法"（196页），进一步了解阴阳之说和气能量的理论。

传统的指压治疗是单独的疗法，患者穿着衣服让专业治疗师进行治疗，和芳香疗法无关。但现在它可以和精油按摩结合，加入芳香疗法中来获得更好的疗效。利用精油按摩可以达到某种效果，若再按摩适当穴位可增强疗效，帮助患者平衡体内的能量，让精油发挥最大的影响力。

请参阅"阴/阳"（493页）和"针灸疗法"（196页）。

护肤（Skincare）

保养皮肤是芳香疗法相当重要的功能之一（事实上，很多人认为芳香疗法只是一种护肤方法）。精油、花露、新鲜水果、杏仁、蜂蜜还有其他新鲜的天然物质适合各类型的肌肤，也可以治疗痤疮、湿疹和牛皮癣等各种皮肤病症。

典型的芳香疗法保养脸部肌肤流程（如果肌肤健康状况良好并且没有特殊皮肤病）如下：用温和的植物性乳霜或牛奶彻底清洁脸部，接着再细心进行特殊的脸部、颈部、肩部和头皮按摩。按摩是整个保养过程中最重要的步骤，依照当时肌肤的状况进行按摩，可以让最适合皮肤的精油（肌肤的状况每天都不同）穿过外层的死细胞对下层的活细胞起作用。有些治疗师所受的训练比较深入，可以针对被按摩者当时的皮肤状况从多种精油中选出最适合的一种。

按摩之后，芳疗师可能会在顾客的脸上热敷帮助皮肤吸收精油，或用新鲜草莓及当季水果，鳄梨果泥等各种天然植物性物质为顾客敷面。有些芳疗师特别是在护肤中心专做美容护肤工作的，可能会用到市售的敷面剂。但我觉得最好不要也没必要使用。暂且不论使用这类产品要增加的开销，我认为只要使用新鲜水果或其他植物制成的产品就很有效了。切记：越接近天然的物质，对我们越有好处。

让敷面剂在脸上停留 10 分钟左右，再清除这些敷面剂，然后用玫瑰纯露或橙花纯露轻轻涂抹脸部和颈部，接着擦薄薄一层乳霜，避免皮肤被环境中其他物质伤害。另外，芳疗师还可能给顾客一些合适的精油乳霜或其他的精油产品，以便在家中使用。

大多数护肤过程都是依照上述步骤，但也会根据芳疗师个人独特的治疗方式，或接受芳疗者皮肤的特殊情况做些改动。接受芳疗者若是油性肌肤或患有痤疮，护肤步骤中还会加入"用含有精油的蒸汽蒸脸"这个项目。

利用精油、蜜蜡、可可油和纯露在家中自制芳香软膏、化妆水或纯露是很容易的事，详细的步骤和各成分的用量都记录在本书中的其他章节内。几千年前，人们就知道使用这个方法做成各种护肤产品，而事实也证明这类产品的确能安全地帮助肌肤。有些自制护肤品的成分和我们曾祖母所用的保养品差不多，最近市面上也可以见到这类化妆保养品，只不过市售保养品中还加了少许矿物质与动物性成分。有些矿物质会伤害人体，而且基于爱护动物的原则，我们也不该使用动物性产品。因此，若能用精油与其他的植物性物质制成护肤保养品会比买成品更好。此外，自制护肤品绝对比买成品更省钱，而且我们还能清楚地掌握每瓶护肤品的每种成分。

当然，护肤并不局限于保养"脸部的肌肤"，只不过是我们比较注意脸部罢了。脸部经常暴露于各种气候、环境污染物、空调系统或其他伤害性因素之下，人们总是比较注意脸部的状态，这或许就是脸部保养受重视的原因吧。不论是按摩、乳霜、化妆水或芳香浴等，各种芳香治疗都对全身肌肤有非常大的帮助。除了脸部之外，手部的肌肤大概是我们最需要关心的。自制实用又有效的护手霜非常容易。

有些芳疗师受过特殊训练或专攻芳香疗法在护肤方面的应用，我们应该认可他们的专业性。整个护肤过程中被按摩者受到芳疗师的照顾、按摩、关爱，这是非常放松非常享受的过程，从这点来看，芳疗师除了能提供有助于皮肤的生理治疗外，还能提供非常有益的心理治疗。

对皮肤有益的精油种类很多，我们会在不同的皮肤类型与皮肤问题中提到。请参阅"干性肌肤"（306页）、"油性肌肤"（382页）、"干燥的皮肤"（302页）、"敏感性肌肤"（412页）、"皱纹"（442页）、"微血管扩张"（428页）、"痤疮"（250页）、"湿疹"（307页）与"牛皮癣"（394页）。另外还可参看"皮肤"（415页）进一步了解皮肤的功能和精油与皮肤的相互作用。

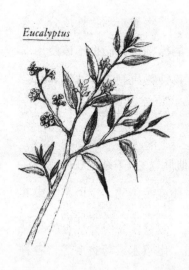

Eucalyptus

喷洒（Sprays）

喷洒精油有非常多的优点，特别是精油具有杀虫剂所没有的安全性。依照精油种类的不同，可以制成驱虫喷剂、除臭喷剂、避免流行病扩散传染的保护喷剂与单纯增加香气的芳香喷剂。

只要将几滴精油与少量酒精混合，加水后剧烈摇晃即可。若要立刻使用，可将精油和水直接混合，剧烈摇晃后使用，喷 1~2 次可再摇一摇。精油不会与水均匀混合，但剧烈摇晃可使精油以水中悬浮油滴的形态喷出。喷剂中精油的比例不重要，通常我都用 5% 的浓度，而在流行病肆虐期间会提高为 10%。

最好的喷洒罐就是专门喷洒室内植物用的陶瓷喷洒罐，但原本就是装芳香剂或除臭剂的玻璃喷洒罐也可以用来盛装少许喷洒液。其次，也可以用普通的塑料喷洒罐，但塑料罐中绝不能有精油混合液残留，因为精油会与塑料产生化学反应，污染残余液体。调制喷洒液时要注意"量"的问题，最好预估自己的用量，当天配的溶液要当天用完，没用完的就丢弃掉。

佛手柑是除臭效果最好的精油，不论是单独使用或与薰衣草混合都是非常有效的驱虫剂。任何一种具有柠檬味的精油——香蜂草、柠檬马鞭草、柠檬香茅或香茅等都可以驱虫。

瓦涅医师认为：流行病肆虐期间最好喷洒尤加利精油，如果经常

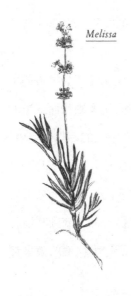

Melissa

在病房中喷洒，可以控制传染病的扩散。迷迭香精油与杜松精油也具有相同的功效。如果最近出现传染病，最好在家中每个房间喷洒精油，一天数次。

把精油当成清香剂，你可以在房间里喷洒任意一种你喜欢的精油。

如果患部疼痛无法直接在皮肤上涂抹精油，可以用喷洒的方式喷些精油。例如：儿童出水痘时，可在身上喷些洋甘菊、薰衣草与尤加利的复方精油，可以减少小孩发烧的情况，还能减轻斑点。另外还要注意一点，如果孩童出现发烧现象，为了避免肌肤被冷水刺激，调制喷洒液时最好使用稍微加热的水。治疗日光灼伤也可以调制薰衣草与洋甘菊或两者混合的喷洒液，以同样的方式来减轻患者的不适。

兴奋剂（Stimulants）

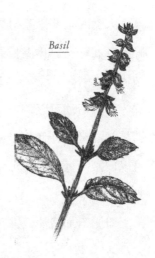

Basil

兴奋剂是种能让人们身体或心理兴奋起来的物质。虽然使用精油产生的刺激效果比咖啡因、酒精或刺激性药物更安全，但也不能滥用。可以暂时用精油来提神，比如遇上重大问题必须格外集中注意力时很适用。康复期也可以酌情使用让患者恢复活力。

可以作为兴奋剂的精油有：罗勒、黑胡椒、尤加利、欧薄荷和迷迭香等，其中我觉得迷迭香的效果最好。

用迷迭香精油进行芳香按摩，或再加少许黑胡椒就成了最神奇的兴奋剂，即使没有按摩师在场也可以进行芳香浴，或闻闻手帕和面纸上的精油，甚至直接吸入精油瓶口的挥发气味也可以。在漫长的写作过程中，我通常会在每边袖口滴 1 滴迷迭香精油，以便我在移动双手打字时可以随时闻到它的香气。罗勒、欧薄荷和尤加利精油加入洗澡水中的效果较差，这几种精油都会让皮肤产生不舒服的刺痛感。但若加 1 滴到其他种类的精油中却可以成为相当好的兴奋剂。熏香或喷洒这类精油的效果都不错。另外还可以配合饮用欧薄荷茶。

这类精油并不是睡眠、营养和休息的替代品。当有特殊需要时，它们可以作为临时性的辅助手段，但不能长期使用。

调节体温（Temperature）

人类的正常体温约是 37 摄氏度，早晨起床时体温会略微降低，傍晚会升高一些。体温控制中枢位于大脑，而身体有许多种不同方式调节体温。例如：流汗可以降低体温，发抖可以让肌肉产生热量。

许多精油可以调节体温。佛手柑、尤加利、薰衣草、香蜂草和薄荷等精油可以降低体温，其他能促进排汗的精油像丝柏和迷迭香等也可以间接降低体温。可将这些精油加入洗澡水中，或混合大量冷水轻轻擦拭身体。

即使不加精油，进行按摩也能有效地升高体温，但若加马郁兰或百里香等温暖的精油会更有效。凡是称为红皮剂的精油都可以促进局部血液循环，让人产生温热的感觉，特别是冰冷的肢体末端。这类精油包括：黑胡椒、杜松和迷迭香。

　　婴幼儿和老人的体温调节中枢对体温的调控能力比较弱，因此如果他们的体温出现异常变化，要小心看护。

　　请参阅"发烧"（317页）。

补药，强壮剂（Tonic）

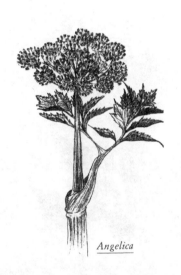

　　精油或药草制剂等只要能促进身体健康与身体各项机能，特别是在康复期或身体非常虚弱时使用，都可以称为补药或强壮剂。

　　欧白芷、罗勒、黑胡椒、肉桂、丁香、天竺葵、姜、薰衣草、柠檬、马郁兰、没药、肉豆蔻、迷迭香和百里香等精油

Angelica

都是具有滋补功效的强壮剂。这几种精油多半具有温和的提升作用，其中有许多种是属于激励性的精油。不过在使用这些精油时，最好再配合摄取足够的营养，补充多种维生素与矿物质，并尽可能多休息。

　　罗勒、天竺葵、薰衣草、马郁兰、没药、迷迭香和百里香等精油都很适合当作沐浴油或按摩油。如果方便的话，最好为筋疲力尽的人进行按摩，因为按摩是最能迅速恢复活力的方式。沐浴的功效虽然没有按摩这样显著，但也十分有帮助，无法进行按摩的时候可用沐浴替

代。除了肉桂以外，其他属于强壮剂的精油也可以加入洗澡水或按摩油中，但浓度必须很低。这几种精油比较适合用燃烧器或蒸发器燃烧，也可以直接从瓶口或手帕、面纸上吸入蒸汽。如果能配合植物药草使用或在食物中加入香料，效果会更好。

请参阅"兴奋剂"（241 页）和"康复疗养期"（296 页）。

镇静剂（Tranquillisers）

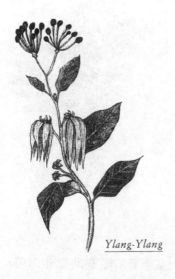

Ylang-Ylang

镇静剂是种可以减轻焦虑症状的药物，多半为苯二氮平类药物，像安定（Valium）、利眠宁（Librium）、阿提芬（Ativan氯羟去甲安定片）等都是镇静剂。另外还有普萘洛尔（propranolol）等药物可以减轻焦虑引起的流汗与心悸等症状。

数千人都对这几种合法的药物上瘾，事实上只要连续几个月服用这些药物就会上瘾。头痛、异常疲倦、忧郁、消化不良、月经不调、性功能降低等都是服用这类药物可能出现的副作用，还可能出现皮肤起疹子或恶心等其他问题。

芳香疗法是种可以取代镇静剂并且适合压力情境使用的安全有效的方法，可以帮助人们戒除这些药物，甚至数年的药瘾。

如果患者还没养成依赖镇静剂的习惯是最好的，有很多种精油可以减轻压力，若由感觉细腻的芳疗师为患者进行按摩，效果更好。薰衣草、苦橙花和依兰依兰是最能滋润心灵的精油，其他像安息香、佛手柑、洋甘菊、快乐鼠尾草、意大利永久花、香蜂草、玫瑰和檀香等也都是极佳的选择。当然，接受芳疗者个人的喜好也可作为选择精油的指南。由于需要长期使用，因此最好经常变换精油的种类。除了定时接受芳香按摩之外，芳香浴也是不错的，也可将一种精油或数种精油的混合液当作香水使用。

　　有些长期服用镇静剂的人会寻求芳疗师的帮助来戒除药瘾。这时最重要的是服药量必须慢慢减少，不可突然停止服药。突然停药会让寻求芳疗帮助的人产生非常不舒服的感觉，也相当危险。一般来说，刚开始减少1/4的剂量，如果可以承受，再减少剩余剂量的1/4，逐步递减。每个阶段短则一星期长则数个月。药物成瘾的人服用镇静剂的时间越长，戒除药物所花的时间也越长。准备戒除药瘾时，一定要先通知医师，戒除药瘾期间，也要与医师保持联系。绝大多数医师都很乐意帮助患者戒除药瘾，都愿意开些低剂量的镇静剂，帮助患者顺利度过这段时期。

　　我认为在开始进行降低药物剂量的行动前，最好先进行芳香治疗——用上述几种精油进行按摩。芳香浴是很重要的治疗方法，因为这是患者可以自行控制的疗法，也可以避免患者对芳疗师的依赖。芳疗师最好经常变换精油的种类，避免精油取代镇静剂使患者再次上瘾。一般来说，精油不会造成生理上的上瘾，但却有可能使人在心理上产生依赖，而且长期使用同种精油也会降低精油的作用力。在完全停药之后，最好再持续治疗一段时间以支持患者成功地戒除药瘾。

补充维生素特别是维生素C及B族维生素可以增强芳香疗法的疗效。许多焦虑症患者体内都缺乏这些维生素。与心理医师交谈也可以帮助部分患者。

请参阅"成瘾"（252页）。

兽医用精油（Veterinary Uses）

精油可以治疗动物的疾病，最常见的是用精油预防与控制寄生在家畜毛皮或皮肤的跳蚤、虱子及其他寄生虫。佛手柑、尤加利、天竺葵、薰衣草及其他多种精油都是有效的驱虫剂。只要在猫、狗身上抹一至数种上述精油，即使不用化学除蚤药剂也可以有效地控制寄生虫数目。狗通常比猫更乐于接受梳毛。让狗先在加了上述精油的温水中泡一泡，再为它整理皮毛。如果是处理猫，我会在手上滴几滴薰衣草或松红梅等香味较温和的精油，再将精油均匀抹在猫身上。有些猫可以忍受，但有些猫就不行。如果猫的毛很长，平时梳理毛发时就在梳子上滴些精油——如果不想弄湿小狗，也可以试试这个方法。

薰衣草与茶树精油很适合治疗小创伤。在微凉的开水中加入几滴精油，再将咬伤、抓伤或其他肢体冲击造成的伤口浸泡在溶液中。爪子或牙齿造成的伤口通常容易感染恶化，伤处通常会发热、疼痛而且化脓。这是因为这类伤口的表皮通常比内部组织愈合得更快。经常使用茶树精油热敷可以杀菌，清除脓液，促使伤势真正愈合。

丝柏精油可以治疗动物的中耳炎。用棉花或棉花棒沾1滴精油轻轻擦拭动物耳朵内部，每天两次即可。

养马的人会用数种精油来治疗马关节僵硬和疼痛的问题。热敷是最有效的方法，其他适合人类使用的精油对马也适用。

　　我知道小型的羊群饲养场（六只羊左右）多用强效的薰衣草溶液来清洗羊毛，但大型的饲养场不容易准备大量的薰衣草溶液，因此多用市售的绵羊浸泡液。

　　注意：除非各位拥有兽医执照，否则替别人的宠物治病是违法的，上述方法只能帮助我们治疗自己家中的宠物。

区域治疗（Zone Therapy）

　　区域治疗是反射疗法的别名。它意味着：脚部的不同部位或区域会反映身体不同器官或部位的健康。详情请参阅"反射疗法"(236页)。

第五章

疾病与症状

脓疮（Abscesses）

脓疮在芳香疗法中一般是用热敷法来治疗。直接将热精油敷在肿胀的部位，就可以减轻疼痛，避免感染，甚至吸出有毒物质。例如：牙齿化脓时，可将热精油敷在脸颊上，直到肿胀消失，牙医可以治疗为止。

治疗脓疮最有效的精油是洋甘菊油（特别适用于牙齿发炎、化脓）、薰衣草油和茶树油（单独或混合使用）。

也需要考虑患者平时的健康状况，如果这种发炎的情况经常出现，建议患者摄取无毒膳食，多补充维生素与矿物质。

痤疮（俗称粉刺、面疱）（Acne）

成为芳疗师的好处很多，其中之一就是不必再依赖有副作用的危险药物或化学药剂也可以完全治愈痤疮。

痤疮一般出现在青春期，但有时也会延续到成年。皮肤［参见"皮肤"（415）］的皮脂腺分泌太旺盛加上细菌感染便形成痤疮。皮脂腺将大量的油性物质——皮脂排到皮肤表面，再加上四周环境的尘土、衣服的碎屑以及皮肤表皮脱落的角质细胞都会附着在皮脂上，形成细菌滋长的温床。渐渐地，这些物质阻塞毛孔形成黑头粉刺，发炎后就出现红红肿肿的"痘痘"，并会渗出部分液体，感染周围的组织。

芳疗师可以从许多方面着手治疗痤疮。在皮肤上涂抹精油可以治疗发炎和减少皮脂的分泌。按摩可以刺激循环，帮助身体排出毒素。芳疗师通常会建议患者摄取无毒膳食——这可说是芳香疗程中最重要的步骤。除此之外，还需要帮助患者学会正确的皮肤保健法，以使整个疗程更为完善。利用芳香疗法治疗痤疮，患者的态度很重要，在患者愿意配合的情况下痤疮才容易治愈。患者也不会感到无助和绝望。

许多精油都可以治疗痤疮，因此治疗师可能会不断地更换精油，直到找出最适合患者的精油为止。在治疗的过程中，治疗师也会随着痤疮症状的变化更换精油的种类。薰衣草和茶树具有杀菌效果，是最适合治疗痤疮的精油。薰衣草具有调理皮肤、治疗创伤和促进健康新皮肤再生的功效。佛手柑也可以用来治疗痤疮，但它有光敏性，会让皮肤产生过敏反应，因此只限定在冬季使用。佛手柑具有收敛、止血和抗忧郁的功效，其抗忧郁功效尤其重要。许多人患痤疮之后就变得忧郁，情绪低落，而低沉的情绪只会让痤疮更严重。天竺葵油可以平衡皮脂腺的分泌，在治疗痤疮期间，可以用稀释的天竺葵油按摩脸部，或直接涂抹混合了天竺葵油的面霜、清洁乳或化妆水来调理。

进行全身按摩时，最常用的精油就是迷迭香和天竺葵油。这两种油可以刺激淋巴系统，帮助排除体内毒素。随着患者病情的好转，可以在薰衣草和苦橙花油中添加小麦胚芽油来减少疤痕。

这些治疗可能要持续几个星期，甚至几个月才会见效，而刚开始治疗时，有些人的痤疮反而会变得更严重。因此要谨慎使用各类精油，用正确的方法治疗，避免痤疮变得严重。

二十五岁以后出现的痤疮，有可能是过敏引起的，这种情况下芳香疗法所选用的精油和方法就完全不同，请参看“皮肤”（415 页）。

成瘾（Addiction）

现代社会吸食海洛因、可卡因等毒品而上瘾的人越来越多，这已经成为可怕的社会问题。有些人可能会问："芳香疗法可以戒除毒瘾吗？"答案是肯定的。有些芳疗师曾成功地运用镇静和抗忧郁的精油帮助患者度过压力大且心情沮丧的时期，避免患者再度吸食毒品或滥用药物逃避现实，从而帮助患者戒毒。

很有趣的是如果让有毒瘾的人选择按摩时要用的精油，大多数的人都会选用快乐鼠尾草，看它的名字就觉得能带给人们快乐幸福。或许这是因为快乐鼠尾草油能让习惯用药物毒品来减轻压力的人立即产生舒服的感觉。从这个例子中我们就可以知道运用芳香疗法除了可以避免人们使用毒品，还可以协助有毒瘾的人戒毒。虽然社会各阶层的人都有药物或毒品成瘾的问题，但许多贫穷的人——没钱、没工作、没有接受良好教育，甚至居无定所的人，即使知道有戒除毒瘾的方法，也没有办法接受治疗。我认识一些非常关注社会问题的芳疗师，他们以征集自愿者的方式帮助贫困的人戒毒。不过，这样的芳疗师毕竟是少数，他们能帮助的人也非常有限。我认为这个问题需要更多人参与及协助才能彻底解决。

毒品并不是唯一会使人上瘾的东西，对尼古丁、酒精、镇静剂、咖啡和其他食物上瘾的人也不少。芳疗师的支持与帮助，调整饮食及善意的忠告通常可以帮助这些人戒瘾。在戒瘾的过程中，抗忧郁的精油是很有用的。佛手柑对治疗食物上瘾最有效，但还是要考虑患者个人的喜好。佛手柑、洋甘菊、快乐鼠尾草、薰衣草、玫瑰、茉莉、依兰依兰等都是很好的选择。在戒瘾的过程中，最好定时变换精油的种类。虽然人们生理上对精油上瘾的概率几乎等于零，但为了避免少数患者养成依赖某种精油戒毒的习惯，最好不要长期使用一种精油。

可同时参看"酒精中毒"（258 页）和"镇静剂"（244 页）。

老化的皮肤（Ageing Skin）

随着年龄增长皮肤会出现许多问题。撇开皱纹不谈，老化的皮肤颜色会变差，肤质会变得干燥，出现斑点，脸颊凹陷，甚至静脉浮凸。芳香疗法和含有精油的面霜都可以减轻这些症状。

如果皮肤的生长层能获得充足的氧气，皮肤就能保持健康的色泽。按摩可以帮助血液循环，增加氧气的供应，但直接按摩脸部要特别小心，避免用力过度而拉出皱纹。按摩头皮可以刺激整个头部的血液循环，脸部的供氧量也会因此增加。对一般人来说，按摩脸部的工作最好交给专业美容师才不会出现不良反应。而每天按摩头皮，既可促进脸部血液循环，又不需要特殊技巧，是一种简单方便的美容保养之道。

只有最外层的皮肤（表皮层）我们才看得见，而这层皮肤全是由死亡的细胞所组成，底下一层不断生长的活细胞决定了皮肤的健康状况和色泽。随着年龄增长，细胞生长的速度越来越慢，因此细胞抗疾精油（能刺激健康细胞增生的精油）就变得格外重要。苦橙花油和薰衣草油的疗效最好，即使皮肤已经进入老化阶段还是很适用。

可同时参看"皱纹"（442 页）。

随着年龄增长皮肤分泌的油脂会越来越少。大家可能会发现：年轻时属于油性皮肤的人，年纪虽然增长了，但看起来却比同年龄干性皮肤的人年轻，那是因为皮肤所分泌的皮脂——一种天然油脂，它的分泌在青春期时达到最高点，之后，它的分泌量就慢慢下降。配合天竺葵、茉莉花、苦橙花或玫瑰等精油进行按摩，可以让皮脂腺的分泌量增加一些。直接涂抹含有鳄梨油、荷荷芭油、杏桃核仁油或小麦胚芽等基础油的面霜或按摩油进行按摩，可以增加皮肤表面的油脂平衡性。

乳香、檀香和胡萝卜籽油都可以治疗老化的皮肤。如果不喜欢这几种精油的味道，不妨试试广藿香。这几种精油对皮肤皱缩和迟钝等老化症状有较好的疗效，如果能经常按摩，效果会更好。如果上述的方法都用了，但皮肤的色泽依然没有改善，可能就要使用酵母美容敷面剂了。压碎鳄梨或杏仁的果肉，再混合一些蜂蜜，也可以做出适合老化皮质腺的敷面剂。

年长的女性可能会出现静脉浮肿（微血管破裂）的问题，此时可以使用洋甘菊油、芹菜油、欧芹油或玫瑰油等，不过可能要治疗几个月才能看出效果。可以在按摩油中加入这些精油，或者将精油加入我们每天涂抹的面霜或化妆水中并且规律地使用，才能出现最好的效果。治疗期间最好轮流使用这些精油，不要全部混在一起使用，也要避免自己在阳光下长时间接受日晒，不能吸烟或喝酒，饮用过热的饮料。

皮肤可以反映出身体的健康状态，因此适量的运动、充足的营养，足够的睡眠及避免不必要的污染等，都可以延缓皮肤老化。

可同时参看"回春"（399 页）和"皱纹"（442 页）。

艾滋病（A. I. D. S.）

在开始讨论艾滋病（获得性免疫缺陷综合征）之前，和癌症一样，我们清楚地知道——芳香疗法并不排斥正统疗法，它只是提供了额外的补救和辅助，因此芳疗师不应该单独为艾滋病患者的病情负责，而必须和医师共同合作，帮助患者。在这样的架构之下，芳疗师的工作很多，例如：激励患者的斗志，帮助患者减轻压力，帮助患者维持免疫系统功能，避免意外感染等。有许多驻守在医院、艾滋病协会和疗养中心的芳疗师已经在做此类的工作。

长期以来，人们一直以为增强免疫系统功能属于西医的领域，所以特别注重疫苗的研发。其实芳疗师、药草专家、针疗师和营养师也可以用他们的专业技术帮助人们增强免疫力，而这比西药更重要。某些人体内已经感染了艾滋病的病毒，但却没有发病，这就是因为他们的抵抗力特别好。

艾滋病毒专门攻击人类的免疫系统，因此，强化免疫系统的功能是很重要的（有关艾滋病毒侵害人类免疫系统的进一步讨论，请参看"艾滋病毒"（331 页）。体内已经有艾滋病毒但却没有发病的人，他们免疫系统的功能一定特别强健，才能抵御艾滋病毒的侵害，没有发病。

本书中提到的精油凡是对免疫系统有益的，都对艾滋病有益，特别是可以增强脾脏、肾上腺和淋巴系统功能的精油。能保护肝脏的精油也很重要，因为肝脏负责排除人体产生的毒素。如果艾滋病患者按照西医的处方服药，这项额外的治疗就显得更加重要。不管治愈的希望有多少，西医、芳疗师、传统药草师以及针疗师都应该共同合作，增进或补充彼此治疗的效果，让艾滋病患者尽快恢复健康。

某些患者寻求西医以外的治疗方式时，病情已经严重到所有的艾滋病症状都出现了，但芳香疗法还是可以帮助他们。艾滋病毒本身不会引发任何症状，患者免疫系统功能缺失，不能发挥正常的防御作用，这是患者致死的真正原因。刚开始可能会出现一些症状，例如：口腔的鹅口疮（念珠菌属的酵母菌感染所引起）及皮肤、肺和肠道的感染等。淋巴腺可能会持续肿大一段时间——约三个月（这个症状不一定会出现，有时候患者会出现严重的感冒症状及淋巴腺热等）。增强免疫力，抵抗感染，正是精油的功能之一。严重的感染可能会引发肺炎，不及时让免疫系统的功能恢复，抵抗病菌，感染可能会直接威胁到人的生命。医院中，照顾艾滋病患者最重要的工作就是抵抗此类感染，同时，医护人员也要鼓励患者寻求其他的疗法。目前已经证实可以增强免疫力的精油有：绿花白千层、茶树、澳洲尤加利（功效和蓝胶尤加利相同，但比较容易吸收）和百里香（侧柏醇百里香抗病毒的效果最好）等。使用这几种油要注意一点，即艾滋病患者住院期间已经闻了很多药味，用芳香疗法治疗时，一定不愿意再继续闻与药味相似的气味。其他比较好闻又可以增强免疫系统功能抵抗细菌或病毒的精油，如松红梅、桉油樟或花梨木等，也是不错的选择。

除了增强免疫力，改善患者的生活质量也很重要，例如：提供按摩与沐浴和调整情绪与斗志的精油，提供精神上的帮助等。按摩尤其重要，因为按摩提供了一个接触的机会。每个人都希望别人能接触自己并表示对自己的关心，如果被列为"拒绝接触"的对象，肯定是十分难受而痛苦的。让艾滋病患者感觉到芳疗师非常乐意和他们接触，可说是芳香治疗中最重要的一件事。长期接受轻柔而舒服的按摩，必能抚慰患者身心，增强患者的斗志。如果患者很虚弱或很痛苦，也要轻抚他们，就算只能接触身体的一小部分，按摩效果还是值得肯定的。

哪些精油适用于艾滋病患者呢？适用的精油非常多，必须根据患者的生理和心理需要来选择。治疗艾滋病患者时，芳疗师最喜欢用的精油种类有：佛手柑、洋甘菊、快乐鼠尾草、乳香、天竺葵、葡萄柚、茉莉、马郁兰、苦橙花、玫瑰、花梨木、檀香和紫罗兰叶等。

许多艾滋病患者会长出罕见的恶性肿瘤——卡波西氏肉瘤（Kaposi's Sarcoma），如果患者正在接受化学治疗，就不适合使用芳香疗法。芳香疗法和化学治疗之间的问题，我会在"癌症"这一节详细讨论，在此不再赘述，但请读者一定要阅读"癌症"这一节的内容，我们才能继续讨论下去。

任何一位芳疗师如果想帮助艾滋病患者，首先必须抛弃自己对性关系或生活作风的成见。许多患者是同性恋、双性恋，或者长期注射毒品，女性艾滋病患者也越来越多。你也需要和艾滋病患者的家庭、朋友以及爱人保持联系。此外，许多上门求诊的艾滋病患者都将不久于人世，因此芳疗师及时调整自己的情绪上的变化，以及芳疗师面对死亡的态度都是很重要的。担任艾滋病患者的芳疗师可能还要承受一定压力，因为亲属们会担心因接触芳疗师而间接感染上艾滋病。虽然我们已经知道：艾滋病毒是由血液或唾液等体液传染，平常的接触不会感染艾滋病，但有些人总是心存疑虑。我要再次提醒读者，只有在艾滋病患者或治疗师身上有伤口的时候才有感染艾滋病的可能（用绷带包扎伤口，就可以避免感染的危险）。

芳疗师要特别注意一点：一定要保持健康。芳疗师可说是许多患者的精神支柱，因此要尽可能地让自己健康，不要过度劳累。不要试图做很多事，不管什么原因，出现工作狂的倾向就是一种病态。另外，治疗艾滋病患者会有一种禁忌，就是千万不要让自己先倒下。我要告诉各位读者，每一位我认识并治疗艾滋病的芳疗师，都对自己的工作非常满意。

特别注意：没有接受医学训练的人擅自治疗性病是违法的，但和西医合作治疗，或医师同意负责治疗，是法律所允许的。

请参阅"癌症"（283 页）、"艾滋病毒"（331 页）和"免疫系统"（338 页）。

酒精中毒（Alcoholism）

芳香疗法不能"治疗"或"治愈"酒精中毒，只能帮助想戒酒瘾的人不再过度渴求和依赖酒精。

按摩可以减轻患者的压力，使患者不再寻求酒精的安慰，再配合使用能放松情绪和缓解压力的精油，效果会更加显著。精油的气味按照患者的个人喜好挑选。

能排除毒素的精油如甜茴香、杜松等可以排除因长期酗酒而累积在患者体内的毒素，让患者体验到毒素排除之后神清气爽的感觉，激发患者的斗志。不过，患者要有心理准备，刚开始进行排毒时，患者可能会觉得不舒服，这是因为肝脏和其他组织中所累积的毒素一起被释放到血液中，借着血液排出体外。只要持之以恒就可以成功地排除毒素。

对于想要摆脱酒精中毒的患者来说，寻求专业的顾问，参加同类患者的互助团体，以及寻找其他有益的疗法都是必要而且重要的尝试。芳疗师也应该和相关领域的专业人员合作，治疗这类患者。

可参阅"成瘾"（252页）。

过敏（Allergy）

"过敏"这个词是20世纪初期才出现的，当时用它来描述身体接触到外来蛋白质时出现的异常反应。例如：接触花粉引起的花粉热就是一种过敏。由于细菌和病毒等生物体都是由蛋白质组成的，因此只要身体探测到和自身不同的蛋白质时（例如食物中的蛋白质），就会启动防御系统。如果探测防御的过程出了一些问题，就会造成过敏反应。例如：引发防御反应的程度过大或是猛烈攻击毫无威胁的蛋白质。花粉热、湿疹、荨麻疹以及某些气喘都是典型的过敏反应。

芳疗师如何处理过敏的问题呢？首先就是要缓和患者防御系统的过度反应的状态，选用具有安抚、镇静功能的精油，如洋甘菊、薰衣草和香蜂草等，这些都是常见的治疗过敏的精油。使用精油的方法有沐浴、贴敷、吸入法以及涂抹在皮肤上等。治疗时必须依据过敏的种类选择适当的方式。

压力是诱发过敏的重要因素。许多人在面临压力时，各种外界的刺激物很容易引起他们的气喘或湿疹等过敏反应。但在情绪平静快乐时，同样的刺激物却无法引起过敏反应。因此，芳疗师的重要工作之一，就是要设法减轻这类患者的压力。按摩就是一种减轻压力的良好方法，而且许多精油也有放松情绪的功效。上述三种治疗过敏最常用的精油，也能有效减轻压力，难怪它们会成为专治过敏的特效药。另外，佛手柑、快乐鼠尾草、苦橙花、玫瑰、茉莉、檀香和依兰依兰也是常用来减轻压力的精油。配合按摩使用精油是最好的方法，但平时若能用精油沐浴，也会有极大的帮助。

近年来患过敏症的人数日益上升，这是因为现代人的生活压力越来越大，而我们的食物、空气、水及周围的环境中也出现了越来越多的化学污染物。现在，"过敏"一词的适用范围更广了，不再局限于蛋白质所引起的实际防御反应了，有人喜欢用另一个名词"敏感"来指称这些防御反应，特别是用在描述非蛋白质类刺激物所引起的反应。此类症状如喉头黏膜炎、头痛、活动过度（机能亢进）、水肿以及某些皮肤问题，是因外界物质引起的敏感反应。

和数年前相比，现代人已经可以理解食物过敏的问题。但食物本身是否能引起过敏，还有许多争议。动物饲养过程中所施加的激素和抗生素，以及喷洒在蔬果上的化学肥料、杀虫剂和除草剂等，都可能会引起食物过敏。现在人们已经看到食品添加物引起过敏或敏感反应的例子，因此开始对食品制造商施压，要求他们停止添加不必要的化学物质。

和传统的过敏反应一样，引发这些敏感现象的主要原因还是压力。因此，不论刺激物的种类或过敏的形式是什么，芳疗师的主要工作仍是设法安抚患者的情绪，让患者镇静和放松，在解决眼前症状的同时，也要尽可能减轻患者的压力。由于过敏所牵涉的问题太过广泛，因此可以为患者推荐一位训练有素的营养师或临床医师，为患者提供些饮食或其他方面的建议。

请同时参看"气喘"（269页）、"湿疹"（307页）、"花粉热"（327页）和"荨麻疹"（434页）。也请参阅"压力"（421页）来了解压力和过敏之间的关系。

脱发症（Alopecia）

"脱发症"这个名词，用来描述暂时性的脱发，它和持续脱发导致的永久性秃头——无法治疗的"雄性秃"不同。芳香疗法或其他的治疗方式都可以治疗暂时性的脱发和突然大量掉发等脱发症。

一场疾病之后可能会出现暂时性脱发的问题，有时暂时性脱发是疾病的前兆。例如：掉发可能是甲状腺或脑下垂体功能缺失的征兆，也可能和卵巢功能异常有关。如果头发脱落的情形是逐渐而全面的，即头发是逐渐而均匀地脱落及变得稀薄，让头皮渐渐暴露出来，没有某一个地方特别秃，那么这种脱发可能就是疾病引起的。曾有文献记载：当人们面临重大打击，丧亲等意外事件以及巨大的压力时，可能会出现局部大量脱发的症状，出现一个或多个秃头斑点，医学上称为"簇状秃发"。已经变秃的头皮可能会突然长出头发。成为秃头或出现局部脱发的问题经常对患者造成困扰并带来压力，这样就会延迟新发的生长。

解决压力、打击及其他的心理、情绪问题是芳疗师最拿手的工作，只要治疗师能对症下药，新的头发很快就会长出来。治疗局部脱发，应该用局部按摩来促进头皮的血液循环和健康，让头皮内层的毛囊（俗称发根）获得足够的营养，早日长出新发。完全秃发或头发稀疏的严重脱发，可以用迷迭香、薰衣草和百里香精油按摩头皮，促进头发生长。如果头上还有头发，可以选前面提及的一种精油，滴入杏仁油或荷荷芭油中调成保护营养剂，每星期在头发上轻轻涂抹 1~2 次，并且用热毛巾包裹以便吸收，2 小时之后再用天然而温和的洗发精洗净。这个保养法可以让头发更健康，减少脱落的危险，患者不再觉得头发越来越少，就会增强治疗的信心。虽然这些按摩及保养的程序都是由治疗师来进行，但患者也要学会按摩的技巧，才能自己每天按摩头皮，促进头发生长。

利用芳香疗法可以减轻压力和治疗其他精神创伤，本书的相关章节都会提到，在此不再赘述。只强调一点——按摩是非常重要的，若再配合芳香浴效果会更完美。

如果是疾病引起的脱发症只靠芳香疗法是不够的，还要配合医师、自然疗养师、针疗师或其他受过训练的合格医疗人员才有可能根治。疾病引起的脱发的治疗方法和上述治疗其他问题引发的脱发症的方法相同。

有时，染发、烫发，工业用的有刺鼻气味的化学物质以及食物引起的过敏也会导致全面或局部的脱发。治疗这类脱发首先要解决的当然是除去引起掉发的刺激物，而除去刺激物之后，可以借着精油的作用来促进新发生长。

某些药物会产生副作用，比如用于治疗癌症的药物就会引起脱发。最近挪威的芳疗师已经成功地用薰衣草精油让癌症患者的头发再度生长。

想让头皮健康，头发光滑亮丽，就必须摄取充足的营养，特别是适量的蛋白质，少量的植物油以及维生素B。

请同时参看"秃头"（274页）。

神经性厌食症（Anorexia Nervosa）

字典上对"厌食症"的定义很简单：失去食欲，但医学上"厌食症"的意思却是指精神不稳定而造成"不能吃"的问题。以往年轻女孩及女性比较容易患厌食症。但近几年患厌食症的男性也有逐渐增加的趋势。只靠芳香疗法是无法治愈厌食症的，但如果能够巧妙地配合有经验的医师的建议或心理治疗，效果就好得惊人。许多厌食症患者都很排斥甚至厌恶自己的身体，此时按摩是一种很有效的方式，因为它可以让患者接触到自己的身体。此外，应用巴赫花精疗法中的野生酸苹果也可以治疗厌食症。许多患厌食症的女孩都觉得自己过度肥胖，但实际上她们都非常憔悴和瘦弱。

患者个人的喜好和需要是选择精油的重要依据，但也要考虑精油本身的效果。像薰衣草、洋甘菊、苦橙花、依兰依兰和快乐鼠尾草等精油具有镇静、安抚和抗忧郁的效果，都是很好的选择。佛手柑是治疗厌食症的重要精油，它不但可以振奋精神，还能调整食欲。许多书上都记载佛手柑可以增加食欲。针对厌食症，我认为佛手柑在调节情绪和减轻患者的压力上扮演了极重要的角色，这是让患者恢复食欲的最主要因素。欧白芷有刺激食欲的功效而且特别适合体质虚弱、体重过轻、神经质或神经衰弱的人，因此非常适合治疗厌食症。

通常患厌食症的女孩都会害怕长大，因此她们的身材会一直维持着小女孩的模样，没有明显的女性特征。玫瑰可以改善这个状况，它能影响女性每一阶段的性征发育，并作用于女性的身体和情绪，让她们有被宠爱的感觉，并珍视自己。茉莉花有提升自信的功效，是另一种不错的选择。

一旦芳疗师找出最适合患者的精油配方，患者便可以用这种配方进行芳香浴，也可以在润肤乳中加入这些精油，沐浴后涂抹全身。

在下一次按摩疗程之前，如果患者能进行芳香浴，对按摩更有帮助。沐浴时，患者会产生被宠爱、被照顾的感觉。另外，让患者在自己身上涂抹润肤乳液也是治疗的一部分，如果患者的情况有所改善，就可以让患者使用调和了精油的乳液，在家自己进行按摩。

建议厌食症患者补充大量的维生素和矿物质，特别是维生素B和锌。刚开始，可以让患者按少量多餐原则吃些水果、生菜，以及微量的干果、坚果类食物。这些食品含有许多重要的营养素，又符合患者的"瘦身"理念，比较容易被接受。最后再逐渐让患者正常进食。

注意：芳疗师和患者之间必须建立一种相互关心和信赖的关系，才能使治疗顺利进行，让患者恢复健康。

焦虑（Anxiety）

在某些情况下，焦虑是种非常健康的反应。一般来说，面临严格的面试或考试时，略感焦虑是正常的，而且这种焦虑可以推动我们做好复习或预习的工作。孩子逾时未归，父母担心焦虑是正常的，但如果孩子一不在眼前，父母就非常担心，这就有些焦虑过度了。

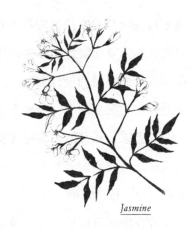

Jasmine

　　焦虑过度就是一种病态，例如：焦虑的状态持续很久，为鸡毛蒜皮的小事引起很大的焦虑及无缘无故的焦虑等都不是正常的焦虑。不幸的是让现代人感到焦虑的事很多，如行车安全、求职，甚至地球最终的命运等。焦虑会引起许多生理症状，像肌肉紧绷、消化系统疾病、偏头痛、过敏、失眠和心脏病等，也会增加人们患其他严重疾病的概率。

　　对于焦虑，芳香疗法和西医的对抗疗法有很大的差异。使用芳香疗法不必服用精神异常的药物，也不需要肌肉松弛剂。任何一种具有镇静效果的精油都可以减轻焦虑，常用的精油有：安息香、佛手柑、洋甘菊、大西洋雪松、快乐鼠尾草、丝柏、乳香、天竺葵、牛膝草、茉莉、杜松、薰衣草、马郁兰、香蜂草、苦橙花、广藿香、玫瑰、檀香、马鞭草和依兰依兰等。芳疗师必须要根据患者的人格特质、生活形态、生活背景、焦虑来源以及个人对香味的偏好等条件，选出最合适的精油。患者个人对香味的喜好含有许多信息。一般而言，患者自己选择的精油会透露出患者的生活现状，由这些综合的信息加以诊断，往往比芳疗师直接和患者交谈的收获还多。上述精油虽然都有镇静的效果，但每种精油的效果和影响都不一样，因此要根据患者的情况选出最合适的精油，才能有很好的治疗效果。

　　很明显地，芳疗师的治疗方法对缓解焦虑有重要的意义。利用精油进行按摩是治疗焦虑的基本方法。按摩是一种最直接的表达关怀的方式，不需要任何语言就能让患者感到安全、关爱和关心。患者平时在家若能使用精油进行芳香浴，也会对整个疗程有帮助，这种方法特别适合有失眠症的人。如果患者特别喜欢他们在疗程中使用到的某种精油的香味，你可以鼓励患者将此精油当作个人香水或在房间中喷洒适量精油当成室内芳香剂，让精油的影响力延续不断，在诊疗室之外也能持续进行芳香治疗。

芳香疗法可以配合自体调整、瑜伽、冥想以及简单的放松运动还有其他减轻压力的方法共同作用。具有整体治疗概念的芳疗师不但会使用芳香疗法，还会教患者其他减轻压力和焦虑的技巧，或介绍一些优秀的芳疗师给患者，提供更多信息及意见。

关节炎（Arthritis）

关节炎是一种体内的化学物质无法平衡所产生的疾病。人体产生的尿酸一旦无法全部排出体外并堆积在体内，不管其他的致病原因是什么，很快就会引发关节炎。有些人的体质特别容易排出尿酸，而在某些情况下，如面临压力和焦虑时，我们排出毒素的速度会减慢。此外，不正常的饮食及环境里的污染物等都会增加我们体内的毒素，加重身体解毒、排毒的负担。一旦身体里堆积了过多的毒素就会出现疾病。不同的个体因体质不同出现的症状也有差异。

关节炎是因为过多的尿酸变成结晶存放在关节囊中，导致关节发炎、疼痛、僵硬及活动无法自如等，关节损伤会逐渐扩散到骨关节，越是经常大量运动的关节越容易受损，例如：运动、舞蹈还有某些特别消耗体力的职业常用到的关节。另外，有时过度肥胖的人不好的身体姿势会对承受体重的几个关节（髋、膝和踝关节）造成冲击，这些过度使用的关节及早期曾受创伤的部位都会比较脆弱。痛风（关节炎的一种）患者的脚趾和手指关节是最容易受到影响的部位。痛风发作时，关节会感到剧烈的疼痛并伴随着红肿和发炎。发作几次后，大量的尿酸结晶（俗称痛风石）堆积会造成永久性的关节肿大和变形，此变化在指关节间尤为明显。

发炎是风湿性关节炎的特征之一，有时是急性发作，它往往成为让人叫苦连天的宿疾。以往人们认为：病毒所引发的感染可能是导致风湿性关节炎发作的主要原因。但最近也发现自体免疫反应可能也会导致风湿性关节炎，例如患者对自己的身体组织产生过敏反应时。

一般来说，骨关节炎不是发炎引起的，而是关节表层的平滑膜退化后，直接磨损骨骼造成的。中年人或老年人比较容易患骨关节炎。

根据目前的医学观点来看：关节炎是无法治愈的，只能借助止痛药和抗发炎药物来缓解疼痛（虽然可能会出现许多副作用）。如果关节组织退化得很严重也可以进行关节移植手术，不过这种手术只适用于髋关节、膝关节等大型关节，而且费用昂贵。

多数的天然疗法特别是芳香疗法和自然疗法，治疗的重点在于改变身体的化学性质。首先，排除体内的有毒物质才能避免堆积更多的尿酸。其次，尽可能刺激身体修复已受损的组织。增强受损关节部位的循环，一来可以清除有毒物质，二来提供给受损组织更多的养分，让它们尽快恢复。

善于使用精油就可以达到这些目的。使用丝柏、甜茴香、杜松和柠檬等能除去毒素的精油进行芳香浴或按摩，可以帮助身体排除毒素。使用安息香、洋甘菊、薰衣草和迷迭香等精油进行芳香浴、局部按摩，或敷在受损关节上可以减轻疼痛。黑胡椒、姜和马郁兰等发热性精油可以增加局部血液循环。热水沐浴、热敷，或温暖的按摩可以让受损僵硬的关节热起来，然后尽可能地活动关节，以免热量积聚对关节有害。这些方法可以减轻关节疼痛，让关节活动更顺畅。如果患者可以独立进行一些活动，治疗师可以在按摩之后，慢慢扩大患者关节的活动范围。舒缓的活动可以维持关节的活动力，瑜伽一直是最好的选择。

一个具有整体治疗观念的芳疗师绝不会只缓解关节炎患者表面的症状，她（他）还会深入审视患者个人以及患者的生活环境。一般来说，影响关节炎的因素很多，营养不均衡，压力和肥胖等，或营养不良引发的关节旧伤。根据我的经验，容易隐藏愤怒、悲伤、憎恨情绪的人或无法展现特殊才华的人容易患关节炎。芳疗师必须了解这些，根据患者的个人特质和需求选择最适合患者的精油种类和使用方法。

如果患者已经有很长的关节炎病史，要完全治愈关节部位的损伤恐怕不容易。但是利用芳香疗法仍然可以减轻患者的疼痛，增强关节的活动力以及避免病情恶化。如果在关节炎早期就接受治疗比较容易完全治愈。

膳食建议对治疗关节炎也很重要。避免摄取有害物质，可以帮助排除体内毒素，增强身体的恢复能力。因此，在关节炎的疼痛症状和发炎症状消除之前必须恪守饮食规则。为了健康，某些食物最好避免食用，如红肉（特别是猪肉或猪肉制品）、茶和咖啡等，尽量少喝酒（最

好是滴酒不沾）。患者可能还发现其他
让关节炎恶化的食物，也要避免食用。
治疗的初期要补充维生素和矿物质，特
别是维生素A、维生素B、维生素E和
泛酸钙。此外，有些药草学家发现：有
一种名为"南非钩麻"（36页）的药草
对许多关节炎患者有帮助。

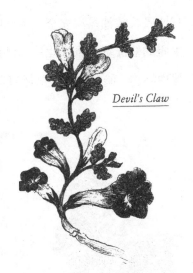

Devil's Claw

气喘（Asthma）

　　气喘是指肺部小通道（细支气管壁）的肌肉痉挛引起呼吸困难的
症状。呼吸空间的窄缩使空气无法由肺部排出，通常呼气要比吸气困
难许多，以致气喘患者常发出哮鸣音。呼吸道窄缩和气流缩减的影响
使黏液堆积在肺部，让呼吸更加困难。黏液是细菌的温床，因此气喘
很容易并发支气管炎。有时尘土、小虫、动物的毛或羽毛等会引起过敏，
造成气喘，另外一个常见的例子是冷空气引起过敏而导致的气喘，甚
至感冒也会引起气喘。在过去的10年中，气喘病患病人数呈上升趋势，
空气污染是主要原因，特别是汽车尾气污染。另外，压力以及突然的
焦虑也是引发气喘的原因，而这可说是一个恶性循环——担心自己会
患气喘，最后真的发生了。

　　综合这几个事实我们可以发现：芳疗师治疗的方法要灵活多样，
以便更好应对气喘患者的突发状况。严重的患者必须立刻吸入能抗痉
挛的精油，直接从瓶口吸气，在卫生纸或手帕上滴几滴精油再吸气等

都比吸收精油蒸汽安全。蒸汽的热度会增强黏液的发炎反应，让呼吸受阻的情况更严重。此外，保持肺部的湿润度也很重要，因此在湿润器内添加几滴精油是个很好的方法。

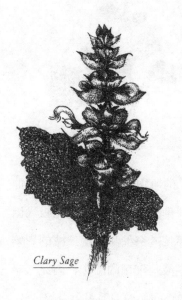

Clary Sage

大多数的人都是在气喘发作之后才就医，只有芳疗师的亲人或亲密的朋友才可能在发病当时就接受治疗。而发病后的治疗最重要的是避免下次发作。这时，可以按摩患者的胸腔部位，包括背部，并且稍微用力让胸部和肩膀扩张。进行按摩时，可以按摩一号肺部指压点，每次轻压 1~2 秒。选择精油的方法很多，要考虑患者是否有感染以及气喘发作的原因（过敏还是情绪因素）等。如果压力和忧郁是引发气喘的主因，佛手柑、洋甘菊、快乐鼠尾草、薰衣草、苦橙花和玫瑰等精油既可以抗痉挛又可以抗忧郁，可说是最好的选择。佛手柑和薰衣草还可以治疗胸腔感染，洋甘菊可以治疗过敏。还有一种精油在所有治疗气喘的参考资料里都不曾提到，但我觉得它非常有效，那就是乳香。乳香可以治疗支气管炎和鼻喉黏膜炎，因此也可以治疗气喘的呼吸道阻塞或感染。乳香更重要的功能是：它可以延长和加深呼吸，这就是乳香也常用于冥想和打坐的原因。乳香镇静的效果很好，我觉得它是最适合治疗气喘的精油。

瑜伽和所有可以扩展胸腔的柔和的运动都能缓解气喘病情。此外，增加营养也可以减少患者气喘发作的频率，降低发病的严重程度。

足癣（Athlete's Foot）

引发足癣的真菌最喜欢在温暖、潮湿的运动鞋中繁殖。即使不是运动员也可能被真菌感染，更衣室就是最容易感染这类真菌的场所。有好几类真菌都会寄生在皮肤表层，这些顽强的足癣真菌就算是西药也无法完全消灭、根治。

我曾经用薰衣草和没药的混合油或茶树油来治疗足癣。这几种精油都可以杀死真菌，还可以滋润皮肤，治愈皮肤潮湿、发痒和裂伤。如果皮肤已经裂伤，还会疼痛，可以涂些金盏花乳霜。最好将精油溶在酒精中，在皮肤上涂抹几天，直到皮肤潮湿的现象消失，转为干燥。接着继续涂抹含有 3%~5% 精油的油膏或乳霜，直到皮肤痊愈为止。

此外，经常清洁脚趾甲和手指甲是很重要的，这样可以避免真菌藏在趾甲下，造成重复感染。

除了脚以外，真菌还会感染鼠蹊部（热带区域较常见，英国统治印度时期最常见，又称"印度洗衣工癣"）、手指间和头皮（头癣）。

背痛（Backache）

现代人经常为了背痛的问题四处求医，但每个人背痛的原因却各不相同。因此，在面对整脊疗法、整骨疗法、针灸疗法、亚历山大技术、按摩（不论是否使用精油）等种种治疗方法时，应该先了解自己背痛的原因，再做选择。

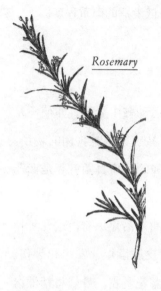

Rosemary

芳香疗法中的按摩非常适合治疗肌肉疲倦、痉挛或紧张引起的背痛。许多精油都有迅速减轻肌肉疼痛，逐步治疗肌肉病症的功效。薰衣草、马郁兰和迷迭香等精油是最常用的几种，如果背部突然痛得很厉害，有时也使用数种由香料提炼的热性精油，像黑胡椒或姜等。

合格的芳疗师一定具备丰富的解剖学知识，能够判断患者是否需要接受整骨治疗或整脊疗法。如果患者已经接受3~4次精油按摩，但背痛却没有缓解，即使患者没有明显的脊椎或关节移位问题，仍要做更深入的检查。引发背痛的原因很多，比较明显的原因有：运动伤害、家庭或工作拉伤（举重物、姿势不良、工作或开车的坐姿不良）等。另外还有心智、情绪及其他病症，例如：肾脏感染或异常，各种妇科问题以及脊椎退化等也会引发背痛。此时必须让专业医师进行详细的检查之后才能发现背痛的真正原因。

压力是引发背痛的元凶之一。许多人面临压力时会不知不觉地绷紧肌肉，而背部肌肉是最常被拉紧的部位。上背部、脖子和肩膀的肌肉是最容易紧张的部位。而颈部肌肉紧张经常造成下背部（抵骨）的肌肉紧张。芳香疗法是治疗这类背痛最有效的方法，用精油进行按摩不但可以缓解生理上的疼痛，还能减轻压力。大多数人都没有察觉在面对压力的时候，这些部位的肌肉变得多么紧绷僵硬。按摩能让紧绷的肌肉松弛，达到放松肌肉的目的。如果是心智或情绪问题引发的背痛，就要仔细地选择合适的精油才能起作用。

如果压力是引发背痛的主因，使用能放松、止痛或抗忧郁的精油进行芳香浴是非常有效的自助治疗。在两次专业按摩之间进行芳香浴，不但可以让疗效更持久，还可以避免肌肉再度紧绷。

如果必须调整脊椎或其他骨骼的位置，在调整前后都用精油进行按摩可以减轻疼痛，增强疗效。越来越多的整骨治疗师要求患者进行治疗前为整骨的部位彻底按摩。有些整骨治疗师自己进行按摩，有些则邀请专业按摩师。任何一种调整治疗都会导致肌肉拉紧，但如果患者已经先进行按摩，放松肌肉，就可以降低肌肉拉紧程度。接受调整治疗之后，这些拉紧的肌肉可能会引起疼痛，但只要用止痛精油就可以减轻不适，还能帮助肌肉恢复活力以及塑造结实的肌肉。迷迭香之类的精油能让整个治疗的效果更好。

如果背部肌肉功能受损，即肌肉无法支撑脊椎或与脊椎相连的关节（例如脊柱的骶骨与骨盆的髂骨相连部分，又称骶髂关节，属不可动关节），患者就必须接受调整治疗。长远来看，最能促进肌肉健康的方法就是运动，但背痛患者要小心地选择运动的种类，以免背痛更严重。一般来说，整骨治疗师会建议做合适的运动，瑜伽教师也能提供专业的咨询。在治疗背伤或骨位矫正期间，最好不要进行背部活动，直到治疗完成再开始进行复健活动。

处理背痛这种问题最好的方法还是那句老话："预防胜于治疗。"经常使用精油进行芳香浴或按摩可以减轻压力，放松紧张的肌肉，促进肌肉健康，让人产生幸福舒适的感觉，达到预防背痛的目的。

秃头（Baldness）

秃头分成永久性秃头和暂时性秃头。永久性秃头通常发生在男士身上，因此又称为"雄性秃"。它出现的原因和遗传以及雄性激素睾固酮的浓度有关。暂时性秃头没有特定的发病人群，不论男性、女性或小孩，都可能因为疾病、压力、营养不良、药物及其他原因，出现暂时脱发的现象。

市面上有许多可以治疗秃头的产品，事实上已经停止生长的毛发，目前我们还无法恢复它的生长能力。这些药物只能促进头皮上毛囊细胞的健康，间接保护从毛囊长出的头发。如果在秃发的前兆——脱发——出现时就使用这些药物，或许能够保住头发。

所有精油中最能影响头发和头皮健康的就是迷迭香，因此经常规律地使用迷迭香精油按摩头皮，对头发的健康很有帮助，因为按摩可促进局部循环，为头皮和毛囊带来大量的充氧血。传统增加头发的秘方，像在头皮上涂抹新鲜的洋葱或放些多刺的荨麻等，都是为了促进局部循环。

暂时性秃头很容易治愈，而拉丁文的 Alopecia（脱发症）就是指这种暂时性秃头，以便和永久性秃头区分。运用精油治疗暂时性秃头的方法，请参看"脱发症"（261 页）。

出血（Bleeding）

有些精油具有止血功能，也就是说它们能加速伤口的血液凝固，减少血液流失。止血效果最好的精油是柠檬，但天竺葵和玫瑰的效果也不错。

稀释过的柠檬精油可以擦在各种刀伤、擦伤及其他轻伤伤口上帮助止血。如果伤口很深血流不止，可以将沾满稀释的柠檬精油的纱布紧压住伤口。注意：在这种情况下，绝对不可以使用未经稀释的纯精油。柠檬精油的效果很好，只要用冷开水稀释成 1%~1.5% 的浓度，就可以除去疣和肉瘤。使用鲜榨的新鲜柠檬汁也有相同的功效。柠檬是很好的抗菌剂，可以帮助轻微伤口愈合，如果和等量的薰衣草精油混合，就会具有更强的抗菌效果。如果患者受了严重的外伤，可以先用柠檬精油做紧急处理，直到正式救援赶到。

柠檬精油也可以治疗流鼻血。将沾满稀释柠檬精油或柠檬汁的棉花球塞入患者的鼻腔中，让患者安静地躺好，直到止血为止。

拔牙后的止血也可以用柠檬精油。将沾满稀释柠檬精油或柠檬汁的棉花球压住牙龈，或直接在口中含着稀释的柠檬精油或柠檬汁。但不要振动口腔内的液体，以免破坏血液凝固。

丝柏精油可以减少过多的经血，另外还有好几种精油可以处理出血问题。但请注意：这些精油都只能当作紧急救护用，若有内出血时，必须请医师或合格的医护人员找出出血的真正原因。除了天竺葵和玫瑰之外，尤加利和没药精油也能止血。

参看"月经"（369 页）

水泡（Blisters）

穿鞋磨出来的水泡可以敷含有薰衣草油的纱布来治疗。如果水泡很大，先用彻底消毒过的针刺破水泡然后涂上纯薰衣草精油，再覆盖一层纱布，这样可能会觉得比较舒服。如果伤口很潮湿，可用等比例混合的薰衣草和没药精油敷在伤口上。敷过薰衣草之后，再敷上安息香精油，可以帮助伤口愈合。

不要用绷带把水泡包得密不透风，可以用纱布略微包住伤口，保持透气性。在水泡痊愈之前，尽量不要穿鞋和袜子，让皮肤保持透气。

慢跑者、徒步者、运动员和芭蕾舞者等容易起水泡的人可以在脚趾或其他脆弱的地方涂抹安息香酊剂（修道士香脂）来预防和治疗水泡。

疔疖（Boils）

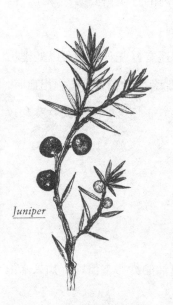

Juniper

将精油热敷在疔疖上，可以清除疔疖，加速愈合。茶树和薰衣草具有抗菌效果，是最有效的精油，洋甘菊的效果也不错。使用方法：每天用稀释成 1%~3% 的薰衣草或茶树精油冲洗生长疔疖的地方三次。

身上长出很多疔疖的患者，特别是经常长疔疖的人，需要排除体内的毒素，利用精纯可以祛毒的精油像杜松或薰衣草等，进行芳香按摩或芳香浴，都很有帮助。每天服用大蒜胶囊，或饮用茴香、荨麻等药草茶、药草浸液可以帮助排毒。

改善饮食也是很重要的，不要常吃过度精细加工的食物，多吃新鲜的蔬菜和水果。在身体恢复健康之前，要补充维生素和矿物质。

我们生病及面临压力时，抵抗力降低，疗疖很容易侵犯我们。因此，除了上述精油之外，我们可能还需要其他的精油来增强肌体抵抗力，防止疗疖出现。

支气管炎（Bronchitis）

支气管炎是一种支气管的发炎反应。在开始讨论合适的芳香疗法之前，我们必须先理解两个名词——急性支气管炎和慢性支气管炎。

急性支气管炎会引起数天的发烧症状，并且伴随急促而疼痛的咳嗽。刚开始是干咳，后来感染使肺部分泌黏液，有了黏液的润滑，咳嗽就变得容易些，也没这么痛苦了。一般来说，急性支气管炎发生的原因是病毒感染上呼吸道，引发感冒或喉咙痛等症状，接着感染蔓延至肺部。

芳香疗法的治疗重点在于抵御感染及退烧，缓解咳嗽和排出痰液。在第一阶段，吸入安息香、佛手柑、尤加利、薰衣草或檀香的蒸汽可以减轻并缓解干咳的痛苦。佛手柑和尤加利精油是有效的退烧良药，这些精油都可以增强身体的免疫力，抵御感染。急性支气管炎第二阶段的治疗就是清除肺中的痰，避免并发症。罗勒、安息香、佛手柑、马郁兰、

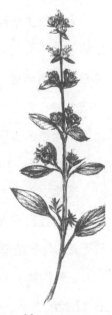

Marjoram

没药、檀香或百里香等都是很有效的祛痰精油，而我常用的精油有：安息香、佛手柑、檀香或百里香等。退烧之后，咳嗽的症状还会出现一阵子，继续吸入祛痰精油的蒸汽，进行芳香浴或局部按摩胸部、喉咙，可以尽快痊愈。

急性支气管炎患者最好多在床上休息并保持温暖，避免任何能引起咳嗽的刺激物，如烟雾以及非常干燥的空气等。如果屋内安装了中央空调，空气很容易变得干燥，最好在患者的房间内蒸发一些水汽，让患者能够更舒服、更顺畅地呼吸。老式的蒸汽锅就是专门用来增加空气中的水汽，也可以在暖炉上放个湿润器，或使用一般的电饭锅——每天蒸煮 2~3 次，晚上盛着水过夜，也可以用熏灯使水汽的蒸发缓慢而持久。如果在水中加入几滴前面提到的精油，效果会更好。

大多数患急性支气管炎的成人，经过上述照料之后，都能够很快地恢复而不会出现并发症。但老年患者、身体虚弱的人，婴儿、儿童及有心脏病病史、肺部疾病病史的患者，他们的危险性就比较高，必须接受细心的看护和照顾。如果必须服用抗生素，我们仍然可以安全地使用上述芳香疗法，还要服用大量含有天然活性酵母菌的酸奶，或大量的酵母锭，补充抗生素杀死的肠内益菌。

慢性支气管炎，从"慢性"这个词我们可以知道：它是一种长期的病症而且没有发烧的症状。由于肺部会持续产生黏液，因此慢性支气管炎的特征是患者长期咳嗽伴有痰。

正常的肺会分泌少量的黏液，而支气管上细毛状的突起（称作纤毛）会持续摆动来排除这些黏液。在正常的情况下，黏液的分泌量很少，而支气管的纤毛可以将这些黏液推送到咽喉附近，让我们在无意间将混合了唾液的黏液吞下，因此我们不会注意到平时肺部产生的黏液以及支气管纤毛排除黏液的过程。如果支气管接触到刺激物，如病菌感染及空气污染，烟雾及其他外来的物质等，肺部就会产生大量的黏液，这些厚重的黏液覆盖在纤毛上，使得微小的纤毛无法摆动，就无法排除黏液。因此，只能由咳嗽将黏液带出气管。

　　按照病情的严重程度，慢性支气管炎可以分成三个等级。简单型慢性支气管炎，症状比较轻微但会持续咳出透明的痰；脓痰型支气管炎，患者经常咳出浓厚而色黄的痰（这就是细菌感染后所产生的脓液）；如果持续感染、发炎加上咳嗽造成支气管结构的损伤，就形成了阻碍型支气管炎。这时，支气管的内膜增厚，出现伤口愈后的结痂，使支气管的管腔变窄了，同时肺部也失去部分弹性，使呼吸变得较为困难，必须更用力才能吸到足够的空气。如果肺部也出现损伤，肺泡的数目就会减少。肺泡是一层布满微血管的薄膜，空气中的氧气透过肺泡进入血液，血液中的二氧化碳和其他废气也透过肺泡排出。如果肺泡数目减少，心脏的工作量就要增加，这样才能提供给身体足够的氧气。

　　英国人死于支气管炎的概率，远高于其他各国。英国湿冷的气候及空气污染，还有两者混合而成的尘雾，都是支气管炎发病的主要原因，但最重要的两个原因却是吸烟和营养不良。

　　因吸烟而死于慢性支气管炎的人数比死于肺癌的人还多，因此想要避免患上慢性支气管炎，戒烟是最好也是最重要的方法。此外，还要注意饮食的营养结构，避免所有可能产生黏液的食物。对大多数人来说，乳制品和精制的淀粉食物都要避免食用。这两者之中，乳制品的影响最大，因此一旦患支气管炎，就应立刻停止食用所有的乳制品食物——也许停止食用几个星期，严重的话几个月，通常病情会好转。接着，慢慢开始在食物中添加少量的奶酪、牛奶等食品。对某些体质特殊的人来说，可能需要永远戒除这些食品。羊奶引起的黏液分泌反应比牛奶少，可以当作牛奶的替代食品。淀粉也能让身体产生大量黏液，而精制淀粉（白面粉和所有它的产品）的影响，要比粗面粉大得多。食品添加物像化学香味、色素和防腐剂等也会产生大量黏液，应该避免食用。最好和最简单的方法就是尽量吃当地原产的食物，也就是说，避免摄取加工、干燥、冷藏、包装或处理过的食物，最好摄取生的或略微烹煮过的食物。

精油解毒的过程中也应该配合使用大蒜，比如：服用大蒜胶囊、大蒜药丸，或者在食物中添加新鲜大蒜。大西洋雪松、乳香、杜松、没药和迷迭香等精油都可以减少黏液，同时也要使用 1~2 种以上祛痰的精油来帮助肺部清除黏液。我发现这些精油中安息香最有效，将安息香、没药和乳香的复方精油加入洗澡水中，同时吸入它们的混合蒸汽，是种非常有效的治疗方法。还有一种精油，人们不会将它和慢性支气管炎联系在一起，但我却发现它确实有奇效，那就是姜。根据中医理论，当人体受到湿气的侵害时（不论是内在或外在），可以使用姜来治疗。慢性支气管炎正是最适合使用姜的病症——肺部无法有效地排除内部的湿

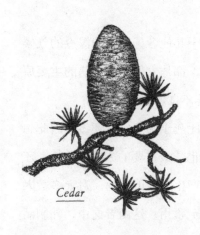

Cedar

气（黏液），如果再加上外部的湿气，像英国的湿润气候或潮湿的住房，病情会恶化。新鲜的姜片泡在水中做成的浸液（或称姜茶）是非常美味而且温暖的饮料。把姜根切成厚度均匀的 6 片，加入一大杯水中，炖煮 10 分钟后加入半茶匙的蜂蜜，调匀后即可饮用。这个饮料一天可以喝 2~3 次，寒冷的冬天喝起来更舒服。

上述精油虽然都可以治疗慢性支气管炎，但还有其他方面要注意。比方说，我们虽然不能改变气候，却可以要求房东或屋主改善房间潮湿的环境。此外，每个人也要对自己的健康负责，改变不良的饮食习惯，而如果不戒烟，所有的治疗和努力都是徒劳。

瘀青（Bruises）

有许多精油可以治疗瘀伤。瘀伤出现时，立刻在伤处涂抹甜茴香、牛膝草或薰衣草等精油，很有效，以冷敷的方式使用这些精油效果更好。稍后再使用薰衣草精油还可以减轻疼痛。顺势疗法中用到的山金车草可说是治疗瘀伤最好的药材，而山金车油膏可以当作紧急状态下的急救良药。

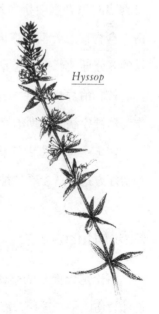

Hyssop

当瘀伤的颜色转成绿色或黄色，用迷迭香等具有刺激作用的精油进行局部按摩，可以促进局部血液循环，排除碰伤时流到周围组织中的血块，帮助消除瘀伤。如果是意外

281

造成的严重瘀伤，可以配合使用能刺激脾脏的精油，像黑胡椒、洋甘
菊和薰衣草等，这样效果会更好。

容易瘀伤的人肾脏的功能可能不太好，必须找医师、针灸治疗师、
顺势治疗师、药草师等做进一步的诊断和治疗。

贪食症（Bulimia）

现代社会饮食紊乱的患者越来越多。女性对自己的身体要求较
高——总是设法让自己的身材标准，但却无法如愿。女士们总喜欢拿
自己的身材和媒体上的模特儿、电影明星、歌星等人相比，而患贪食
症的女士总觉得自己过胖（即使她并不胖）。贪食症的病因和厌食症非
常相似，患者都怕破坏自己的身材，只是厌食症的患者拒绝食物，而
贪食症的患者则会拼命地吃，再强迫自己吐出来或使用大量的泻药。
由于食物在患者消化道内停留的时间过短，因此患者通常无法吸收足
够的养分导致严重的营养不良。

就和治疗厌食症一样，芳香疗法虽然不能治愈贪食症，但却可以
作为精神疗法的辅助治疗手段。

切记：每个患者的状况都不一样，因此要选择最适合的精油种类
和治疗方式。请参看"神经性厌食症"（263页）。

烧伤（Burns）

不论是大面积的烧伤或局部小块的烧伤，薰衣草精油都是治疗烧
伤和烫伤的最佳选择，而茶树精油也有不错的疗效。

纯的薰衣草精油可以直接涂在小块的烧伤皮肤上，如果在烧伤之后立刻涂上，就不会起水泡。薰衣草精油不但是很好的抗菌剂，还是很好的止痛剂，可以减轻烧伤的疼痛，促进伤口快速愈合，并且避免疤痕的出现。如果能在烧伤之后立刻涂上薰衣草精油，皮肤上便不会留下疤痕。

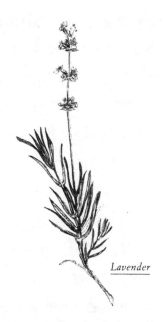

Lavender

　　处理大面积的烧伤时，必须将薰衣草精油倒在无菌纱布上，覆盖所有受伤的皮肤，每隔几个小时更换一次，如果烧伤的面积很大，就要找正规医师进行治疗。如果患者受到惊吓，有严重脱水的情况，就必须立刻就医，在医护人员到达之前，可以先用薰衣草精油做初步急救。

　　盖提佛斯——创造"芳香疗法"这个词汇的法国人——之所以注意到精油的疗效是因为他的经历。在一次实验室的意外爆炸中，他烧伤了手。情急之下盖提佛斯将手浸在薰衣草精油中，竟治愈了他的烧伤。

　　瓦涅医师用薰衣草精油来治疗战争中被战火烧伤的士兵，最近还有烧伤患者接受英国伦敦医院的芳疗师义工运用薰衣草精油为他们治疗。

癌症（Cancer）

　　在此我先声明一点：芳香疗法不能治疗癌症。宣称芳香疗法可以治疗癌症是卑鄙且违法的行为。芳香治疗能做的就是在患者选定合适的治疗方法后，提供给患者无限的安慰、支持以及增强患者的求生意志。究竟是要选择医学途径，像放射治疗、手术或化学治疗，还是要尝试其他的疗法，像膳食治疗、冥想疗法等，只有癌症患者本身才能决定。但不论患者的决定是什么，芳香疗法都是一种有价值的附加疗法，可以提供额外的保护。

芳疗师要遵守职业道德，并且为病人的安全考虑，在进行芳香治疗前，要先联系癌症患者的主治医师，取得他们的同意后方可进行治疗。

有些医师反对癌症患者接受按摩，他们担心按摩会刺激淋巴系统，加速肿瘤细胞的扩散。但现在他们已经知道接受剧烈的按摩才会有这方面的问题，如果接受轻柔按摩就不会有危险，还能帮助患者放松，增加舒适感。只有患霍奇金氏病（恶性肉芽肿）和骨癌的患者不能接受按摩。

自从化学治疗出现后，医师就一直警告：进行化学治疗期间或化学疗法的疗程刚结束时都不能使用精油，等身体将所有残余的细胞毒素药物排除之后才可以使用。化疗使用的药物可以在肝脏和身体组织中长期存留，人体需要很长时间才能清除这些毒素。专家的观点是每个人的体质不同，因此排除毒素所需时间也有差异，从数星期到数年都有。这期间禁用精油的原因是：精油会加速人体排毒的过程，促使体内残余的药物毒素排到血液中。可是加速人体排毒的过程可能会引发许多让人体不适的副作用，还可能导致严重的后果。癌症患者使用的药物毒性都非常强，使用的剂量必须严格控制。医师所用的剂量必须在毒杀癌细胞和毒害病人的矛盾中求平衡。每个人对化疗药剂的接受程度和排毒速度都不相同，因此每接受一次化疗，医师就必须计算还有多少毒素残留在患者体内，作为下次用药的参考。

有些人开始质疑这个完全禁用精油的规定，他们认为只要详细了解患者的状况，像患者已经接受几次化学治疗，使用药物的剂量和时间，接受化学治疗后是否进行了排毒治疗（如膳食排毒）等，就可以适度使用精油。事实上，针对不同的病例，我们必须考虑患者的个体条件甚至健康状态才能决定是否使用精油。过去的 20 年里，化疗所用的药物剂量越来越精确。现在医师所用的剂量也远低于 19 世纪 70 年代，这些都可以在一定程度上避免排毒太快的危险。如今，在医院和癌症救援中心里，越来越多的芳疗师加入了治疗癌症的行列。还有许多护士也接受芳香治疗的训练，将芳香疗法融入他们的护理过程中。

在疗养院中照顾癌症末期患者的芳疗师和护士经常使用精油为患者进行温和的按摩。芳香疗法可以缓解患者的疼痛，减轻手术后的肢体水肿。薰衣草精油除了可以治疗褥疮，还能促进睡眠。许多癌症末期患者的身体非常虚弱，连一个短暂而温和的头部脸部按摩或手脚按摩都无法进行，但芳疗师发自内心的关怀式接触，再加上精油的作用，可以让患者的身心都很舒服。有些癌症患者，特别是接受截肢手术或在放射线治疗中被灼伤的病人，很容易排斥自己的身体或认为自己的身体很脏。这种情况下，人类的接触是很重要的，别人的接触象征着一种接纳，认同癌症患者的尊严和价值。

有些精油内含有抗癌成分，可惜目前尚未证实它们的疗效。尽管如此，许多药草的确可以治疗癌症的事实也让芳香疗法成为一种很好的辅助治疗方法。如佛手柑、大西洋雪松、丁香、丝柏、尤加利、大蒜、天竺葵、牛膝草、洋葱和紫罗兰叶等精油都很适合癌症患者。此外，可以减轻疼痛，减少治疗产生的副作用或鼓舞患者士气的精油也是很好的选择。患乳癌以及其他和雌激素有关的癌症的患者（例如子宫内膜癌）不能使用含有动情激素的精油。

有两类白千层属的精油——绿花白千层和茶树精油可以用来治疗放射线钴造成的皮肤烧伤。在要做放射疗法的皮肤上先涂一层薄薄的精油就可以保护皮肤。在挪威，人们用薰衣草油治疗辐射烧伤以及减少疤痕。接受化学疗法之后，大多数人都有毛发脱落的情况，此时可以用迷迭香来刺激毛发生长，减少脱发。但还是要先通知主治医师。

不管芳香疗法对癌症患者身体的恢复有多少帮助，从整体治疗的角度来看，它最大的贡献在于重建癌症患者的治疗信心，给患者精神上的鼓舞。具有振奋、抚慰、安抚和抗忧郁效果的精油再加上治疗师仔细而周到地照料，可以提高癌症患者的生活质量，不论最终会有怎样的结果。

念珠菌（Candida）

每个人一出生时，体内就有念珠菌，它是酵母菌的一种。平时肠道内的益菌会控制念珠菌的生长，因此我们无法感受到它的存在。当我们服用抗生素来抵御细菌时，也杀死肠道内的益菌和微生物，念珠菌就会趁此机会大量繁殖，并且移居肠道之外，侵害我们的身体。

念珠菌大量滋生所引发的病症最常见的就是鹅口疮。但如果念珠菌的数目实在太多，就会出现恶心、头痛、忧郁、异常疲倦以及其他病症。目前已经证实，大多数患有慢性疲乏综合征和肌痛性脑脊髓炎的患者都被念珠菌感染。

利用精油和膳食治疗念珠菌感染的方法，请参看"鹅口疮"（429 页）。

鼻喉黏膜炎（Catarrh）

鼻腔或呼吸道的黏膜如果发炎，就会分泌许多黏液，形成黏膜炎。感冒、流行性感冒等病菌感染，花粉、尘土引起的敏感，都是造成黏膜炎的原因。

吸入精油蒸汽可以有效缓解黏液阻塞呼吸的症状。薰衣草、薄荷、迷迭香、尤加利、百里香或茶树等精油都可以缓解阻塞的症状，并抵抗感染。如果是花粉或其他过敏物引起的黏液炎，可以选用薰衣草或洋甘菊精油，使用方法请参看"吸入法"（224 页）。

脸部按摩特别是在鼻子或鼻窦附近仔细按摩，可以排除过多的黏液。除了薰衣草精油之外，上述精油的作用力都太强，不适合在脸部直接使用，若要使用，需要先用基础油稀释成 1.5% 或更低的浓度。按摩的方法是：用手指在鼻子和脸颊的部位画圆，鼻子部分画小圆，脸颊部分画大圆。此外，也可以按摩脖子，由上往下轻柔地推揉脖子。

食物和黏膜炎的关系也非常密切。乳制品和小麦制品经常是引发黏膜炎的元凶，经常患黏膜炎的人应该禁食这些食品，观察病情是否已经缓解。如果答案是肯定的，就不要再吃这些食物或少量摄取。如果可能对其他食物过敏，就用同样的方法找出引起黏膜炎的食物并避免食用。

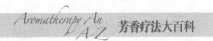

蜂窝组织炎（Cellulitis/Cellulite）

蜂窝组织炎的英文单词"cellulites"引起许多争议：在医学上它指由脓毒性的伤口引发的感染，即蜂窝组织发炎的普遍说法。而美容师、妇女杂志及许多另类疗法医师都认为皮下脂肪细胞遭受体液和有毒物质的入侵就形成蜂窝组织炎。还有些医师认为：根本没有蜂窝组织炎的疾病，它只是脂肪的别名而已。为了避免混淆，许多人改用法语词汇"cellulite"来称呼蜂窝组织炎。许多患蜂窝组织炎的女性都有体重超重的问题，但蜂窝组织炎也会侵犯瘦弱的女性——我就知道有个厌食症患者，她也患有蜂窝组织炎。

几乎每个女性都有可能患蜂窝组织炎，它的成因可能和激素的平衡有关。大腿外侧是最常出现蜂窝组织炎的区域，有时还会蔓延到臀部，由于患部的皮肤会异常地增厚，因此又有人称它为"骑马裤大腿"。此外，患部也会出现皱缩的症状，和周围平坦的脂肪不同，因此也有人称它为"橘皮症"。这种皱褶是因为皮下脂肪细胞逐渐增厚，囤积了许多胶原纤维，使得体液和有毒物质无法顺利排出细胞外。

芳香疗法是可以成功治疗蜂窝组织炎的方法之一，但我们却不能忽略它和营养及运动的密切关系，因为长时间坐着的女性特别容易患这种疾病。患蜂窝组织炎的女性可能把它当成一个美容方面的问题，但具有整体治疗观的医师会认为：患蜂窝组织炎不但是遇上了难缠的疾病，还可能是身体中毒素堆积的表现，也是淋巴系统工作迟缓，排毒效率降低的证明。

为了治疗这些病症，我们需要多功能的精油。具备解毒并刺激淋巴系统功能，平衡激素和利尿功能的精油，才能彻底解决问题。治疗时间可能要持续几星期或几个月，要看病症的严重程度，病史以及患者是否愿意配合调整自己的饮食。经常变换精油的种类也很重要。依照我自己的习惯，一开始我通常是使用天竺葵和迷迭香的复方精油，接着再换为黑胡椒、桦木、葡萄柚或杜松的复方精油。我通常会结合特殊的淋巴排毒按摩方法使用这些精油，刺激淋巴系统的运作，然后再请患者把剩下的精油带回家，用于沐浴。治疗期间，如果患者经常

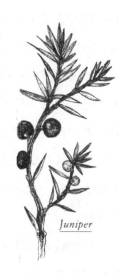

Juniper

使用丝瓜络、刷子或按摩手套按摩患部，效果会更好。另外我建议患者进行清洁饮食，连续3~5天只吃新鲜水果和饮用矿泉水，接着改吃纯天然的营养食品及生菜。

压力通常是引发蜂窝组织炎的原因。人体在面临压力时，会积累更多的毒素，但排毒的速度反而降低。如果患者的蜂窝组织炎是由压力引起，不妨将刺激淋巴功能的按摩换成芳香疗法使用的减轻压力的按摩方法，这样会更有效。

请参看"淋巴液/淋巴系统"（361页）。

水痘（Chickenpox）

利用精油治疗水痘，可以使水痘尽快痊愈，缓解病情以及增加患者的舒适感。茶树精油在英国出现之前，可以抗病毒的佛手柑和尤加

利精油一直是治疗水痘的良药。现在人们虽然多用茶树精油来治疗水痘，但换成另两种精油也是很好的选择。

如果孩童的年龄可以接受精油治疗（四岁以后），就可以在沐浴、喷雾水或化妆水中加入精油，减轻发痒的感觉。如果孩子太小，可以每隔几小时让孩子泡在加了精油的温水中，同样可以达到止痒效果。精油的用量和配方是：2 滴茶树油和 2 滴洋甘菊油可以减轻皮肤发痒和干燥的感觉，也可以用佛手柑、尤加利、洋甘菊和薰衣草各 1 滴，疗效是相同的。

年龄较大的孩子可以增加剂量：茶树精油、洋甘菊精油和薰衣草精油各 5 滴，加入 50 毫升的金缕梅纯露中摇晃均匀，再加入 50 毫升的玫瑰纯露或蒸馏水即可。发痒时在水痘上涂抹。用这种方法治疗，水痘消失得比较快。如果使用传统方法在水痘上涂抹炉甘石乳液，乳液会阻塞毛孔，使治疗过程延长。

成人患水痘通常比儿童严重。患者会发高烧，接着每长出一颗水痘就会感到剧烈疼痛。遇到这类患者，只要在每次的洗澡水中加入茶树精油 3 滴，佛手柑、洋甘菊、薰衣草精油各 1 滴，再配合使用具有止痛效果的润肤水：6 滴茶树精油，佛手柑、洋甘菊、薰衣草各 10 滴，加入 50 毫升的金缕梅纯露或玫瑰纯露中（蒸馏水可代替玫瑰纯露）。每次使用前先将溶液摇匀。如果患者体力允许，最好每隔几小时就洗一次芳香浴。在水痘末期，一定要记得常涂抹这种润肤水，不但可以让水痘很快消失，还可以避免留下疤痕。

分娩（Childbirth）

几百年前人们就知道利用精油按摩来帮助分娩。当代女性远离高科技的分娩方式，转而寻求比较温和自然的分娩分式。这让可以帮助她们度过生命中非常重要时刻的精油再度受到重视。

卡尔培波在他的著作《助产士指南》中指出："如果分娩发生困难，可以在产妇的胃部及周围涂抹混合了甜杏仁油、百合花和甜酒的混合油。"到现在，甜杏仁油还是按摩时最常用的基础油。芳香疗法中没有用到百合花，我们可以选用其他有助于分娩的精油来替代，这些精油可以加强子宫肌肉的收缩并且减少疼痛。茉莉和薰衣草最有效，也有人使用快乐鼠尾草。但有位产妇告诉我，她觉得快乐鼠尾草精油的作用力太强，似乎让子宫收缩得过于激烈。瓦涅医师建议使用丁香，但我不认识使用过丁香的产妇，因此不敢妄加推荐。薰衣草和茉莉的效果很好而且被普遍使用，不用担心它们的安全性。

阵痛开始时，就可以在腹部或下背部涂抹精油，也可以预先准备——从预产期前几天就开始涂抹。究竟是要按摩肚子还是下背部，完全取决于产妇个人的喜好，看看按摩哪个部位，能让处于阵痛中的产妇觉得舒服。

某些强调自然生产的助产士会帮产妇按摩，但这个按摩工作最好让其他人或者能替换助产士的人来做。孩子的父亲可以承担这项工作，产妇的亲密女友也很适合做这项工作。不管是谁帮助产妇按摩，一定要事先分工明确，这样每个人才能清楚知道自己的工作以及自己所担任的角色。虽然不需要为此而拜师学艺，但要学会如何涂抹精油以及掌握按摩的力度与手法。在下背部进行圆圈状的按摩可让产妇舒服些。此外，产妇也要指导按摩的人，怎样的动作和力度可以让她觉得舒服。

最好提前调好精油，以免到时手忙脚乱调配错误。如果在分娩时刻接近时才调精油，很容易惊慌失措，失手打翻精油瓶，使分娩室中充斥着高浓度的精油挥发气体，让产妇和其他人员出现恶心反胃的症状。况且打翻精油也会造成财物损失。

预产期前一周才可以开始进行温和的按摩，不要太早进行，否则可能引起子宫肌肉收缩，导致早产。有早产、流产记录的产妇更要注意这点。怀孕的最后一周可以进行芳香浴。在热水中加入6滴茉莉原精或薰衣草精油即可，如果可能的话，刚开始阵痛时最好也泡一下。芳香浴可以使产妇放松，同时让子宫肌肉做好准备，迎接即将开始的艰难工作。

薰衣草油和茉莉油的特性非常相似，但功效有细微的差异。这两种油都能止痛，但茉莉增强子宫肌肉收缩的效果比较好，可以缩短分娩时间。但有些人觉得产妇分娩时，产房会很温暖，而分娩时肌肉剧烈地收缩会让产妇体温升高，汗水淋漓，这时再闻到茉莉的强烈气味，恐怕会感到厌恶。具有清新、清纯气味的薰衣草比较容易让产妇接受，而且除了按摩之外，薰衣草精油还有其他的作用。几滴薰衣草精油加入冷水中就变成非常清爽的溶液，产妇觉得很热时可以用海绵沾些薰衣草溶液，轻拭她的脸和身体。在灯座中滴加几滴精油，让精油挥发或喷些精油喷雾，可以让产房内的空气更清新、清洁。

生产后，母亲就可以立刻涂抹茉莉油，让胎盘迅速完整地脱落。

它还可以强化子宫肌肉，促使子宫及早恢复怀孕前的状态。茉莉油也是很好的抗忧郁剂，能够帮助患产后忧郁症的妇女及早恢复。有人说茉莉油可以促进乳汁分泌，这个说法还没有被完全证实。人们使用甜茴香油、甜茴香茶和莳萝种子（一种类似甜茴香的植物）制品来增加乳汁分泌已有好几百年的历史了。

注意：怀孕初期，禁用这些可以帮助分娩的精油，以免刺激子宫收缩，导致流产。其他怀孕期要小心使用的精油，请参看"怀孕"（388页）。

感冒（Colds）

一般的感冒都是由病毒感染鼻腔或喉咙引起的。目前研究人员发现：至少有 30 种不同的病毒会引发感冒，而这些病毒还经常突变产生新型病毒。鼻腔和喉咙的黏膜如果受到病毒侵犯而发炎，就会变得非常脆弱，很容易让细菌乘虚而入，引起鼻窦炎、耳朵感染和支气管炎等比感冒还严重的二度感染。

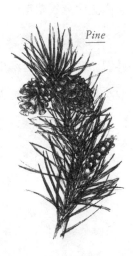

Pine

幸好有多种精油不但可以缓解感冒带来的不舒服感觉，还可以避免二度感染。为什么会有这么好的功效呢？除了这些精油本身就是良好的杀菌剂之外，它们还能够增强人体免疫系统的功能，协助抵御病菌的入侵。功效良好的精油有：薰衣草、尤加利、茶树及与之关系非

293

常密切的绿花白千层。也有人使用欧薄荷、迷迭香和针松，而吸入百里香精油的蒸汽可以治疗喉咙痛。用马郁兰进行芳香浴可以减轻颤抖和疼痛，还可以治疗感冒引起的头痛。

利用精油治疗感冒时，最常使用吸入法和沐浴法。如果在刚出现感冒症状时，立刻用茶树精油沐浴，就可以避免感冒越来越严重。另外，吸入精油蒸汽也有很多好处。精油可以清除充血阻塞的鼻腔，清洁发炎的黏膜，还可以杀死细菌。吸入温度很高的蒸汽（在不烫伤鼻腔和喉咙的前提下，尽可能提高蒸汽温度）可以抑制病毒的生长，如果再加上尤加利或茶树等能抗病毒的精油，效果会更好。这两种精油比较适合白天使用（如果想变化一下，不妨改用迷迭香和欧薄荷），因为它们具有刺激作用，会干扰睡眠。晚上可以改用能帮助睡眠的薰衣草精油蒸汽。

夜晚洗澡时在热水中加些薰衣草精油或再添加些马郁兰精油，可以促进睡眠，还能让患者早日康复。如果患者出现咳嗽症状，可在卧房内洒些薰衣草精油，缓解患者的病情。

大蒜药片、胶囊以及新鲜的大蒜不但可以预防感冒，还可以治疗感冒。多摄取富含维生素C的新鲜蔬菜水果也可以避免感染。而大量摄取维生素C（最多每天10克）也可以尽快治愈感冒。如果这几种方法能够配合芳香疗法，疗效是最好的。

请参看"咳嗽"（297页）、"流行性感冒"（345页）和"喉咙痛"（417页）。

便秘（Constipation）

　　有许多种精油都可以减轻便秘，但
我觉得有几点要提醒大家。首先精油不
是药剂。只要沿着顺时针的方向在腹部
按摩就可以帮助排便，这个方法既简单
又有效，很适合每天在家里使用。按摩
油中最适合添加的精油是马郁兰和迷迭
香，单独使用或混合使用的效果都很好。
有时候，我还会加入少许黑胡椒或甜茴
香精油。每天喝几杯甜茴香茶也能帮助排便。

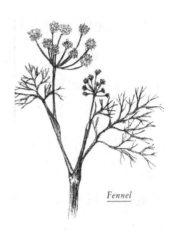

Fennel

　　治疗便秘最好的方法就是改变饮食结构。每天的膳食以粗糙的淀
粉类食物、生的蔬菜水果、各类高纤食品、大量开水、果汁和花草茶
等为主，尽量少吃脂肪、乳制品和精制的糖及淀粉类食物。这个大肠
清洁计划可以让大肠保持长久的健康。

　　有时候压力、焦虑，意外的打击及情绪问题等也会引起便秘。遇
到这类病例，就要找出引起便秘的原因并着手治疗。选择适当的精油
进行温和的全身按摩或芳香浴，可以减轻压力和焦虑。如果患者的便
秘是由长期的情绪问题引起，可能要数周到数月才会见到成效。此时
我们应该选择可以安抚患者的情绪，减轻压力的精油做中期和长期治
疗，再配合温和的腹部按摩和高纤维膳食来改变肠胃的消化状态。用
按摩解除便秘的困扰可以鼓励患者，增强他们的信心。针对引起便秘
的原因做深入而彻底的治疗，才是真正的治本之道。

接触型传染病（Contagious Diseases）

"接触型"传染病是指直接接触到患者而受到感染的疾病，和空气传染、水传染及其他传染途径的疾病不同。而一般我们所说的传染病包括上述各类型的传染病。如果让生活环境中处处充满精油，特别是定时进行芳香浴，就可以保护身体，避免接触型传染病。丁香、尤加利、薰衣草和茶树精油都是很好的选择。

康复疗养期（Convalescence）

康复疗养期可以指患伤风或流行性感冒之后接连几天觉得异常疲倦的时期，也可以指发生意外或接受手术后那一段漫长的恢复期。

芳香疗法特别适合在康复疗养期使用，它可以增强病人的复原和再生能力。根据病人的生理需求，情绪及个人喜好，有各式各样的精油可供选择。瓦涅医师建议："具有强健作用的柠檬和百里香精油，非常适合康复疗养期使用。"也可以再用少量具有香料气味的精油增加患者的食欲和活力。根据我的经验，最有效的精油是迷迭香和葡萄柚。迷迭香具有滋养和温和刺激的效果，而葡萄柚可以刺激食欲（一般人病后最容易缺乏食欲）以及振奋精神（避免常见的康复期忧郁症）。

如果有条件，最好定期接受按摩，加速康复，放松心情和享受乐趣。如果找不到人来按摩或两次按摩间的空闲时间，不妨洗个芳香浴，可以从上述精油中选择一种，也可以挑选其他对患者有益的精油。

如果是在接受手术或发生意外后的康复期，则应选用可以减少疤痕的精油。加了薰衣草和苦橙花精油的甜杏仁油（75%）和小麦胚芽油

（25%）混合，就可以减少疤痕的产生。当伤口开始愈合时，立刻开始使用，每天轻柔地在患部涂抹 1~2 次。

适当的休息和充足的营养也是很重要的。大多数病后初愈的人都需要补充复合维生素和矿物质，用人参进补也非常有益。

咳嗽（Coughs）

咳嗽是支气管（呼吸道）的一种反射动作，目的是为了清除阻塞呼吸道的尘土、花粉及过多的黏液。因此咳嗽具有保护的功能，我们不该故意压抑咳嗽。有时候，喉咙黏膜发炎会引起干咳，让病人咳得厉害却咳不出东西。有些原本有痰的咳嗽也会逐渐转化成无痰的干咳，而且这种干咳很容易持续不断。呼吸道外部的压力也可能会引起咳嗽，像百日咳患者的咳嗽症状就是由肿大的淋巴引起的。

芳香疗法中蒸汽吸入法最适合用来治疗咳嗽，吸入的芳香蒸汽可以安抚喉咙和支气管，化解痰液，让患者可以轻松地咳出痰。如果要治疗细菌感染引起的咳嗽，可以选用具有杀菌效果的精油。百里香的效果最好，其他像安息香（安抚喉咙的效果特别好）、尤加利、乳香、薰衣草、马郁兰和檀香等精油也都非常有疗效。

感染病菌之后出现长期干咳的症状用檀香治疗效果会非常好。除了蒸汽吸入法之外，选用上述任何一种精油在喉咙和胸部进行芳香按摩，效果会更好，这两种方法也可以一起搭配使用。在夜晚用熏灯或其他的喷雾器让精油分子飘散在空气中，对病情有帮助。

饮用热蜂蜜柠檬汁或药草茶等古老的疗法也可以缓解喉咙敏感的

症状。

如果这些自助疗法不能在几天之内减轻患者的咳嗽症状，那么患者必须就医，寻求西医或中医的帮助。

请参看"感冒"（293 页）、"支气管炎"（277 页）和"流行性感冒"（345 页）。

皮肤裂伤（Cracked Skin）

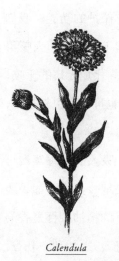

Calendula

不管是皮肤干燥变硬导致的裂伤，或是接触寒冷天气，浸泡在水中或清洁剂中过久，从事户外工作所引发的裂伤，都可以用安息香、金盏花、薰衣草或没药精油治疗。

如果皮肤裂伤的伤口出现感染发炎的症状，可以将安息香和薰衣草或茶树精油混合，直接涂抹在伤口上，直到感染症状消失。也可以在自制或购买的油性乳霜中滴加精油，再涂抹在皮肤上，可以软化皮肤并避免扩大裂伤。

如果皮肤在潮湿的情况下裂伤，没药加上安息香或薰衣草精油是促进伤口愈合的最佳良方。如果要治疗嘴唇裂伤，可以涂抹滴加了安息香精油的乳膏，一天涂几次即可。

囊性纤维变性（Cystic Fibrosis）

体内生化反应失调会导致囊性纤维变性，主要影响肺和消化系统的功能。如果饮食合理并补充消化酵素，就可以改善消化系统无法消化脂肪的问题。而芳香疗法最大的医疗价值在于缓解呼吸系统的症状。

囊性纤维变性患者的肺部会产生大量的黏液，造成痰液凝滞、呼吸困难，还会引发多次感染（因为过多的黏液会成为细菌滋生的温床）。医师们常教囊性纤维变性病童的父母物理治疗的方法，每天进行数次，帮助排除痰液。使

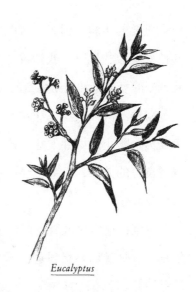

Eucalyptus

用精油可以增加物理治疗的效果，还能预防和治疗肺部感染。

为了取得这个治疗效果，我们要选用能化痰、祛痰和抗感染的精油，只有长期使用精油，才能有成效。因此尽可能地交替使用有此类效果的精油，以免产生对同种精油的依赖性。我觉得最适合的精油有：安息香、榄香脂、乳香和没药等树脂性精油，可以轮流使用。另外，我会加些薰衣草、松红梅、绿花白千层、桉油樟和茶树精油，来增强抗感染的功效；而添加佛手柑、大西洋雪松、尤加利（蓝胶、澳洲和柠檬尤加利）、土木香、针松和檀香等精油，可以刺激免疫系统的功能。如果使用复方精油（混合上述的树脂类、刺激免疫类和其他类的精油各一种），别忘了每周变换复方精油的成分。复方精油应不间断地在三星期之内用完。

幼童使用的精油制品浓度必须低于1%，随着年龄的增长，可以把浓度调整为2%。用精油在胸部和背部进行按摩，是每日物理治疗过程

中最重要的步骤，因为它可以帮助儿童咳出痰液，降低患支气管炎和其他并发症的风险。我建议芳疗师：治疗囊性纤维变性病童时，可以将调好的复方精油交给病童的双亲，让他们可以每天在家里使用。

精油蒸汽吸入法是让精油进入肺部的良好方式。芳香浴可以增强免疫力，防止感染并发症。使用喷雾器定时将精油喷洒到空气中也会取得良好的效果，目前已经证实这种方法治疗各类呼吸系统疾病的效果都非常好。

注意：通常照顾囊性纤维变性患者的人，生理上和心理上的负担很重，这时我们要想到是否有人来关心这些看护者。别忘了，要适时让看护者洗个放松的芳香浴，或进行芳香按摩来缓解压力。

膀胱炎（Cystitis）

细菌感染膀胱会引起膀胱炎，但有少数病例因尿液中的结晶堆积而引起发炎。女性患膀胱炎的比例比男性高，因为病菌由尿道（将膀胱的尿液输送到体外的导管）向上蔓延，女性的尿道长度大约只有3.8厘米，而男性尿道的长度却是女性的4~5倍，因而更能保护男性的膀胱。如果在尿道感染的初期就立刻使用精油治疗，可以避免尿道炎发展成膀胱炎。

佛手柑、洋甘菊、尤加利、大蒜、薰衣草、檀香和茶树等精油，都能有效治疗这种令人感到痛苦又压抑的病症。这几种精油中，我觉得最有效，可起到重要防御作用的是佛手柑和茶树精油（包扎以及作为局部外用清洗液）、洋甘菊（饮用洋甘菊茶）、大蒜（服用大蒜药片

或胶囊）。洋甘菊精油也可以加入外部清
洗液中，治疗刺痛和发炎。切记：涂抹
在黏膜上的精油，浓度必须低于1%，并
且要用煮沸后放凉的开水稀释精油，才
能用来定时清洗尿道口。同时，还要尽
量饮用洋甘菊茶、纯矿泉水或自制的柠
檬大麦水。洗澡水中也可以加入6滴左
右的佛手柑或茶树精油，每天至少洗一
次，增加清洗次数效果会更好。

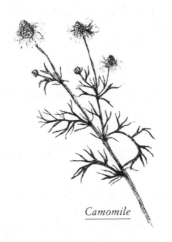

Camomile

　　混合佛手柑和薰衣草（或洋甘菊）精油，进行下腹部按摩，可以
缓解病情。如果患者觉得很疼痛，可以在患部热敷洋甘菊精油。用上
述精油进行全身按摩，可以抵抗感染并排解忧郁。

　　如果尿液中出现血液或脓液，或体温非常高，请立刻就医，避免
膀胱炎发展成肾炎。这时就必须使用抗生素治疗。由于对付不同的细
菌，所用的抗生素种类不同，我们要先进行尿液样本分析，找出引起
发炎的细菌种类，才能真正对症下药。如果必须使用抗生素治疗，可
以配合使用芳香疗法，疗效更好。

　　引起膀胱炎的细菌大多数都寄居在人类的肠道中，但肠道内的益
菌会控制这些细菌的数目。抗生素治疗膀胱炎的缺点是它在杀死入侵
膀胱的细菌时，也会杀死小肠内的益菌，可能会引发许多女性惧怕的
恶性循环：膀胱炎——抗生素——膀胱炎。服用抗生素期间多食用一
些活性酸奶，可以补充肠内益菌的数目，重新建立小肠内平衡的菌群。
规律性地使用精油，特别是将精油加入洗澡水中，可以破除恶性循环，

避免重复感染膀胱炎。避免穿着合成布料的内裤和紧身裤，穿宽松的裤子。

几个世纪以来，印度人一直把檀香当作尿道杀菌剂。如果需要长期使用，也可以换成佛手柑、茶树等精油。

干燥的皮肤（Dehydrated Skin）

干燥的皮肤是指皮肤缺乏水分，和天然油脂（皮脂）不足而形成的"干性"皮肤不同。不过，皮肤缺乏油脂也会导致皮肤干燥，因为皮肤表层的油脂可以保持皮肤的水分。

干燥的皮肤紧绷、冰冷，也很容易出现皱纹。大多数老年人的皮肤都很干燥，中央空调和冷气的普及，也使得肌肤干燥的情况越来越普遍。

皮肤缺乏水分和油脂与内分泌不平衡有关，因此能调整内分泌的精油，就可以解决这个问题。天竺葵和薰衣草精油是最合适的。洋甘菊、苦橙花和玫瑰也是能滋润肌肤的温和油。干燥的肌肤比较适合用润肤乳液而非乳霜，可以将上述精油加入乳液中。每天要补充数次乳液，以便随时保护肌肤，避免水分流失。在炎热或非常干燥、有风的天气出门时，更要注意皮肤保湿的问题。

多吃新鲜蔬菜和水果，多喝天然果汁和矿泉水，都有益于皮肤保湿。酒精对皮肤及身体的伤害都非常大，它让肌肤变得更加干燥，因此最好避免饮酒，或少量饮用。此外，吸烟也不利于肌肤健康。

如果要进行按摩，动作要非常轻柔。含有蜂蜜的面膜对干燥的皮肤非常有帮助，可以直接在脸上涂抹蜂蜜，也可以用蜂蜜、鳄梨或香蕉果肉泥作成敷面剂来敷脸。

沮丧（Depression）

引起沮丧的原因很多，且沮丧引发的症状也很多。慷慨的大地之母赏赐了许多种植物来减轻我们人类的沮丧。可以治疗沮丧的精油很多，适用于不同的症状。芳疗师要具备高超的技巧，根据患者的症状，选择或调配合适的精油（患者的需求可能数天甚至数小时就变化一次）。

如果患者觉得疲倦或昏昏欲睡，使用具有镇静效果的精油会让情况恶化。如果沮丧导致敏感、紧张而无法入睡，这类精油就非常适合患者使用。洋甘菊、快乐鼠尾草、薰衣草、檀香和依兰依兰等都是具有镇静和抗沮丧功效的精油，而佛手柑、天竺葵、香蜂草和玫瑰等精油则具有提神的功效。

如果沮丧伴随着焦虑出现，最适合使用苦橙花精油。茉莉可以增强自信。

按摩可以直接接触治疗师，具有非常显著的疗效。此外患者每天进行沐浴也很有效。在觉得沮丧的时候为自己按摩或进行芳香浴，都有助于减轻沮丧感。

帮助沮丧的病人时，除了要非常熟悉芳香疗法，还要注意病人的喜好和选用的精油，这些线索可以帮助治疗师在适当的时机选用

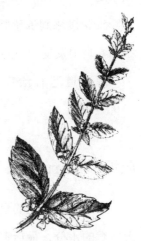

Melissa

适当的精油。疗程中，患者喜爱的精油种类可能会改变，这就提示治疗师：患者的心情和需要已经改变，芳疗师要根据患者的变化，选择合适的精油。

用芳香疗法治疗沮丧的患者时，"倾听"是非常重要的一件事。有些芳疗师曾接受过谈话技巧的训练，因此可以给患者提供芳香疗法之外的咨询服务。但没有接受过这方面训练的芳疗师，可能会建议患者和咨询师或精神科医师交谈。在提供这项建议时要特别小心，有许多人依然认为只有精神不正常的人才需要和精神科医师交谈。

请参看"焦虑"（264页）和"压力"（421页）。

皮肤炎（Dermatitis）

这里所指的皮肤炎是广义的，泛指所有皮肤发炎或疼痛的症状，而不是专指某种会引起皮肤变红、发痒的特殊皮肤病症。

皮肤接触到敏感物质，可能是引发皮肤炎的直接原因，压力等情绪因素是引发皮肤炎的潜在原因。

想知道适合治疗皮肤炎的精油种类和方法，请参看"湿疹"（307页）。

腹泻（Diarrhoea）

经过小肠消化的食糜进入大肠之后，大肠壁的细胞会吸收食糜中大多数的水分，最后形成软硬适中的粪便，而非流质般的水状物。如果改变食糜通过大肠和小肠的速度，粪便的状态也会改变。如果食糜通过肠道的速度很慢（膳食中缺乏纤维），使得大肠吸收了过多的水分，造成粪便干硬及便秘。食糜通过肠道的速度很快，大肠细胞没有足够的时间吸收水分，使得粪便中的含水量过高，造成腹泻。

肠道发炎是造成食糜快速通过肠道的主要原因。病毒或细菌感染、刺激性药物、中毒、过敏等都能引起肠道发炎。肠道的肌肉细胞受到刺激之后，变得过度活跃，肠道蠕动的速度加快，使食糜迅速通过肠道，造成腹泻。

肠道的功能受内分泌和神经系统的影响，其他如震惊、恐惧、焦虑或长期的压力等因素，也会影响这两个系统而间接引起腹泻。

具有镇定肠道内膜，减轻肠道肌肉痉挛，具有收敛效果，或能够镇定神经系统的精油都可以用来治疗腹泻。我们根据患者腹泻的原因，选择适当的精油。洋甘菊、丝柏、尤加利、薰衣草、苦橙花和欧薄荷等精油具有非常好的抗痉挛效果，可以用来治疗腹泻。

如果腹泻的原因是病毒感染，使用具有抗病毒作用的尤加利精油会有很好的疗效。如果治疗食物过敏引起的腹泻，首先必须停止食用所有引起过敏的食物，再使用能减轻过敏的洋甘菊精油。有时候，具有温暖和祛风功效的精油像安息香、姜、甜茴香或黑胡椒等，可以减轻腹泻引起的疼痛。在腹部轻微按摩，也可以减轻肠道肌肉剧烈收缩引起的疼痛。

不论是短期或长期恐惧，焦虑或压力引起的腹泻症状，都可以用洋甘菊、薰衣草或苦橙花精油来治疗。特别是处于令人害怕的有压力的环境时，总是会消化不良，导致腹泻，这类问题最适合用苦橙花精油解决。对腹泻问题的担心和忧虑也可能成为引起腹泻的元凶，但只要用苦橙花精油沐浴，或用苦橙花精油按摩腹部，在面对压力前闻一闻苦橙花精油的气味，就能够镇定肠道和安抚情绪。我认为在面对考试、面试、试镜及其他短期的产生压力的事件时，都非常适合使用苦橙花精油。有时候，长期面临压力、焦虑、恐惧的人很容易出现习惯性腹泻。要帮助这类患者，必须双管齐下——除了治疗腹泻外，还要设法减轻患者的压力。

大多数的腹泻症状 1~2 天内就会消失，如果症状持续很多天，就要向医师求诊，确定肠道的健康状况。长期腹泻是种非常危险的情况，可能会造成身体脱水——特别是患者还出现呕吐的症状。如果这些症状出现在幼童身上，必须立刻就医，因为幼童脱水的速度比成人快，延误治疗可能会有生命危险。

不论治疗哪一类的腹泻患者，一定要让患者补充大量的水分，避免造成脱水。进食会影响患者康复，因为进食后肠道会出现一堆消化后的废物，这些废物提供一个非常合适的环境，让那些引起腹泻的细菌大量繁殖。不过，几乎每一类腹泻患者都会没有食欲。

干性皮肤（Dry Skin）

如果表皮下方的皮脂腺无法分泌足够的天然润滑液及皮脂来保护皮肤免受冷、热、风和其他环境因素的损害，皮肤就会显得干燥。干性肤质的人年轻时，肌肤会有类似木纹的细密纹路，非常迷人。但随着年龄增长，干性皮肤的人却比油性或中性皮肤的人更容易衰老，长皱纹。为了保养干性肌肤，市售的皮肤保养品把重点放在添加润滑油，而芳香疗法则是内外兼顾：一来采用润肤油脂（甜杏仁油、鳄梨油、可可油等），二来用精油温和地刺激皮脂腺的分泌。其他能帮助皮肤保持健康，促进皮下血液循环的方法，都值得一试。

干性肌肤非常脆弱并且敏感，因此非常适合洋甘菊、茉莉、苦橙花或玫瑰（最佳选择）等温和的纯露。天竺葵、薰衣草和檀香等能平衡皮脂腺分泌的精油也非常有帮助。读者或许会发现：这三种精油也很适合油性肌肤使用，因为它们可以依照肌肤的需求，增加或是降低皮脂腺的分泌，使皮脂腺的分泌正常化。

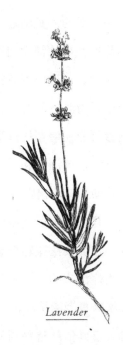

Lavender

经常按摩，可以促进小血管（微血管）的循环，让更多的血液流到皮肤生长层，促进皮肤健康。此外，还要经常使用纯植物油、蜜蜡和精油调成的营养润肤乳霜，特别是遇到恶劣天气，还要出门时。

如果饮食中缺少脂肪，肌肤也会变得异常干燥。每天补充 1 茶匙食用油（最好是橄榄油），情况就会得到改善。

请同时参看"皮肤"（415 页）和"护肤"（237 页）。

湿疹（Eczema）

湿疹的症状和导致湿疹的原因都非常多而且各不相同，因此湿疹并不是一种单纯的病症。芳疗师在治疗湿疹时，要根据病症产生原因，采用灵活的方式治疗。药书上虽然记载了多种有益湿疹的精油，但并不是每种精油都适用于每个病例，也不是每种精油都可以直接涂抹在皮肤上。正确地诊断很重要，原因如下：第一，如果皮肤病症被错误地诊断为湿疹，用精油治疗可能会导致炎症或对皮肤产生刺激。第二，误诊可能使潜在的危险情况被忽略。比如：各种能恶化的角化症很容易被误诊为湿疹和皮炎。如果对皮肤病证存在疑问或皮肤有长时间没愈合的伤口，就应该向医师咨询，让医师为你推荐一个皮肤科医生。

几乎每个湿疹病例都和压力有关。因此每位试图治疗湿疹的芳疗师一定要设法减轻患者的压力，只在皮肤上涂涂抹抹，是无法从根本上治疗湿疹的。洋甘菊、薰衣草、香蜂草和苦橙花精油都是非常有益于湿疹患者的精油，可以每天用这些精油在家进行芳香按摩或芳香浴。患者感到情绪特别烦闷不安时，也可以使用。治疗儿童湿疹时，孩子经常会闹情绪或抗拒治疗，让父母非常担心和焦虑，因此不妨让父母和孩子一同接受治疗，效果会更好。

有些湿疹是过敏引起的，而我们已经知道压力和过敏之间有着非常密切的关系，我们又一次看到了减轻压力的重要性——只有同时减轻压力和避开引起过敏的物质，才能真正控制湿疹病情。患者的过敏症状可能是接触过敏物引起的。可能的过敏物有：尘土、植物、肥皂、化妆品、清洁剂及其他家庭化学药剂等。此外，患者也可能对一种或多种食物过敏，如果自己找不出来，不妨寻求慢性过敏治疗师的帮助。

有时候，人体试图将体内积累的有毒物质经皮肤排出体外，也可能会引发湿疹，特别是营养不良或经常摄取食品添加剂的人，特别容易出现这类湿疹。治疗这类湿疹，可以在按摩油或洗澡水中滴加有排毒功效的精油，如果配合短期禁食或摄取清洁食物会更好。刚开始进行治疗时，患者的湿疹症状可能会变得严重，请不用担心，这是身体正在排出毒素的表现。患者要鼓起勇气，坚定信心坚持治疗，直到病症好转为止。杜松的排毒效果最好，它不但具有排除生理毒素的功效，还有排除心理毒素的疗效。

我发现洋甘菊是最适合直接涂抹在皮肤上治疗湿疹的精油，但也有少数患者使用香蜂草精油的效果比较好。有些芳疗师喜欢将洋甘菊和香蜂草精油混合使用，我比较赞同一次使用一种精油，这样我才能知道哪种精油对患者的疗效较好。香蜂草是作用力非常强的精油，因此涂抹在皮肤上的香蜂草精油浓度必须很低（1%~0.5%），否则可能会引起更严重的过敏。再顽强的湿疹，只要使用微量低浓度的香蜂草精油，很快就消失得无影无踪。

通常，我会将精油加入市售的无香料化妆水或水状乳液中，可能有很多湿疹患者已经发现：基础油和油膏会加重病情。如果不想使用精油，也可以使用纯露轻拍或冷敷，可以有效缓解湿疹引起的奇痒。治疗大面积湿疹时，除了进行芳香浴之外，使用上述植物纯露也是非常有效的方法。

天竺葵、薰衣草和其他精油也都可以治疗湿疹。只不过每个人的情况不同，可能需要多尝试几次，才能找出最适合自己的精油种类和使用剂量。切记：使用这些精油时，必须先将浓度稀释为1%~1.5%。

流行病（Epidemics）

　　自古以来，人们就知道使用芳香植物来保护自己，避免感染流行病。最著名的例子就是 14 世纪中期到 17 世纪末期席卷了全欧洲的瘟疫。有许多记录证实，种植芳香植物或从事精油相关工作的人，像栽种薰衣草的农夫、看守药草园的守卫、使用精油处理毛皮的揉皮工人及手套制造商等，大多能逃过瘟疫，而其他人就没有这么幸运了。几百年来，人们一直认为人体的气味不好就是生病的征兆，因此接触气味好闻的香气植物，期待缓解病情。但现在我们已经知道，这些具有香气的植物除了有非常强的杀菌力之外，有些还能杀死病毒。

　　让家中充满具有杀菌和杀病毒功效的精油蒸汽，可以保护家人避免感染流行病［简单的使用方法请参看"喷雾产生器"（449 页）、"喷雾器"（449 页）和"熏灯"（151 页）］。如果在外面可能接触到其他传染病患者，不妨在手帕或衣服上喷洒些精油，让自己随时能闻到精油气味来保护自己。每天用精油进行芳香浴，可以作为额外的保护。

　　丁香、尤加利和茶树精油最适合喷洒在空气中（非常有趣的是它们都属于桃金娘科植物）。瓦涅医师曾叙述："荷兰人入侵摩鹿加群岛后，砍伐了所有的丁香树，结果出现了前所未有的传染病。"另一现象是澳大利亚的土著居民很久以前就将尤加利树视为

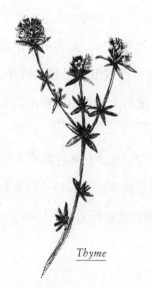

Thyme

他们的守护神。在流行性感冒肆虐期间，我经常在屋内洒些茶树精油，因而健康平安地度过无数个冬天。有时，我也会在冬天燃烧丁香和甜橙的复方精油，代替香气迷人又能抗感染的传统香包。

丁香和甜橙都会刺激皮肤，因此不能加入洗澡水中。其他像薰衣草、迷迭香、茶树或百里香等精油也都能提供保护，避免感染。

如果家中有病人，可以在病房及周围区域持续喷洒精油，一来可以避免患者二度感染，二来也能保护家中其他成员。

可参看"传染性疾病"（344 页）、"流行性感冒"（345 页）、"水痘"（289 页）、"麻疹"（365 页）、"百日咳"（440 页）。

癫痫症（Epilepsy）

有许多种精油可能会使有癫痫症的人发病。因此，在治疗任何患者之前，必须先确认他是否患有癫痫症。任何一位合格的芳疗师在治疗每一位新患者时，一定会问这个问题。

如果是自行购买使用，癫痫症患者要避免使用快乐鼠尾草、甜茴香、牛膝草、苦艾和迷迭香等精油。传统的芳香疗法认为：微量的迷迭香有助于癫痫症。但我从来没有听说任何真实的案例。直到最近，我和一位在郊区为身心残障儿童服务的朋友聊天时他才告诉我，他所服务的对象中有许多是癫痫症患者。医护人员总是人手

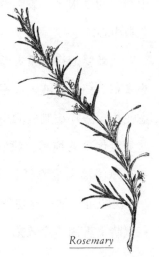

Rosemary

一瓶威蓝达迷迭香泡澡液，只要有儿童抽搐、痉挛，他们就会在患者的鼻子或脸颊涂些威蓝达迷迭香泡澡液，很快就能帮助他们安静下来，不再抽搐。这个溶液中含有迷迭香精油、甜杏仁油和软性肥皂水。也就是说，这个溶液中所含的迷迭香精油浓度非常低。任何一种稀释过的迷迭香溶液都具有相同功效。

有些精油具有抗痉挛的效果，最著名的是薰衣草精油。不过，我不建议单独使用芳香疗法来治疗癫痫症。但经过严格医学训练的芳香疗法师则可考虑用此方法来治疗癫痫症患者。

眼部疾病（Eyes）

精油绝对不可以接触眼睛，就算是稀释后也不可以。如果眼睛不小心接触了精油，一定要立即用甜杏仁油、橄榄油或葵花油等纯植物油冲洗，绝对不要用水冲洗——用水冲洗只会让情况更糟。如果眼睛中精油的量很多，或眼睛感到持续或剧烈的疼痛，请赶快联络医师或急救中心。

如果要治疗结膜炎等眼部感染病症，可以使用洋甘菊、接骨木花、小米草等药草浸液，或用蒸馏过的玫瑰纯露、矢车菊纯露，也可以考虑使用顺势疗法制成的小米草液。药草店和精油经销处都可以买到这些质量优良的纯露。我们也可以用自制药草茶的方式制作药草浸液。等药草浸液温度降低，变凉之后，就可以用来清洗眼睛，一天清洗3~4次即可。沾了玫瑰纯露、矢车菊纯露或药草浸液的脱脂棉可以敷在眼睛上巩固治疗效果，特别是夜晚睡觉时。如果用洋甘菊茶包做成洋甘菊浸液，放凉的茶包也非常适合敷在眼睛上。

　　眼部传染病的传染性非常强，患者的双眼很容易相互传染，也很容易传染给其他人。因此患者和其他人都要特别重视洗手。冲洗眼睛和清洗患者所用的器具时，都要特别重视清洁和消毒的工作。

昏厥（Fainting）

　　当我们突然觉得很害怕，或承受了情感上的重大打击，人体的副交感神经系统会引导大量的血液进入腹部，使为脑部提供血液的动脉的血压降低。脑部的供血量降低，会使我们失去意识。但这并不是严重的问题，只要让患者躺下，使脑部和心脏保持相同的水平高度，血液很快就会流回脑部，使患者清醒。

　　可以帮助晕厥患者清醒或让受惊患者苏醒的精油很多，最重要的是欧薄荷和苦橙花。如果一时找不到这两种精油，也可以用薰衣草和迷迭香替代。

　　使用方法很简单：只要将打开瓶盖的精油放在患者鼻子下方，或在手帕、纸巾上滴1~2滴精油，让晕厥患者闻一下精油的气味即可，或滴1滴精油按摩患者的太阳穴也是很有效的方法。

　　这个方法可以让感到眩晕的人恢复神志，避免眩晕，也可以帮助昏厥的患者及早清醒，恢复意识。

　　然而最能帮助昏厥患者的却不是芳香疗法，而是巴赫急救花精。我经常将巴赫急救花精当作急救的第一步，有需要时再接着使用芳香疗法。如果患者还有意识，可直接在患者的舌头上滴4滴花精；如果患者已经失去意识，就只能用几滴花精简单地润湿患者的嘴唇。必须等到患者恢复意识，才能再服用 4 滴花精。

正感到头晕目眩或刚从眩晕中清醒的患者，绝不能饮用酒精类饮料。对患者来说，加了蜂蜜的热饮比酒精类饮品好得多，而欧薄荷茶可说是最佳选择。

如果患者很容易感到眩晕，或没有明显的原因就昏厥，可能需要医生、顺势治疗师或药草师做更仔细的检查，找出昏厥的真正原因。

疲倦（Fatigue）

归类为"兴奋剂"的多种精油都具有抗疲劳的效果，但它们却没有服用咖啡、茶、酒精或药物等刺激物可能出现的副作用。精油可以帮助人体消除疲劳，而不是压抑疲倦的感觉。使用罗勒、天竺葵、肉豆蔻、迷迭香、百里香、马郁兰、针松等精油，或混合 2~3 种上述精油进行按摩，可以抚慰身体，洗涤心灵，让人重新获得能量。用 6 滴天竺葵、迷迭香、百里香或马郁兰精油进行芳香浴，可以振奋精神。但使用香料植物的精油时要特别小心：洗澡水中加入的香料植物精油只要超过 3 滴，就非常容易引起皮肤过敏。除了单方精油之外，也可以改用复方精油：2 滴丁香和肉豆蔻精油，再加上 4 滴其他精油即可。

上述精油都能缓解生理上的疲劳，而迷迭香和罗勒（罗勒的效果稍差）还可以有效地缓解精神疲劳。

辛勤工作或旅游之后，长期感到焦虑时，可以使用这些精油来消除身心疲劳，但它绝不是治本之道。不论是用精油帮助自己消除疲劳，或帮助别人提神，都不可以忘记一点：精油只能暂时缓解疲劳。好好休息，减轻工作负担等方法，可以从根本上解决长期疲倦的问题。

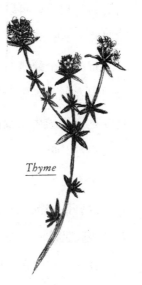

Thyme

芳疗师还会使用另外一种方法帮助患者缓解疲劳。用具有镇静、抚慰和促进睡眠效果的精油，让患者得到很好的休息，使患者以最天然的方式重新获得能量。一般来说，薰衣草和洋甘菊精油是最佳的选择，但每个人的喜好不同，因此仔细阅读每种精油的说明，有助于找出最合适的精油。

如果患者经常感到疲倦，却找不出原因，就要考虑患者的饮食是否均衡——也许是缺乏维生素和矿物质造成的。垃圾食品和高淀粉食物经常会使血糖值忽高忽低，造成异常疲倦。

食物过敏也可能引起疲倦，找出和排除引起过敏的食物，往往有非常惊人的效果。如果我们无法提供足够的营养建议，芳香疗法不起作用时，不妨将患者介绍给营养师或慢性病咨询师，让他们来检查食物过敏是否就是让患者长期疲倦的主要原因。

异常的疲倦也是忧郁、念珠菌感染、肌痛性脑脊髓炎及其他生理病症的前兆，因此要及时就医。

足部（Feet）

以芳香疗法的观点来说，足部是人体非常重要的部位，因为足部有许多反射点，可以影响人体每个器官和部位。此外足部也是非常容易吸收精油的部位。

根据一个经典的实验：在一个志愿者足部涂抹大蒜油，10分钟后就可以在他的呼吸中测出大蒜味。大蒜油是种挥发性很强的油脂，因此从这个实验中，我们就可以看出足部皮肤的吸收力有多强了。足部皮肤也可以吸收其他的精油，只是可能需要长一些的时间。

另外一种使精油迅速进入人体的方法，就是用精油泡脚。根据其他芳疗师的研究显示：做完反射治疗之后再用精油泡脚，可以增加精油的吸收量。

许多芳疗师在用精油治疗时，还会将反射治疗作为辅助治疗方法，有时甚至会将精油涂在某个特殊的反射点上。如果不熟悉这些反射点也无所谓，只要小心谨慎地按摩患者足部的每一个部位，也会有非常好的效果。

足部是我们自己就能触摸的地方，因此没有别人帮助，我们也能很容易地进行自助治疗。

按摩足部可以促进能量流动，特别适合经常需要动脑思考的人。每次我替病人按摩完头部之后，我总会把我的双手从患者的头部移到足部，握住患者的双足几分钟，让患者体内的能量平衡，避免出现头重脚轻的现象。

有关在足部使用精油的方法，请参看"足浴"（218页）和"反射疗法"（236页）。

发烧（Fever）

当身体受到外来病菌的侵犯时，经常会升高体温来抵抗感染，所有的自然疗法也都将"发烧"视为重要的疗养过程。发烧几乎可以使每个生理反应的过程加快，像心跳和新陈代谢等。这些加快反应产生的能量可以增强天然抵抗力，有效抵御感染。不过，有些微生物（特别是病毒）入侵时，患者的体温并不会上升。一般人发烧时体温会升得相当高，直到患者大量排汗，沉睡一段时间之后，借着汗液排出过多的热能，体温才会恢复正常。这个过程通常称为"康复的关键时期"。西医（对抗疗法）经常用非自然的手段退烧，虽然可以让患者觉得比较舒服，但却延缓甚至抑制了患者的康复。

精油可以从两方面来帮助发烧的病人。有些精油属于发汗剂，可以帮助患者发汗，达到自然降温的目的。另外还有些精油可以直接降低体温。但只有在体温升高到非常危险的程度（例如幼童体温超过40摄氏度）时，才可以使用直接退烧的精油。婴儿和幼童发烧时，如果体温升得很高且迟迟没有退烧，可能会出现痉挛的症状。

如果需要借助排汗来降低体温，可以试试罗勒、洋甘菊、丝柏、杜松、薰衣草、迷迭香和茶树等精油（这些精油的作用非常神奇，只要患者的体温恢复正常，它们就不会再让患者出汗）。如果患者还可以沐浴，不妨在上述精油中任选一种，或改用复方精油，加8滴到温度适当的洗澡水中。此外，为患者进行温和的精油按摩（例如按摩背部），也非常有帮助。

可以直接降低体温的精油有：佛手柑、尤加利、薰衣草和欧薄荷。

读者应该会发现，薰衣草和薄荷既可以促进排汗，又可以直接降低体温。这是因为这些精油的主要功效就是促使体温恢复正常。使用这类精油要特别注意，精油的剂量必须非常低，只要在一碗微温的水中滴几滴即可（不要用冷水调精油，否则冷水和体温之间的温差过大，可能会引起不良反应）。不时用沾了精油水的海绵擦拭患者，直到患者的体温降低到脱离危险的程度。

请参阅"水痘"（289 页）、"麻疹"（365 页）、"猩红热"（407 页）等病症和各类精油的说明，进一步了解各类精油的特性和治疗特殊病症的方法。

胃肠胀气（Flatulence）

任何一种祛风排气的精油都可以排除消化系统内的气体，同时还能缓解胀气时产生的疼痛。这些精油可以和基础油混合，再以顺时针的方向涂抹在腹部。如果这种胃肠胀气的症状是暂时性的，比方说刚吃完一些特别容易产生气体的食物，涂祛风的精油即可。但如果经常胀气，就要检视自己的日常饮食，最好同时配合营养师或药草师制定的清肠饮食计划。有时，服用抗生素之后也会出现胀气的现象。这是因为抗生素在杀死入侵病菌的同时，也消灭了肠道中大量的有益细菌，使消化作用无法完全进行，导致食物在肠道中腐败而产成胀气。补充乳酸杆菌或食用大量的天然活性酸奶，都可以重建益菌菌丛，改善这种状况。在新的益菌菌丛建立起来之前，可以使用能祛风除气的精油来缓解肠道的不适症状。

可以使用的精油有佛手柑、黑胡椒、洋甘菊、甜茴香、薰衣草、马郁兰。

性冷淡症（Frigidity）

性冷淡是指女性无法达到性高潮的情况，一般人经常将性冷淡和性无能混为一谈，但事实上他们是不同的。性冷淡并不会影响性功能，只是无法享受性乐趣而已。和阳痿相同，只有极少数的性冷淡病例是由生理病症引起的。大多数患者的病因可分为两类：简单型的原因多为性伴侣反应迟钝，复杂型的原因多半有恐惧，忽视女性身体和功能、幼年创伤、教养方式、宗教禁忌、害怕怀孕等。

性冷淡症的女性对自己的评价多半非常负面，甚至不喜欢自己的身体。小心而温柔地用精油为她们按摩，可以帮助这些女性接受并享受自己的女性特质。按摩可以帮助患者享受非性关系的肌肤接触。

玫瑰和女性的性能力有特殊关系，茉莉则可以增加自信，这类奢侈的原精对性冷淡的患者最有帮助。虽然这类原精很贵，但它们的疗效很好，而且每次按摩的使用量很少。如果患者出现了焦虑的症状，可以用些苦橙花精油。具有香甜气味的依兰依兰精油也能使情绪放松。有些女士特别喜欢快乐鼠尾草和檀香等传统上属于阳性的精油。

在沐浴油、香皂、乳霜、润肤水和婴儿油等清洁保养用品中加入精油，可以让患者接受自己，增强患者对自己的正面评价，同时感受到自己的价值和魅力。如果患者的伴侣非常体贴而且关心患者，他也可以选择患者喜爱的精油，为患者进行温柔的按摩（如果他不是，就不必管这些建议了）。

除了玫瑰精油外，上述我所提到的精油，每种都有壮阳的功效，因为它们都能帮助患者放松情绪，减少对性的焦虑和恐惧。玫瑰精油具有滋补和清洁子宫的功能，对整个女性生殖系统都非常有帮助。玫瑰精油可以同时对女性的生理和心理起作用，影响和改变女性的性能力，可说是治疗女性性冷淡最好的精油了。

有些性冷淡患者希望接受辅导来改变现状，不妨考虑接受完形心理治疗或其他的心理治疗。在接受辅导之余同时使用芳香疗法，可以使疗效更好。

请参看"催情剂"（201 页）和"阳痿"（342 页）。

胆结石（Gallstones）

胆汁中的固体沉淀会形成胆结石。最常见的胆结石是由胆固醇固化形成的。

治疗方法大多离不开改善饮食。如果病症非常严重，可能需要接受手术治疗。在胆囊的部位轻轻按摩（胆囊在肝脏下方右侧横隔膜处），可以减轻疼痛。薰衣草和迷迭香是最有帮助的精油。

迷迭香也可以治疗另一种常见的胆囊病症——胆囊炎。

如果出现胆囊发炎的症状，就要禁食任何含有脂肪的食物，最好只摄取微量的植物性脂肪。

齿龈炎（Gingivitis）

齿龈炎是细菌感染引起齿龈发炎的病症（也就是拉丁文的gingiva）。患者的牙龈会感到疼痛，刷牙或食用较硬的食物时就会有出血的现象。牙龈也会变软、萎缩，造成牙齿提早脱落。

具有正确的口腔保健常识是非常重要的，不但可以治疗更可以预防齿龈炎。添加了精油的漱口水可以帮助口腔保持健康。

能杀死细菌，治疗齿龈炎的精油很多，最常用的是茶树精油和百里香精油（大多数漱口水中都添加了百里香精油的衍生物——百里香酚）。甜茴香和橘精油也有强化齿龈的功效，而没药的治疗和调理功能更使它成为漱口水中不可缺少的成分。

"附录C"（505页）中收录了制作漱口水的方法，但我们不用完全照做。我们可以用茶树精油取代百里香精油，也可以将这两种精油各加入一半（15滴）。如果比较喜欢橘精油的气味，也可以将甜茴香换成橘精油。

调好的复方精油要用有螺旋盖的瓶子装好，只要在半杯温水中加入2茶匙的复方精油，就是非常有效的漱口水了。每天至少要彻底漱口两次。

如果是很严重的炎症，可以直接在发炎的部位涂抹没药精油。温和地按摩牙龈，可以促进局部血液循环，加快伤口愈合。在按摩牙龈之前，先将双手彻底清洁，指尖再涂上1~2滴未稀释的混合精油。温和但稳固地按摩牙龈，特别是每颗牙齿的附近。当牙龈疼得无法刷牙时，最适合使用这个方法。

积极地补充维生素C也有助于治疗齿龈炎，可参看"口腔溃疡"（373页）。

痛风（Gout）

痛风是体内化学物质失衡的病症。尿酸无法有效而顺利地排出体外，很容易形成结晶堆积在关节中，形成痛风。大脚趾关节是最常出现痛风的关节，也是老年型痛风的典型关节。痛风发作前毫无征兆，一旦发作起来非常疼。关节会变得红、肿、热、痛，也会发炎。

芳香疗法的治疗方式包括：冷敷、按摩及合理饮食，治疗细节和关节炎相同，因为基本上痛风只是急性的局部关节炎。

苦恼、悲伤（Grief）

有时在芳香疗法的书籍中，可以看到某些精油能消除苦恼的叙述。但我认为：治疗师充满爱心的照顾要比精油的功效重要得多（也就是说，光用这些精油进行沐浴，未必能有期待的效果）。不过，利用某些精油进行按摩的确能让病人感到格外舒服。

玫瑰可说是效果最好的油。有时候我单独使用玫瑰精油，有时将它和安息香精油一起混合使用，增加温暖的感觉。马郁兰也是非常温暖的油，如果在悲伤苦恼之外还有点寂寞的感觉，例如亲人过世，马郁兰精油是最好的选择。不过，接受治疗者不一定会告诉芳疗师自己内心深处的想法和感受，因此身为一个芳疗师，必须具备敏锐的观察力和感受力。具有振奋作用的佛手柑、温和的洋甘菊、薰衣草或香蜂草等精油，也都是很好的选择。

巴赫花精疗法可以配合芳香疗法排解患者的苦恼，但有时候其他的方法也很重要，比如鼓励患者接受丧亲之后的心理辅导来倾诉心中的愁苦。

痔疮（Haemorrhoids）

位于肛门上方的静脉曲张病变就称为痔疮。造成痔疮的原因很多，直肠的血液循环不良可说是最常见的原因。怀孕时子宫压迫直肠，可能造成暂时性的痔疮。肝脏病变和长期便秘等病症，可能会导致永久性的痔疮。患痔疮引起的不适很容易降低患者排便的意愿而引发便秘，而便秘又会让痔疮加重。

治疗痔疮是件非常重要的事，撇开痔疮造成的痛苦不谈，痔疮还会引起静脉出血，虽然每天出血量不多，但长期如此会造成贫血。

有许多种精油可以治疗痔疮，改善局部循环。丝柏、杜松和乳香等精油可以直接涂抹于患部（当然必须经过稀释），也可以加入洗澡水中。补充大蒜胶囊或增加饮食中新鲜大蒜和洋葱的含量，也可以有效改善循环。

如果患者被便秘困扰，改变饮食习惯是比较长远的解决方法。用迷迭香、马郁兰或甜茴香等精油（稀释成3%）沿着顺时针方向在腹部按摩，可以刺激肠道自然蠕动，达到短期改善便秘的效果。

头发（Hair）

"角质素"是构成头发的主要蛋白，指甲和皮肤细胞的外层也都是由角质素组成的。角质素不是活性物质，它只是当毛囊（发根）活细胞死亡时才被制造的物质。

由此看来，头发是"死"的东西，因此芳香疗法无法有效改善头发的状况。芳香疗法能做的就是促进头皮健康，间接改善头发的状况。

迷迭香可以调理头发，促进头发的健康，特别适合深色的头发。几百年前，多种和头发、头皮有关的商品就已经添加了迷迭香精油。迷迭香精油的使用方法很简单：洗头时，将几滴迷迭香精油滴入最后一次清洗头发所使用的清水中即可。另外，在 100 毫升的高纯度伏特加酒中加入 5 毫升的迷迭香精油，制成以酒精为基础液的头皮按摩液，也有很好的护发效果。

用洋甘菊精油冲洗头发，这个方法已经使用了几百年。洋甘菊精油可以让头发增添美丽的金黄色光泽，它也会让头发变得干燥，因此干性发质的人在使用洋甘菊精油之前，最好先用营养油滋润头发。做法很简单：用荷荷芭油按摩头皮后，用胶膜或塑料套包住头发，外面再覆盖热毛巾，1~2 小时后就可以洗头了。油性发质的人可以不必有这么多的顾忌，最后一次清洗的清水中可以加入大量的洋甘菊精油。

精油也可以有效地减少头皮屑。用基础油将薰衣草、茶树或两者的复方精油稀释为 3%，再用上文提到的方法处理，一周做 1~2 次就可以有效改善干性头皮屑的症状。处理油性头皮屑时，佛手柑或檀香是很合适的精油，它们可以平衡皮脂腺的分泌。将温和的洗发精（许多市售的去头皮屑洗发精都会过度刺激头皮）适量地倒在手掌上，再加入 1~3 滴精油，接着彻底而均匀地将洗发精抹在头皮上，并让它在头皮上停留 5 分钟左右，接着可以进行正常的清洗程序。按这个方法每周洗 2~3 次，就可以改善油性头皮屑的症状。

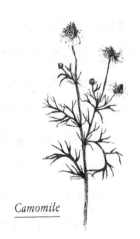

Camomile

头发和头皮的健康，和个人的健康与营养状态有密切的关系。想要有一头健康亮丽的头发，最好的方法就是从日常饮食中摄取适量的矿物质和维生素，额外补充营养剂也是可行的办法。尽量选择温和的洗发精，有刺激性的洗发精会破坏皮脂的天然保护层——头发中的毛囊腺分泌的油性蜡状物质。头发上的皮脂，可以让头发看起来柔顺有光泽，如果失去了皮脂的保护，组成头发的死细胞就会很容易脱落，造成头发分岔、干枯而毫无生气。如果头发丧失过多的皮脂和其他油性物质，就只能用一些具有保湿作用的护发用品来增添并恢复头发的光泽。不过，让皮脂来保护头发是最好不过的。

手（Hands）

如果没有手，就不会出现芳香疗法了。我觉得手是精油与患者之间的纽带。

不过，有些时候手也需要帮助，特别是手部的皮肤。不论是工作或在家，手经常在寒风与低温中接触泥土、水、清洁剂及其他化学物质，因此手部皮肤非常容易出现干燥、粗糙、裂伤或疼痛的状况。所有可以治疗伤口能杀菌的精油都能改善这些症状，但最适合的精油有：安息香、金盏花、薰衣草和柠檬。这几种精油都是很有效的杀菌剂，而金盏花和薰衣草精油还具有加快伤口愈合的效果。冬天，手部皮肤裂伤会很疼痛，此时最适合使用安息香精油。

"附录B"（503页）中列举的自制乳霜都非常适合作为护手霜。用可可油制成的乳霜特别适合在户外工作的人使用，因为这种乳霜比较浓稠，含油量高，可以保护双手不受土壤和其他粗糙物质以及气候的伤害。任何一种自制乳霜中都可以加入2~3种上述精油。柠檬精油具有温和漂白的作用，手上沾染了蔬果或泥土的颜色，都可以用柠檬精油除去。

有时工业或家庭用的化学制剂中含有某些过敏物，但我们却很难避开这些物质，因此经常会出现手部过敏的症状。洋甘菊和香蜂草精油具有抗过敏的功效，它们都能治疗湿疹及双手的接触型皮肤炎。在乳霜中添加这些精油，不仅具有治疗的作用，更有保护双手的功效。薰衣草精油也很适合加入乳霜中。不过最重要的还是预防胜于治疗，辨识出过敏物并避免接触这些物质，才是最佳的方法。如果因为工作需要无法避免接触过敏物质，不妨戴上手套，尽可能减少接触过敏物的机会。

进行例行按摩时，可别忘了双手也需要按摩和保养。人们在焦虑或面临压力时，经常会不自觉地紧握双手，长期下来会造成双手过于紧绷，适时地按摩有助于放松双手。此外，手上有许多反射点和穴位，足部适用的反射疗法也适用于双手。就算不懂反射疗法，只要仔细而彻底地简单按摩双手，也会有很大的帮助。

花粉热（Hay Fever）

　　花粉热是种鼻黏膜接触到过敏物质而引发过敏的病症，有时候也会出现眼睛和喉咙过敏的现象。严格来说，按照字面的意义，它专指某种草本植物的花粉所引起的过敏，但现在所有花粉或菌类孢子所引起的类似反应，都称为花粉热。大家对花粉热的症状应该十分清楚——流鼻涕、打喷嚏等，如果引起过敏的花粉飘浮在空气中，还可能有流眼泪的症状。

　　有许多种精油可以治疗花粉热，有些人觉得这种精油有效，有些人却认为另一种比较好，就像引起每个人过敏的花粉种类不相同。能缓解一般感冒症状的精油都可以减轻花粉热，特别是吸入薰衣草和尤加利精油的蒸汽，可以缓解打喷嚏和流鼻涕等症状。不过，我个人治疗花粉热的第一选择，多半是可以缓解过敏症的洋甘菊和香蜂草等精油，这两者之中，洋甘菊的效果较好。但每个人的状况不同，只有不断地尝试才能找出最适合的精油。此外，有时候一种精油很快会失去疗效，如果要度过整个花粉季，可能需要轮流使用 2~3 种精油才能缓解症状。

　　如果觉得蒸汽吸入法的高温很不舒

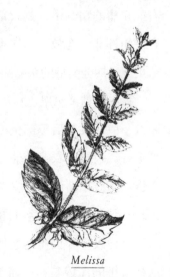

Melissa

服，可以直接将精油滴在手帕或面纸上，随身带着，一旦有需要就拿出来嗅一嗅。用这些精油按摩也非常有效，精油被皮肤吸收进入血液之后，可以减轻过敏反应。

大量补充维生素C（每天至少3克）可以缓解花粉热患者的不适症状，此外，注意每天的饮食也会有所帮助。乳制品和精制的淀粉类食物会产生黏液，减少这类食物的摄取量，的确可以帮助很多人缓解过敏症状。

如果眼睛也出现红、痛等过敏症状，冷敷玫瑰纯露或洋甘菊浸液（不是精油）可以减轻不适。

头痛（Headaches）

有很多种精油可以减轻头痛，而且比服用阿司匹林更安全。在所有能止痛的精油中，薰衣草和欧薄荷的效果最好，不论是单独用或混合使用都非常有效。迷迭香精油也可以使思路清晰，缓解疼痛，特别适用于长期劳累后的头痛症状。

薰衣草精油可以直接涂抹在太阳穴上（只能涂几滴），也可以在太阳穴、前额或颈后等部位冷敷。将薰衣草和欧薄荷精油等量混合，效果更好。因为薰衣草精油可以增强其他精油的疗效。读者或许会感到奇怪：薰衣草精油具有安神功效，而欧薄荷能提神，这两种精油混在一起不就相互抵消了各自的功效吗？其实不然。市售的头痛制剂中，除了一种或多种止痛剂之外，也都同时含有兴奋剂（通常是咖啡因）。这样安排的原因是：止痛剂通常能轻微安神，有时让患者感到忧郁，为了平衡这个副作用要加入一些咖啡因。同时使用薰衣草和欧薄荷精油的原因也在此，但使用天然的精油不会有合成药物的危险副作用。

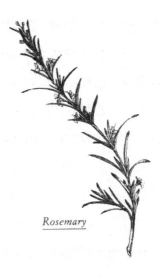

Rosemary

如果头痛是由鼻喉黏膜炎或鼻窦感染引起的，吸入薰衣草、欧薄荷、迷迭香或尤加利精油可以同时治疗两种病症：一来可以缓解头痛，二来还能清除引起头痛的黏膜阻塞物。这些精油都具有杀菌效果，因此减轻头痛的同时也可以治疗和抵御鼻腔感染。

大多数头痛症状都可以找到原因——疲倦、通风不良、眼睛疲倦、紧张等。如果找不出头痛的原因，而头痛的症状却一直持续或经常发生，就需要找医师做进一步的检查。这类的头痛，多数都和患者的生活方式及饮食或生活环境有关，少数病例中头痛是更严重病症的前兆。

请参看"偏头痛"（372页）。

心脏（Heart）

心脏是由特殊肌肉组成的"马达"，从我们出生后到我们死亡前的这段时间，它不停地跳动、工作，夜以继日，甚至当我们失去意识时，它仍尽职地跳动。右半边心脏负责将血液送入肺中，让血液在肺中收集氧气，同时排出二氧化碳和其他的废物。左半边心脏将充满氧气、养分和营养素的新鲜充氧血送往全身各个组织和器官。

有少数几种精油对心脏很好，像龙脑、大蒜、薰衣草、马郁兰、欧薄荷、玫瑰和迷迭香等，都具有滋养心脏的功效，也就是说，它们具有强化心肌的作用。薰衣草、香蜂草、苦橙花和依兰依兰精油也可以治疗心悸等病症，但我认为使用这些精油必须特别谨慎，如果没有受过专业医学训练，最好不要轻易尝试。最好由合格的芳疗师用这些精油为患者进行芳香浴和按摩来治疗心脏疾病。

有许多我们归类为心脏病的病症，其实并不是心脏的问题，而是循环系统出现问题，最常见的是为心脏提供养分的动脉血管发生了脂肪病变。如果动脉血管收缩，血管内壁堆积的脂肪阻断了流往心脏的血流，心肌就会出现缺氧的现象。没有任何一种肌肉可以在缺氧的情况下持续工作几分钟，因此心脏很快就会停止跳动。这就是我们所说的"心脏病发作"或"冠状动脉血栓症"。有数种精油可以减轻这类循环不良的病症，细节请参看"循环"（462页）。

疱疹（Herpes）

几乎每个人身上都带有能引发口唇疱疹的第一型单纯疱疹病毒，虽然有些人从来没有出现任何病症。当我们遭受其他病菌感染时，如感冒及过度疲劳或健康情况不佳时，疱疹病症就会出现。有些人的体质特殊，天气特别热或特别冷都会引发疱疹。

佛手柑、尤加利和茶树精油等都非常适合治疗疱疹，在疱疹刚出现时的治疗效果最好。治疗疱疹的精油制剂以酒精为基剂，一般化学药品店可以买到的异丙醇就是不错的基剂，或使用伏特加酒，效果也很好。以5毫升醇类溶液加6滴精油的比例调成制剂，可以只滴一种精油，但混合2~3种精油的效果会更好。此外，直接涂抹茶树精油也是种很好的方法。一旦出现了疱疹，就经常在患部涂些精油制剂，可以防止其他的疱疹出现。如果疱疹还是一直冒出来，通常我会改涂纯的薰衣草精油，它能很快地让疹子消失。

　　生殖器疱疹是由第二型单纯疱疹病毒引起的，但我们还无法完全确定口唇疱疹病毒和生殖器疱疹病毒是否真的不同。也有可能它们是同一种病毒，只是在不同的部位致病。可以治疗口唇疱疹的病毒都有助于治疗生殖器疱疹，特别是佛手柑精油，它对泌尿生殖系统的亲和力特别强，因此特别有效。当然，使用精油前必须经过稀释。做法如下：先将4滴佛手柑、2滴茶树精油加入5毫升的酒精溶液中，再将此酒精制剂加入1公升煮沸过的冷水中均匀混合，即成为局部清洗液，具有很好的预防效果。如果已经出现疱疹，就和治疗口唇疱疹一样，用棉花棒沾些纯茶树精油或用精油与酒精制剂涂抹患部。长期处于压力下的人比较容易患这两种类型的疱疹，因此适时接受按摩，或用抗忧郁和抗压力的精油进行沐浴，都有助于预防和减轻疱疹。

　　请参看"带状疱疹"（444页）。

艾滋病毒（人类免疫缺陷病毒）（H. I. V.）

　　现代人大多认为人类免疫缺陷病毒能引起艾滋病，任何人只要身上带有艾滋病毒，就难逃患艾滋病的命运，而死亡更是不可避免的。

对艾滋病研究得越多，我们就越了解这种观点有错误。只有30%的艾滋病病毒携带者最后真正患了艾滋病。另外还有许多人，根本不知道自己是艾滋病病毒的携带者，因此患艾滋病而死亡的人数恐怕不到病毒携带者的30%。我们对艾滋病研究得越多，就越容易发现：有许多艾滋病病毒携带者和艾滋病毒和平共处了很长一段时间——有些病例长达10年都没有发病。也有一些人感染了艾滋病毒之后虽然出现了艾滋病的症状，但最后却康复了。还有一些人出现了一些类似艾滋病的症状，但他们却完全没有感染艾滋病毒。因此我们可以了解：艾滋病毒并不是引发艾滋病的唯一条件。

想要了解某些人会患艾滋病，而大多数人却不会的真正原因，就要先了解艾滋病毒。和所有的病毒一样，艾滋病毒寄生在活细胞中才有复制、繁殖的功能。病毒进入寄主细胞之后，开始利用这个细胞的生化资源进行复制。艾滋病毒选择免疫系统的辅助T细胞为寄主。本书的其他部分会提到免疫系统，此处不再赘述。简单来说，辅助T细胞可以加速和促进免疫相关反应，如果感染已经消除，抑制T细胞就会压制和中止成串的免疫反应。健康人的体内，辅助T细胞的数目应该远超过抑制T细胞的数目，但艾滋病毒侵犯、破坏辅助T细胞之后，很容易让抑制T细胞比辅助T细胞的数目还多。

在这种情况下，身体失去了抵御外来微生物入侵的能力，使得细菌及其他病毒和真菌（例如念珠菌）在体内肆虐，这些称为"机会性感染"。也就是说，这些微生物趁身体失去防御能力时，大量繁殖、复制。

西医是以药物攻击艾滋病毒的方法治疗，但后来却发现，只要服用这类药物一星期，艾滋病毒就会出现具有抗药性的突变种。因此目前的研究方向以寻找能抵抗艾滋病毒的疫苗为主。

整体疗法治疗的重点，不在消灭入侵的病毒，而在"人"身上，试图用各种方法增强患者的免疫力，促进健康。任何可以强健免疫系统和刺激免疫力的物质，都可以阻止艾滋病症状的出现，降低患者的死亡率。

人体实验的证据指出：如果艾滋病病毒携带者采取自然疗法，以增加营养、学习放松等方式治疗，患者的各种艾滋病症状集中出现的概率将会降低。如果患者已经出现艾滋病的症状，采用自然疗法也可以让患者度过较长的病情缓和期，提高患者的生存质量。

在这些自然疗法中，芳香疗法非常重要。具有激励和调理功能的精油可以直接调理免疫系统，如果患者出现恐惧、愤怒等情绪，也可以利用具有滋润、放松功效的精油，让患者感受平静和安全。

能刺激免疫力的精油很多，有百里香、茶树及其他白千层属的精油，以及药效较弱的松红梅、桉油樟和花梨木等。而那些能让患者心理、情绪和精神上保持平静的精油，也都非常有帮助。

越来越多的芳疗师通过教会和救援组织等团体来帮助艾滋病病毒携带者，他们认为这是件非常有意义而且具有挑战性的工作。

治疗艾滋病病毒携带者和已经出现艾滋病症状患者的工作内容有重复，在"艾滋病"（255页）一节中有详细的介绍。

请参看"免疫系统"（338页）。

高血压（Hypertension/High Blood Pressure）

在剧烈运动或情绪波动时，心缩压（心脏收缩将血液挤入动脉的压力）上升是非常正常的，但对健康的人来说，升高的血压会很快下降，恢复正常。

血压长期居高不下是很危险的，即使我们没有感到任何不舒服，长期患高血压，会让心脏、血管和肾脏承受过高的压力和张力。肾脏和血压之间存在一种非常微妙的关系，因此过高的血压会破坏这个平衡关系，伤害肾脏。反之，肾脏疾病会干扰肾脏血流及肾酵素（一种控制血压正常的激素）的分泌，造成高血压。由于后期肾脏疾病引发的高血压和高血压所引发的肾脏疾病很难判定，因此治疗高血压的芳疗师一定要特别注意——必须确定患者已经接受医师的检查和诊断。

长期高血压使心脏承受过多压力。起初，心肌会增大来处理增加的工作量，但不久之后它可能就无法继续维持正常的血液循环（心脏衰竭）。高血压患者患中风或冠状动脉栓塞的概率比一般人高很多，这可能和动脉粥样硬化（动脉管壁堆积大量脂肪沉积物）和动脉硬化（动脉管壁增厚、变硬）有关。

芳香疗法可以降低血压，但只有同时调整饮食习惯和生活方式，才有长久的效果。用一种或数种可以降低血压的精油进行按摩，可说是降血压最有效的方式。由于大多数高血压患者都有不易放松，不断鞭策自己或承受过多压力等特质，因此选择具有镇静和深度放松效果的精油，才能有降血压的疗效。英文中用来描述高血压的两个词：

"pressure"和："hypertension"，除了可以表示生理上的压力、高度紧张之外，也表示心理或情绪方面的问题。根据伦敦一所教学医院所做的研究显示：按摩的确可以有效降低高血压，而且它的影响可以延续一段时间。按摩的影响具有累积性，如果持续规律地接受按摩，血压下降的效果可以持续几天。

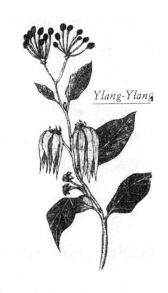

Ylang-Ylang

薰衣草、马郁兰和依兰依兰等是最适合治疗高血压的精油，依兰依兰精油特别适合治疗呼吸急速而短促及心跳加速的症状（高血压患者多半具有这类症状）。用这些精油进行按摩或沐浴，通常都能令患者感到愉悦和舒适。

降低血压使血压维持在正常的范围内，只靠芳香疗法缓解不适症状是不够的，患者必须设法改变自己的生活方式。定期接受芳香疗法治疗，享受舒适能消除压力的按摩，可以帮助患者逐步调整生活方式。通常我会依照患者的需求，在一段时间内，将可以降血压的精油换成其他具有镇静、抗忧郁和提神功效的精油。洋甘菊、佛手柑、苦橙花、玫瑰和乳香等精油都是不错的选择。

在患者改变饮食习惯的同时，我也会配合使用甜茴香、杜松和柠檬等具有清洁、排毒功能的精油，让血压维持在正常范围之内。此外，大蒜也是很重要的，最好能每天服用大蒜胶囊或直接食用新鲜大蒜（如果不排斥的话）。减少动物性脂肪的摄取量很重要，因为过量摄入动物性脂肪会导致动脉粥样硬化。盐的摄取量也要大幅降低，像茶、咖啡和酒精等刺激性物质的摄取量要降至最低。如果能在短时间内全部戒除这些物质，以后再慢慢调整到合适的摄取量，对维持正常的血压有很大的帮助。

温和的运动是保持循环系统健康的最好方法之一，因此只要我能说服一位高血压患者参加瑜伽课程，我就会感到非常高兴。瑜伽是种温和而安全的运动，能够提供身心放松和冥想的机会。冥想可以帮助我们学习如何放松，以及学会如何在日常生活中保持平静。

低血压（Hypotension/Low Blood Pressure）

血压低于正常血压范围的症状就称为低血压。低血压的病例比高血压少，长期低血压造成的伤害也没有高血压严重。由于长期血压过低，很容易使血液无法顺利流向脑部，造成脑部瞬间缺血，因此低血压患者很容易出现眩晕和昏厥的症状，也容易感到寒冷和疲倦。

迷迭香精油可以让血压上升到正常范围，它具有调理、刺激的功效，能够满足低血压患者所有的需求。其他像黑胡椒和欧薄荷等具有刺激性的精油也很适用，特别是经常出现眩晕症状的患者。不过，这类精油用量不可过多。另外，还可以使用牛膝草和鼠尾草精油，但这两种精油都有某种毒性和危险性，因此除了非常有经验的芳疗师之外，其他人最好不要使用。

按摩是最佳的治疗方法。除此之外，我还会建议患者规律地做运动，可以从温和的运动着手，逐步改善循环系统的功能。

歇斯底里症（Hysteria）

　　洋甘菊、快乐鼠尾草、薰衣草、马郁兰、香蜂草、苦橙花、欧薄荷、迷迭香和依兰依兰等精油都可以治疗歇斯底里症，依照不同的时间和环境，可以选择不同的精油。根据我的经验，我觉得预防歇斯底里症的发作，要比病症发作后的治疗更重要。歇斯底里症是情绪剧烈波动的典型例子，上述精油都可以让患者的情绪平静些，减少歇斯底里症发作的机会。只是预防和控制歇斯底里症是不够的，我们还需要探究它的病因。任何一位具有责任感的芳疗师都会鼓励患者寻求心理辅导或精神医师的帮助。进行治疗时，患者身处的环境和他目前的情绪状态是我们选择精油的最佳依据。根据长期的研究，按摩是最有效的治疗方式，其他像芳香浴、芳香喷雾，在房间使用熏香灯燃烧精油，或将稀释精油当成个人香水等方式，也都相当有效。

　　如果患者的病症已经发作，就要用可以治疗受惊（歇斯底里症就是人们面临打击的一种反应）的精油。香蜂草和苦橙花精油都很适用。我发现：如果患者的情绪掺杂着痛苦和悲伤，例如听见亲人意外逝世的消息，使用香蜂草精油可以很快地平复患者悲伤的情绪。

　　让歇斯底里症患者闻精油气味是个很好的方法，但患者不一定会乖乖地闻瓶子中的精油散发出的气味。遇到这种情况，我们可以将精油洒在患

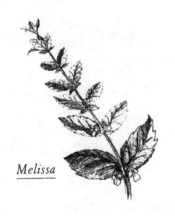

Melissa

者四周，甚至可以直接洒在患者身上。此外，我会尽快让患者服用巴赫急救花精。

让患者饮用甜热的饮料也是个好方法，只要患者可以稍微平静地坐在椅子上喝饮料，就可以让他饮用具有镇静效果的药草茶，加了蜂蜜的洋甘菊以及香蜂草或缬草都很有用。蜂蜜本身也有温和的镇静效果。但要注意：绝对不要让患者饮酒。

患者发病后最好可以尽快接受按摩，这是让他迅速恢复平静的最佳方式。当患者变得温和平静时，我会用玫瑰和安息香的复方精油。其他各类不同的情况，可用薰衣草、苦橙花、香蜂草、快乐鼠尾草或依兰依兰等精油处理。歇斯底里症发作后常常伴随着深度忧郁，因此接下来几天最好增加按摩和芳香浴的次数，并多关心患者。

我建议需要照顾或治疗歇斯底里症患者的人，最好自己也服用一些巴赫急救花精，或吸入一些能防止休克的精油。

免疫系统（Immune System）

身体保护自己并抵御感染的方法非常复杂，有数种不同的器官和系统共同工作。

身体受到细菌、病毒或真菌（这三者统称为微生物）入侵时，就会出现感染的症状。事实上每天都有无数的微生物进入人体，有些微生物甚至长期住在人体中却从未伤害身体。只有当入侵的微生物在体内大量复制和繁殖超过一定限度，干扰身体机能时，才会出现感染症状。

人体的第一道防线是皮肤和位于口腔、鼻腔、肺等部位内层的黏膜组织。如果皮肤没有损伤，细菌是无法入侵人体的。此外，汗液和皮脂也有轻微的杀菌能力。黏膜组织的防御力较弱，它只能阻挡一部分细菌并不是所有的。

当具有威胁性的微生物侵入人体时，身体会立刻出现一连串的防御反应，血液中的多种特化细胞、淋巴系统、脾脏、胸腺和组织液等都被激活，抵御入侵的微生物，这个反应就称为免疫反应。"白细胞"是参与免疫反应的大多数细胞的通称，淋巴节和组织液中经常可以发现它们的踪影。血液中也可以发现白细胞的踪迹，但却不是它们发挥作用的主要地方。血液只是负责将白细胞运送到需要它们的地方而已。

在骨髓中形成的吞噬细胞是种大型白细胞，它会直接缠绕或吞噬外来入侵者（包括细菌）并杀死它们。在这个过程中，吞噬细胞经常壮烈地牺牲自己，与入侵者同归于尽。出现在伤口周围的脓液，里面就包含了大量的吞噬细胞和死亡的细菌。吞噬细胞也经常被称为"清道夫细胞"。

在骨髓和淋巴组织（淋巴结、脾脏和胸腺）中形成的淋巴球，具有完全不同的功能——它们负责生产专门抵御微生物的抗体。当同类型的微生物再次入侵人体时，体内早已具备了可以消灭这种微生物的抗体，因此这种微生物的生长和活性很快就会被抗体抑制。当人体具有足够的抗体可以抑制并防止某种微生物引起的病症时，我们就具备"免疫"力了。

吞噬细胞和淋巴球发挥作用都需要T细胞的配合。辅助T细胞可以刺激吞噬细胞和淋巴球增殖并增强它们的活性，当感染得到控制时，抑制T细胞就会减缓免疫反应。免疫系统正常运作时，辅助T细胞和抑制T细胞的比例约是2∶1，但如果免疫系统受损或功能失常，辅助T细胞的数目会降低。

免疫反应中，淋巴系统扮演着非常重要的角色。当有感染出现时，淋巴结会产生大量淋巴球供身体所需，如果有大量的细菌进入淋巴循环，也会促使淋巴球的数目大量增加。淋巴结中还有一种大型的清道夫细胞，称为巨噬细胞，它会过滤和吞噬病菌及其他无用的粒子。在身体遭受感染期间，淋巴结的活性增强，堆积在淋巴结中的活细胞和死细菌等使淋巴结增大。这种现象可以在脖子、腋下和鼠蹊部看到和感觉到。有时，淋巴腺肿大也是某些疾病的表现，例如淋巴腺热。

肾上腺也参与免疫反应，它分泌激素启动某些免疫反应。长期的压力会使肾上腺功能衰竭，这或许就是压力会导致身体抵抗力下降的原因。

根据医学的定义，结肠并不包括在免疫系统中。但现在却有人发现健康的结肠是身体正常防御机制中很重要的一个部位。肠道中数以百万计的益菌（肠内益菌）可以抑制对人体有害的微生物的生长、数目和活性。

精油可以从两方面来强化免疫系统功能：精油可以直接抵御入侵微生物，也可以增加人体防御细胞及器官的活性。有几种精油同时具有这两种功能，如佛手柑、尤加利、薰衣草、松红梅、桉油樟和茶树等，它们可以抵御非常多的病毒和细菌，也能增强身体的免疫力。迷迭香和天竺葵精油可以强化肾上腺的功能，也能够刺激淋巴系统。黑胡椒和薰衣草精油可以强化脾脏。利用好这几种精油，再配合上文提到的肠内益菌，可以帮助身体有效地抵御感染。如果在感染症状出现的初期就使用精油，效果会更加显著。

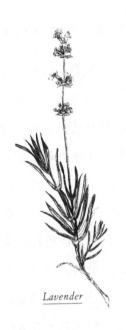

Lavender

　　不过，几乎每种芳香疗法所用到的精油都具有消灭一至数种细菌的能力，并且它们也都可以刺激白细胞增殖，其中以薰衣草、佛手柑和茶树精油的功效最为显著。经常使用精油的人，或将精油视为日常沐浴、护肤及居家生活不可缺少的物质的人，通常对疾病有较好的抵抗力，也不容易感染流行性疾病。就算生病了，也恢复得比一般人快。

　　经常生病或生病之后很难恢复健康的人，免疫系统的功能都不太好，最好使用各类精油持续治疗一个月以上。这样不但可以控制或消灭这些入侵的微生物，还能修复和增强免疫系统的功能，使它更有力量迎接未来的挑战。

　　营养也很重要，制造或生产各类白细胞需要各种营养素。每日摄取大量的新鲜蔬菜水果、适量蛋白质、种子和谷物，再加少许不饱和植物油，就可以提供人体所需的营养素。但如果免疫系统的功能不佳，补充这些营养物质就成了非常重要的事，在恢复健康达到营养平衡前，都必须加强补充。

　　请参看"艾滋病"（255页）、"艾滋病毒"（331页）、"淋巴液/淋巴系统"（361页）和各类精油的说明。

阳痿（Impotence）

阳痿对患者本人或他的性伴侣而言，是件非常沮丧的事。因生理缺陷造成阴茎不能勃起的病例很少，多数病人都是心理和情绪问题。担忧自己无法满足性伴侣或对自己的性表现没有信心，这些都会造成男性无法勃起，而无法勃起又会更加焦虑，如此形成一个恶性循环。外在的压力以及对经济、健康、工作或其他事物的担忧，也同样会引起焦虑而丧失"性趣"。

适度使用具有催情壮阳功效的精油，再配合使用能减轻压力的精油，就可以打破这个"焦虑——阳痿"的恶性循环。如果可以的话，接受治疗师的按摩治疗是最有效的。按摩提供非性关系的肌肤接触，也可以帮助患者放松和减轻焦虑。晚上睡觉前洗个芳香浴，是种简单使用精油的方式（可能会很有效）。将具有阳刚气味的精油当作香水或剃须后的润肤水，也非常有效（许多男士的洗手间就有这类芳香剂），

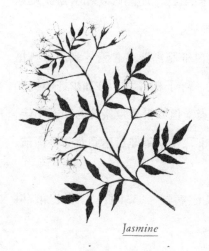

Jasmine

檀香就是个不错的选择。虽然按摩不一定是做爱的前奏，但如果患者的性伴侣能够学会一些简单的按摩技术，在家为他按摩，这可说是治疗阳痿最有效的方法。如果真的有效，那是最好；如果无法立即见效，也不要因为失败而有受挫感。

我曾经提过檀香是很有效的壮阳精油，而且大多数的男士都喜欢

它的气味。拥有“国王之油”美誉的茉莉是昂贵的油品，它也具有增强和重建男士自信的效果。如果男士阳痿的原因是焦虑，可以试试苦橙花精油。快乐鼠尾草精油可以达到深度放松的效果，有时被称为“安乐油”。虽然有少数人使用了快乐鼠尾草精油之后，会出现异常兴奋的感觉，但它放松情绪的效果真的很好，是非常好的壮阳催情剂。此外，它具有众多男士喜爱的生坚果的气味，这也是一个优点。要特别注意：如果喝了酒，就绝对不要使用快乐鼠尾草精油，至少禁用数小时。不过，我想大家都应该知道，酒精是妨碍生育的最大敌人之一，最好不要饮酒。

目前为止我所提到的精油，它们壮阳的功效似乎都因为它们具有放松情绪和调节心情的作用，或许它们还有些我们不清楚的影响力，例如茉莉和檀香都可能还有类似激素的作用。有些具有刺激作用的精油也归类为壮阳剂，我对它们的疗效非常怀疑。这些精油或许可以暂时帮助长期感到疲倦或衰弱的人，但使用时要特别小心，就像使用其他的兴奋剂一样。有 1~2 种这样的精油，如果过量使用会损伤肾脏。与其使用这些具有刺激及兴奋效果的精油，不如选择更安全的方法——摄取充足的营养，补充维生素和矿物质以及适量地服用人参胶囊。

请参看“催情剂”（201 页）和“性冷淡症”（319 页）。

消化不良（Indigestion）

治疗消化不良的方法很简单：用洋甘菊、薰衣草或马郁兰等具有放松作用的精油在胃部进行按摩，或用上述任意一种精油热敷胃部，不时更新敷剂保持热度，都非常有效。

饮用洋甘菊、甜茴香或欧薄荷药草茶也可以帮助减轻症状。

传染性疾病（Infectious Illnesses）

精油很适合治疗传染性疾病，它的作用方式有三种：

1. 精油可以增强身体抵抗细菌或病毒感染的能力。

2. 精油本身可以杀死细菌或病毒。

3. 精油可以避免感染蔓延、扩散。

所有具有抗病毒或杀菌能力的精油，都具有攻击细菌或病毒的能力，它可以杀死侵入人体的微生物或减缓体内病菌繁殖的速度。具有这种功效的精油太多，在此不一一列举（几乎每种精油至少都有抵抗一种微生物的能力）。有些精油可以抵抗的细菌和病毒种类非常多，这类精油包括：佛手柑、尤加利、杜松、薰衣草、松红梅、桉油樟和茶树。这些精油也具有增强身体免疫力的功效，松红梅和茶树精油的效果最好。

最好不要给发高烧的人按摩（事实上，他们可能也不想接受按摩），改用微温的水稀释精油，再用海绵替他们擦拭身体可能会是较好的替代方式。如果患者的状况还不错，洗个添加精油的热水澡会是更好的选择。如果疾病影响呼吸道（鼻子、喉咙、肺部），吸入含有蒸汽的精油会是非常有效的疗法。此外，利用加热灯、暖气机来加热、蒸发精油，让房间中充满精油香气也有助于缓解病情。

请参看各类病症的说明，如"吸入法"（224 页）、"流行病"（310 页）。

发炎（Inflammation）

发炎是身体受到损伤或打击时出现的反应。细菌侵犯及受伤，或接触过敏物等都会引起发炎反应，同时，发炎反应也是身体免疫机制启动的征兆。就这点来说，发炎是非常有用的：它可以增加血液供给和升高发炎部位的温度，这些都能阻止感染并加快康复。

不过，发炎反应却常常反应过度——造成疼痛或发痒，这时若能略微抑制发炎反应会更好。洋甘菊精油就是非常好的抗炎精油，它可以有效地降温及减轻疼痛。薰衣草精油的效果也不错。如果伤口发炎恢复得很慢，像很深的刺伤或刀伤伤口等，可以试试没药精油。

如果发炎引起患部肿胀，可以热敷该处。如果是表皮发炎，像接触性皮肤炎，可以用冷的精油稀释液冲洗患部。做法很简单：将数滴洋甘菊精油加入煮沸过的冷水（温度略低于体温即可），想用的时候就温和地冲洗患部。

身体内部也可能出现发炎症状，像"关节炎"（266页）、"膀胱炎"（300页）等。治疗这些内部发炎的方法，都详细写在各类病症的说明中。

流行性感冒（Influenza）

流行性感冒是数种感冒和尚未鉴定出的病毒感染症的总称。有些人或许觉得这种说法不正确，真正的流行性感冒应该是种非常严重的感染症，约10年就会造成世界性的大流行。不过，我认为使用最初也是最常见的定义比较合适，因为这种感染症非常普遍，而且利用精油自己治疗的效果又特别好。

任何感染症状刚出现时就治疗，这样能获得最好的疗效。刚出现流行性感冒症状时，可在微热的水中滴几滴有抗病毒效果的精油，进行芳香浴，这可以促使身体大量流汗，获得深沉而非常放松的睡眠。通常不用我特别提醒，病人洗完澡后就会自动上床入睡。洗个芳香浴就可以避免流行性感冒的症状全部出现。当然，只洗一次是不够的，接下来的2~3天都能持续洗，才会有最佳效果。最适合此时使用的精油是桉油樟和茶树。如果手边没有这两种精油，可以调制复方精油，薰衣草和尤加利精油各取3滴混合即可。

为了详细说明精油的作用方式，我们要先了解病毒感染的过程。从病毒侵入人体到患者出现生病症状之间的时间，病毒正在迅速地复制（病毒只能在寄主体内复制）。在病毒数目达到某种程度之前，患者不会出现任何不适症状。如果患者免疫系统的功能非常强健，这些病毒可能会在致病前就被消灭。这时，我们就说此人的抵抗力特别好，这也就是有些人在流行病肆虐期间很容易感冒，而有些人却很少生病的原因。

当开始出现感冒症状时，体内的免疫系统已经开始工作，此时如果使用有抗病毒效果的精油，可以增强免疫反应，帮助消灭病毒。尤加利、薰衣草、桉油樟和茶树精油等，既可以直接攻击病毒，又可以刺激免疫反应，双重作用的结果就是可以迅速控制病毒的数目，抑制病毒的繁殖，使病情不再恶化。

吸入精油蒸汽可以强化芳香浴的功效，在不适合沐浴的环境，或患者太虚弱而不能沐浴时，都可以用这种方式，使用的精油种类和用于沐浴的精油相同。

如果初步治疗无法完全康复，至少也可以阻止病症的恶化，减少生病的时间和缓解病情。接下来，可以每天进行芳香浴（如果患者身体不太虚弱），并且每天至少吸入精油蒸汽三次。这些都可以避免呼吸道被细菌再次感染。

患流行性感冒最危险的就是细菌感染引起的并发症，这也是过去几次流行性感冒造成数以千计的人死亡的真正原因。对幼童和老人来说，并发症的危险性很高。抗生素适用于严重的并发症，因此在这种情况下，幼童和老人使用抗生素可以有效降低死亡率。感染并发症时，请不要停止使用精油，精油可以缓解病情，不会和其他西药冲突。

在病房燃烧或喷洒精油是非常好的方法，茶树或尤加利精油是最佳的选择，再加佛手柑效果更好。其他具有抗感染力的精油还有快乐鼠尾草，数百年前人们就知道用它来处理传染病。不过要记住：快乐鼠尾草精油会刺激皮肤，因此最好不要用来进行芳香浴。

患流行性感冒通常要很长的时间才能康复，康复期时患者通常会感到非常虚弱。这些问题可以用佛手柑精油来解决，如果可以最好进行按摩，不然，改用沐浴效果也不错。迷迭香精油具有调理和提神的效果，可以帮助患者拥有良好的情绪。服用适量的人参也非常有益。

受伤（Injuries）

轻微受伤用芳香疗法治疗的效果很好，遇到较为严重的伤势，在接受医护人员治疗之前，可以先用芳香疗法做初步急救。芳香疗法适合治疗的外伤有：破皮（刀伤、烫伤等）、扭伤、关节拉伤及肌肉拉伤等。

针对各种不同的外伤，精油的使用方法也不同。如果患者的伤势很严重，一般人无法处理，千万不要移动伤者，否则可能导致骨折而使伤势更严重。

受伤后经常会休克，即使伤势轻微（例如摔倒的擦伤），也有可能会引起休克。因此，最好准备些精油和巴赫急救花精，以备不时之需。

失眠（Insomnia）

不论是治疗暂时性失眠还是长期失眠，芳香疗法的疗效都很好。有好几种精油可以安全而自然地引发睡意，完全不会有服用安眠药出现的副作用。此外，运用芳香疗法也非常简单，只要洗个芳香浴，或在枕头上滴几滴精油，就有非常好的效果。

我发现薰衣草、洋甘菊和苦橙花等精油治疗失眠的效果都非常好，而且这几种精油也能影响心理和情绪，让人产生平静、柔顺、平衡的感觉，还能缓解紧张。任何一种具有镇静效果的精油都非常有帮助。对长期（1~2星期以上）使用精油来帮助睡眠的人来说，经常变换精油的种类是非常重要的。

具有镇静效果的精油包括：安息香（特别适用于外在忧虑引发的失眠症）、佛手柑（特别适合忧郁的失眠患者）、快乐鼠尾草（能有效地调整情绪，但绝不能和酒精混用，否则会引起噩梦或情绪激烈的梦）、马郁兰（能令人产生温暖而舒服感觉的精油）、檀香、杜松、依兰依兰

等精油。除了这些精油外，还有许多
种精油可以选择，但我觉得这几种精
油的效果是最好的。这几种精油都可
以混合使用，因此我们可以不断尝试
找出最适合的精油。

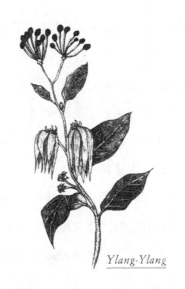

　　上述精油都可以加入洗澡水中，
让患者在睡觉前享受舒适的芳香浴。
洗澡水的温度不宜过高，以免过度兴
奋而无法达到放松的效果。对成人来
说，洗澡水中加入6滴精油就够了。

Ylang-Ylang

如果使用香蜂草或苦橙花精油，只要4滴就够了，这类精油的用量过
高，很容易引起皮肤过敏。对儿童而言，洗澡水中加入3~4滴精油就
足够。另外还要特别注意，如果是婴儿或幼童要进行芳香浴，精油一
定要经过稀释才能使用［请参看"沐浴"（205页）］。最好不要连续两
个星期都使用同一种精油或复方精油，因为身体会逐渐习惯这种精油
而使精油失效。如果睡眠状况无法在短时间内恢复正常，必须持续使
用精油一段时间，最好1~2星期就更换精油或复方精油的种类。

　　这几种简单的精油使用方法都非常安全，可以有效地让连续几晚
无法入睡的短暂性失眠患者，享受正常的睡眠。长期失眠的患者，每
晚洗个芳香浴，在枕头上滴精油，这些方法恐怕没有服药有效。这时，
我们就必须探究引起失眠的真正原因，才能对症下药。

　　通常，引起失眠的原因都很简单，像是运动太少，不适当的饮食，
晚上喝了茶或咖啡等刺激性饮料，床不舒服或身体不适等。增加运动、

饮食清淡、换个床垫等都可以改善睡眠质量，促进睡眠。

除了这些，现代生活常有的焦虑和压力等问题也会引起失眠，因此适当放松自己有助于睡眠。瑜伽、冥想和呼吸技巧都非常有益，但最好的方法或许是规律地进行芳香按摩。芳香按摩包含了温和有疗效的接触，以及具有深度放松效果的精油，二者同时发挥作用，帮助心理和身体减轻压力，自然地就会产生睡意。大多数人在接受芳香按摩之后都能非常放松，甚至昏昏欲睡，因此晚上在家进行芳香按摩可说是最有效的治疗失眠的方法。如果晚上无法进行按摩也没关系，白天去沙龙或诊所按摩的放松效果，通常可以维持数小时或数天，配合芳香浴效果更好。接受1~2次按摩可以治疗暂时性失眠，长期的失眠症就需要长期的按摩治疗。按摩的效果具有累积性，接受数次按摩后，患者的确可以明显地感受到压力减轻了。

发痒（Itching）

发痒是种神秘的现象——虽然我们知道外部的刺激，像昆虫咬伤，接触荨麻或其他过敏物，会引起我们的过敏反应而造成发痒，但没有人知道"痒"的感觉是如何出现的。目前，我们找不到能称为"痒接受器"的神经末梢，但痛觉接受器受到轻微刺激时似乎会出现痒的感觉。这或许就是"挠"可以止痒的原因，让较强的刺激——抓或挠的动作增强痛觉，减轻痒的感受。另外，还有个问题，为什么我们想一想引起发痒的事物就能产生痒的感觉？例如有人谈论头虱时，我们很容易不自觉地挠挠头。事实上，许多过敏症患者或经常觉得皮肤发痒的人，在面临压力时症状会变得更严重。

　　所有的精油中以洋甘菊的止痒效果最好，而薰衣草和剂量非常低的香蜂草精油效果也不错。我发现洋甘菊和薰衣草复方精油的效果胜过任何一种单方精油。在诸多洋甘菊精油中，又以德国洋甘菊的效果最佳。依照发痒部位和痒的程度，我们可以选择将精油加在洗澡水（特别适用于患部面积很大时）、乳霜或润肤水

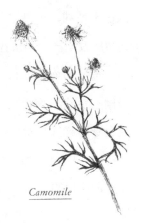

Camomile

中，如果患部面积很小，我们还可以直接涂少量（1~2 滴）精油。

　　请参阅"瘙痒"（393 页）。

黄疸（Jaundice）

　　的确有少数几种精油对黄疸有疗效，但我必须特别强调一点：黄疸是个严重的疾病，患者一定要接受医师的治疗。可以在接受诊治的同时使用芳香疗法来减轻患者的不适感，让患者尽快恢复健康。

　　最有效的精油是洋甘菊和欧薄荷，它们可以缓解患病初期的恶心症状，而柠檬、迷迭香和百里香可以强化肝脏功能。瓦涅医师还建议使用天竺葵精油，但我从来没这样试过。

　　用法很简单：直接在肝脏、胃和腹部等位置进行芳香按摩即可。如果肝脏严重肿大不适合按摩，可以用洋甘菊、迷迭香或百里香等精油进行冷敷。如果患者的身体状况还好，可以洗澡，就在患者每天的洗澡水中滴加 6~8 滴洋甘菊或迷迭香精油。也可以用柠檬、欧薄荷或

百里香精油，但最多只能滴加3滴（用量过多很容易引起皮肤过敏），其余的改用洋甘菊或迷迭香精油。

黄疸的恢复期很长，虚弱和消化不良等症状会延续几个月，有些病例的症状会拖得更久。这段期间，进行芳香浴和按摩可以调理和刺激全身器官（当然包括肝脏和消化系统）。此外，恢复期的病人常会变得忧郁，因此添加适当的抗忧郁精油会更有益，而佛手柑是最适合在恢复期使用的精油。

嫉妒（Jealousy）

有几种精油有时可以消除嫉妒的情绪，玫瑰、安息香和洋甘菊效果都很好。

虽然没有人否定精油对心灵的影响，但我不确定"精油可以消除嫉妒"的说法是否正确。或许应该更恰当地说：上述精油都具有镇静、平静和安抚情绪的功效，精油再加上治疗师的温柔及对患者的关心可以让有嫉妒情绪的人真诚地面对自己的处境，用积极的方法解决问题。

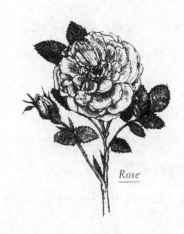

Rose

嫉妒就像其他任何一种情绪一样，能以任何形式出现。一个善妒的人可能会疯狂地大吼大叫，也可能会意志消沉，非常沮丧。由此可知，精油种类的选择和使用精油的方法，都必须按接受治疗者特殊时刻的特殊需求而定，而治疗师的技巧和直觉也就格外重要了。

肾脏（Kidneys）

　　肾脏是人体非常重要的一个器官，它的功能有：清除和过滤血液中的有毒物质，并借着尿液将它们排出体外，控制血液中钾、钠离子的平衡，调控体液量等。如果上述任何一项功能失常，体内积累的毒素将会威胁生命。借着控制血量，肾脏还能帮助维持血压，对红细胞细胞的生成也有帮助。人体有一对蚕豆形的肾脏，位于下背部脊椎的两侧，由下肋骨保护。肾脏和膀胱之间有一条导管，称为"输尿管"，可以将肾脏产生的尿液送到膀胱储存。

　　精油对肾脏的影响很大，因为精油在血液中循环，而每小时全身的血液就会流过肾脏2次。食用精油及皮肤上涂过量精油（透过皮肤，精油可以很快进入血液），很可能会加重肾脏的负担，导致肾脏损伤。

　　对肾脏有益的精油也是借着血液循环到达肾脏，因此我们必须注意精油的使用剂量。按照书中说明的比例、方法和用量来使用，应该不会有什么危险。洋甘菊、大西洋雪松和杜松精油对肾脏的亲和力很强，也具有调理肾脏的功能，还可以治疗肾盂炎和肾脏炎等肾脏感染疾病。不过，我必须再次强调：这类感染症绝对不能只依赖芳香疗法来治疗。所

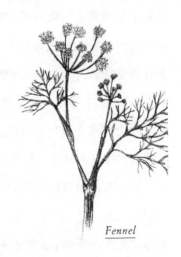

Fennel

有的肾脏病症都需要立刻就医，让医师诊断并治疗。就医前的初步急救，治疗过程中强化肾脏功能，帮助肾脏康复，在这些过程中都可以把芳香疗法当成一种辅助疗法，但绝不能当作唯一的治疗方式。

能利尿的精油可以增加尿液量，当体液迟滞或身体需要排除大量有毒物质时，这类精油就非常有用。但使用时要特别小心，绝对不要长期使用。过度依赖利尿剂可能会忽略了需要紧急处理的严重肾病，还可能因为长期非自然地大量增加尿液，破坏了体液平衡和钠、钾离子平衡的机制，严重危害身体健康。有利尿作用的精油，除了前面提到的三种之外，还有丝柏、尤加利、甜茴香、乳香、天竺葵和迷迭香等。

请参看"膀胱炎"（300 页）和"尿道炎"（432 页）。

喉炎（Laryngitis）

喉炎是指喉部急性发炎的症状，包括感染引起的病理性发炎（通常发生在感冒、咳嗽或喉咙痛等症状之后）以及大叫、吸烟或吸入过敏粒子而引发的机械性发炎。干燥的空气会使发炎更加严重，有些中央暖气系统或冷气机也会使病情加重。由于声带位于喉部，因此声音变得嘶哑或完全失去声音都是常见的并发症。感冒并发喉炎的患者，如果因为鼻塞而改用口呼吸，可能会使空气未经温暖、湿润和过滤的步骤就直接进入喉部，加重病情。

吸入蒸汽可以治疗喉炎，因为蒸汽可以调理呼吸并缓解病情。如果加入精油，效果更好。古时候用来治疗喉炎的"修道士香脂"，其实就是安息香，薰衣草、檀香或百里香也都非常有效。

喉炎的症状大多只持续数天，因此如果噪音嘶哑等症状持续了很长一段时间，表示这些症状是由更严重的疾病引起的，必须做更深入的检查。

白带（Leucorrhoea）

白带是女性阴道流出的白色或无色液体，有时这些分泌物只比平时正常的分泌物多些，而有时是阴道感染或过敏的征兆。鹅口疮（白色念珠菌感染）通常是导致白带的罪魁祸首。

任何一种阴道病症都应该受到重视，并且要仔细找出原因，防止更严重的病症被忽略。在接受全面的检查和治疗后，可以配合使用佛手柑、薰衣草、没药或茶树精油混合成的局部清洗液，冲洗阴道。让煮沸的水冷却至体温可接受的程度，再加入精油，并将浓度调为 0.5%~1% 即可。最好不要过度或长期使用局部清洗液，否则可能会破坏阴道的正常分泌。使用茶树阴道药栓也是个不错的选择，有些健康食品店就有出售。如果买不到，可以用精油和可可油自制，每 5 克可可油加 2 滴精油。

请参看"鹅口疮"（429 页）。

虱子（Lice）

头虱一直是学校或人群聚集处常见的问题，现在这个问题更加复杂难以解决，因为头虱已经产生抗药性，以前用来控制它们生长的药物大多失效了。

幸好还有几种精油具有预防和清除头虱的功效：佛手柑、尤加利、天竺葵和薰衣草等精油是最有效的。若混合3~4种这些精油，效果将比单独使用任何一种精油还好。

用葵花油或红花子油等基础油调出精油总浓度为5%~10%的按摩油，彻底而仔细地按摩头皮和头发。把头发包住，让精油在头上停留个几小时——如果可以的话，包着头睡觉更好。最后再用温和洗发精清洗头发，用药房出售的细齿梳子梳头，清除洗发精洗下来的头虱和卵。这个程序每隔48小时就要重复一次，这样才能完全清除残余的头虱和卵。母虱产卵时，会用胶性物质将虱卵黏在头发上，因此非常不容易清除。但用精油和洗发精处理后再用细齿梳子梳理，应该可以清除这些虱卵。每48小时进行一次，3~4次之后就永远摆脱虱子的纠缠了。

为避免再度感染虱子，要特别注意：虱子和虱卵都存在于帽子、围巾、头巾、寝具，以及外套的领子上。把每件能洗的东西都拿去洗，并将床垫、枕头、外套领子等用品都浸泡在含有10%上述精油（单独或混合）的酒精溶液中。浸泡衣物时，我通常还会加些樟树精油，但洗头时就不会。手术用的酒精也可以用来调制浸泡液，有时候我还会把加了精油的市售薰衣草纯露当作浸泡液。这个方法或许比较实际，一般人很难购买到纯酒精，而手术用酒精气味太难闻，改用伏特加酒的成本又太高。

头虱比较喜欢寄生在干净的头发和头部，因此长头虱并不代表个人的卫生习惯不好。只有极少数的孩子从来没有在学校染上头虱。只要孩子从学校把头虱带回来，通常在他发现自己有头虱之前，全家都已经染上头虱了。如果每次家人洗完头时，都用加了精油的溶液当作清洗液，就可以达到避免感染头虱的效果。上述精油都很有效。当然，气味比较好的佛手柑和薰衣草精油是比较受欢迎的。

肝脏（The Liver）

肝脏是人体最大的器官（皮肤除外），它的功能非常复杂。肝脏位于腹腔右侧，由下肋骨保护，虽然每个人的肝脏大小有差异，但平均来说肝脏的重量约为1.5千克。肝脏至少有四个功能和人的生命息息相关：制造、代谢、储存和排毒。除此之外，这些功能涉及非常多的化学反应，而这些反应所产生的热能正是体热的主要来源。

肝脏制造的物质包括：消化脂肪所需的胆汁、避免血液凝固的肝素和大部分血浆中的蛋白。如果需要，肝脏也可以用胡萝卜素来合成维生素A。

肝脏的活动和代谢密切相关。也就是说，把食物中的元素分解成小块，再将它们合成身体所需的物质。例如：将从糖和淀粉中获得的葡萄糖，转变成可以提供肌肉能量的肝糖。我们所吃的脂肪，没有办法被身体直接利用，必须经过肝脏的分解和氧化，将它们转变成较简单的形式，之后才能被利用或储存在肝脏中以备不时之需。氨基酸是蛋白质类食物的基本组成分子，对健康也有重要的影响，但人体每次能利用和储存的氨基酸有限。因此，如果一次摄取过量氨基酸，肝脏就进行"去氨基"反应来分解过多的氨基酸。氨基酸和脂肪酸都可以转换成肝糖储存在肝脏中。当身体需要时，肝脏将这些物质释放到血液中。脂溶性维生素A、维生素D和铁质，都储存在肝脏。

肝脏的另一个重要功能就是排毒。任何能损伤我们身体组织的物质，像酒精、药物和毒素等，都会被肝脏分解成毒性较低，可以由粪便或尿液排出体外的物质。除了分解人体摄取的有毒物质外，肝脏也会分解、排除体内自然产生的有毒物质。如果不立刻将这些身体产生的有毒物质排除，就可能会毒害自己，危及生命。这些物质包括了死亡的红细胞和激素。肝脏将红细胞中的血红素转变成胆汁中的胆色素，最后随着粪便排出体外。如果这个过程出错，胆色素无法迅速排出体外，就会堆积在血液和细胞中，让人的肤色变黄，这就是黄疸。

有几种精油，特别是适合肝脏的，都可以调理和滋养肝脏，并强化肝脏的各种功能。最重要的是迷迭香精油，它可以刺激胆汁的产生和分泌，减轻黄疸及调理肝脏。其他还有对肝脏和消化系统有益的洋甘菊和欧薄荷，可以减少肝脏毒素堆积的丝柏、柠檬和百里香，以及帮助肝脏排毒的杜松精油等。

用这些精油进行身体按摩或芳香浴，可以让精油迅速进入血液到达肝脏。但想要缓解肝脏的不适，最好的方法就是在肝脏部位进行热敷（不要太烫）。如果要治疗黄疸或肝脏毒素堆积，可以用精油交替进行冷热敷（最后一次必是冷敷），这样可以刺激肝脏，促进排毒。

所有具有毒性的精油都会损伤肝脏，导致严重的疾病甚至会引起死亡。

参看"附录A"（497页）。

失去食欲（Loss of Appetite）

有许多种精油可以刺激食欲，特别适用于病后康复期或情绪不好失去食欲时。广为人知的也是最有效的精油是佛手柑，其他从烹饪用药草或香料中提炼的精油，也有类似的功效。最常用的有：藏茴香、柠檬和芫荽。

用少许这类精油进行沐浴或按摩，可以刺激全身器官及组织，可说是最有效的方式。有些芳疗师认为姜和甜茴香的效果也很好，但有些人认为甜茴香会降低食欲。这可能是因为甜茴香的功效不在刺激或降低食欲，而在调节。用甜茴香和姜泡茶或做成浸液，不但好喝而且有效，加了佛手柑精油的伯爵茶也不错。

如果失去食欲是情绪压力等问题引起的，那么解决情绪问题要比单独刺激食欲重要。用精油进行芳香按摩可说是最佳选择，因为精油的香气和治疗师的接触，都可以让患者感到舒服而放松，自然而然地恢复食欲。

请参看"神经性厌食症"（263 页）。

肺脏（Lungs）

肺和皮肤是进行芳香治疗最重要的器官，只有通过它们，精油才能顺利进入人体。

精油和空气接触之后就会蒸发，因此呼吸时很容易就将精油气体一起吸入鼻腔，进入肺脏。两条支气管将空气分别带往左右肺，而支气管还会再分支，分支的气管再分支……分支到最小的气管称作"细

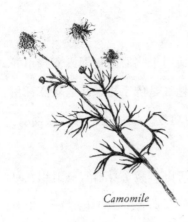

Camomile

支气管"。这些支气管组织又称为"支气管树"。读者可以想象一棵从上往下生长的树，树干就是气管，树干分支成两个树枝就是两个主要支气管，树枝的再分支和分支的分支……就是肺脏中错综复杂的分支气管。这样的比喻，相信大家一定都能理解。

空气从最小的空气通道细支气管，通往更小的管子，称作"肺泡管"，每个肺泡管的末端都连着一个类似小气球的构造。如果把它们放大来看，很像成串的葡萄。这些气球状的组织就是肺泡，也就是氧气进入血液和废物排出体外等活动进行的场所，这个过程称为"气体交换"。

肺泡管壁是人体最薄的组织，通过这层薄膜，液体可以进入肺泡中。管壁表面总是保持着潮湿的状态，这样氧气和其他可溶性分子经溶解后进入肺泡。每群肺泡组织都由微血管组成的网络包围着，而这些微血管的管壁也非常薄而且湿润。氧气和其他可溶性物质可以穿透这层薄膜进入血液，而二氧化碳和其他的废物也透过这层膜，排出来。

对芳香疗法来说，了解呼吸的过程是件很重要的事，因为我们吸入的精油分子可以透过这些薄膜组织进入血液，随血液循环至身体其他部位。

请参看其他的肺脏病症："气喘"（269 页）、"支气管炎"（277 页）、"咳嗽"（297 页）和"肺炎"（387 页）。

淋巴液/淋巴系统（Lymph/Lymphatic System）

淋巴液是种无色液体，它的组成和细胞间质液（体液）非常相似。作为循环系统的一部分，部分体液会被微血管吸收而进入血液中，剩下的，包括体液中大部分的蛋白，就由小淋巴管吸收。这些淋巴管组成类似血液循环的系统，但却缺乏中央动力组织（心脏）来推动淋巴液的流动。但淋巴管四周肌肉活动所产生的压力，可以促进淋巴液的流动。如果我们的活动量太少，可能会导致淋巴循环不顺畅。

淋巴系统的功能有：吸收来自小肠的脂肪，收集和排除有毒废物，对身体受到的感染作出反应，这点我们在"免疫系统"（338页）中有详细讨论。

淋巴系统的另一项重要功能就是排除体液。淋巴循环不良的人经常会出现局部或全身体液迟滞的现象。因工作需要而长期站立的人，下班后足踝经常肿大，就是个常见的例子。容易出现于髋部、大腿和臀部等部位的蜂窝组织炎，其实就是有毒物质和体液迟滞引起的，也和淋巴系统功能不良有关。

特殊的按摩可以有效地减轻浮肿，并强化淋巴的排泄功能，如果再加上天竺葵、杜松和迷迭香等精油，效果会更好。使用这些精油治疗一段时间后，可以用黑胡椒取代迷迭香，有些芳疗师则改用桦木或广藿香。进行按摩时，从肢体末端逐渐向锁骨方向按摩，因为淋巴导管在此与锁骨下静脉相连。淋巴按摩术有很多种，但大多数的芳疗师都只学其中 1~2 种。这些淋巴按摩术可以促进淋巴液流入血液中，因而流经肾脏准备排出体外的液体也会大为增加。所以，接受淋巴按摩

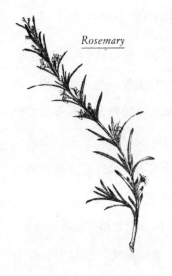

Rosemary

术之后，患者的尿液会增加很多，如果按摩时使用了可以利尿的精油，效果将更加显著。

如果想增强淋巴按摩的疗效，可以用按摩时使用的精油来进行芳香浴，做温和的运动或轻轻擦拭皮肤（用干的软毛刷，按照按摩进行的方向——从肢体末端到锁骨轻轻刷）。此外，吃健康干净的食物也是很重要的。

有少数几个病例，淋巴按摩术无法改善他们体液迟滞的症状，或改善后很快就复发，这时就要尽快接受医药治疗，因为这可能是更严重疾病的征兆。

月经前体液迟滞的现象也可以用淋巴按摩法改善，只要在体液迟滞前 1~2 天进行按摩即可。

除了水肿和蜂窝组织炎等容易发现的病症外，淋巴系统功能不良还会引发许多和毒素堆积有关的病症。鼻喉黏膜炎就是个典型的例子，而部分皮肤病、头痛和偏头痛等也是因淋巴系统功能不健全而引起的。

平时抵抗力弱的人，经常进行淋巴按摩会有所改善，康复期进行淋巴按摩，也有很大的好处。这都和淋巴组织抵抗感染的能力有关，在本书的其他部分有更详细的介绍。

癌症患者严禁进行淋巴按摩。恶性肿瘤就是靠淋巴系统在体内循环、转移，并将癌细胞扩散至全身，因此不要让癌症患者接受淋巴按摩，以免癌细胞扩散。

请参看"蜂窝组织炎"（288 页）、"经前症候群"（391 页）和"免疫系统"（338 页）（在这单元中我们会详细讨论淋巴的免疫功能）。

肌痛性脑脊髓炎（M．E．）

肌痛性脑脊髓炎还有很多别名：慢性疲劳综合征、病毒感染后疲劳综合征和慢性疲劳免疫功能紊乱综合征（C.F.I.D.S）、艾普斯坦-巴尔症或另一个无礼的称呼——雅痞型流感。这些名称指出了医师和一般人对这种奇怪病症的困惑。不同人患这种病会出现不同症状的现象，也让人们感到困惑，而目前这病症究竟是病毒还是其他感染引起的，也还没有定论。

有些最新的研究显示：肌痛性脑脊髓炎患者身上常常出现白色念珠菌剧增的情况，但这究竟是引发病症的原因还是病症引起的结果，还无法说明。有些医师干脆否认这种疾病的存在，并认为这只是患者神经质或装病的表现。幸好，患这种病的人越来越多，有这种观念的医师也越来越少。

我认为肌痛性脑脊髓炎绝不是单一原因引起的。压力、环境污染、感染等都有影响，我也曾见过经历意外或精神打击后就出现病症的人。

作为芳疗师，我们没有必要卷入这种学术上的争论，我们的主要工作是帮助每位肌痛性脑脊髓炎患者减轻身体上的不适，满足他们心理上的需求，改变生活状态等。

每位肌痛性脑脊髓炎患者都会出现的症状就是疲倦。有些人会不时感到肌肉疼痛，有些人虚弱得无法行走，只能依靠轮椅活动。同时，他们很容易失去协调性，容易晕倒、头痛，还可能出现消化方面的问题——这一点儿也不意外，因为大多数患者都很忧郁。

这些复杂的病症让我们必须在不同的时候，配合不同的病症使用不同的精油，但我认为最重要的治疗是增强免疫力。由于疗程很长，因此茶树和其他可以刺激免疫系统的精油都可以交替使用。具止痛效果的精油也可以用来止痛。根据我的经验，具有调理作用的迷迭香和百里香精油，非常适合每位肌痛性脑脊髓炎患者。在所有抗忧郁的精油中，患者特别喜爱佛手柑、甜橙、苦橙叶和其他柑橘属植物精油（我们还必须仔细观察每位患者不同的喜好和需要）。

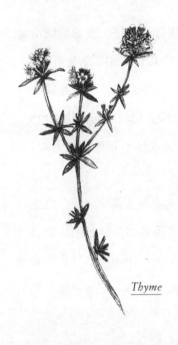

Thyme

非常虚弱和疲惫的患者，可能不适合接受全身按摩，但由于按摩可以给他们极大的帮助，也是极重要的治疗方式，因此最好让患者接受按摩。切记：肌痛性脑脊髓炎患者的身体状况经常在好转后又突然恶化（他们很容易在身体状况较好时做很多事），因此有些人也许上次可以接受全身按摩，而这次却只能接受手脚按摩。

有时给患者提供适当的营养建议也是必要的，补充维生素和矿物质有很大的帮助，可以增强元气。我在前面提过，肌痛性脑脊髓炎患者经常受白色念珠菌大量增殖的困扰。对我来说，这就像是个"先有鸡还是先有蛋"的问题：究竟是患者虚弱的免疫系统造成念珠菌的大量繁殖，还是念珠菌的大量繁殖导致疲倦、痛苦等症状。不论是哪种情况，用膳食疗法减少念珠菌的数目都很有帮助，而在整个疗程中加入茶树和其他有类似功效的精油也很有帮助。每天早晨在患者的腹部涂些稀释的茶树精油是个不错的方法，即使是最虚弱的患者都能接受，它还能在生理上帮助患者早日康复。

这些只是简单介绍，每个患者的情况不同，必须针对个别情况选择合适的方法和精油种类，才能达到最好的疗效。

麻疹（Measles）

麻疹是由病毒引起的，麻疹本身不会对人体造成很大的伤害，但患麻疹期间，孩童的抵抗力会变得特别弱，非常容易遭受细菌感染而生病。这些附加感染，特别是胸部和耳朵的感染症，会对人体造成威胁，如果能谨慎运用精油，可以将这些危险性降至最低。

最有效和最简单的方法就是用熏香灯或其他设备，在病童的房间内持续蒸发茶树或尤加利精油。如果没有这些设备也没关系，在与电暖炉相接的加湿器上滴加精油，或在电暖器上方放湿衣服，并在上面滴些精油，将精油装在喷雾器中再定时喷洒等，都是非常可行的办法。这些方法不但可以保护病童避免二度感染，还可以阻止麻疹病毒蔓延，减少家中其他成员患病的概率。瓦涅医师建议，在患者四周围起幕帐，并定时将尤加利精油喷洒在幕帐上。对幼小的孩童来说，这类精油是非常安全的。

如果孩童的年龄可以使用精油（至少4岁以上），就可以直接在他

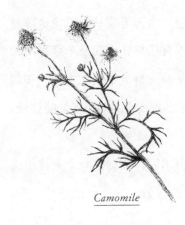

Camomile

们身上擦些德国洋甘菊或佛手柑等能退烧的精油。方法如下：在约 568 毫升微温的水中，加入 2 滴佛手柑和 2 滴德国洋甘菊精油，每隔数小时用海绵沾些液体轻轻擦在孩子身上。

蒸汽吸入法可以减轻伴随麻疹出现的喉咙痛。如果孩子的年龄允许，可以直接在喉咙部位进行精油按摩，如果孩子还太小，可以在孩子的房内用蒸馏器蒸发精油。

每隔 2~3 年就会出现一次麻疹大流行。在屋内喷洒或燃烧茶树及尤加利精油在某种程度上可以提供给孩子保护，而年龄较大的孩子也可以在洗澡水中加入 2~3 滴这些精油。这些措施并不能避免感染麻疹，但可以减轻麻疹发作的症状并减少并发症。

别忘了孩子生病就必须要看医生，只用精油治疗儿童急性病症是很不负责任的做法。不论医师如何诊治，我们都可以配合使用上述精油来增强疗效。

更年期（Menopause）

严格来说，更年期是指女性完全停止排卵——也就是月经完全停止的时期。不过，大部分人都用这个词来代表月经开始改变直到完全停止之间数月到数年的时间。

大多数女性的月经在 40~50 岁左右就停止了，有些人没有任何不舒服的症状，生活也不受影响；而有些人的生活和身体却受到轻微的影响；还有些人出现了月经周期不规律，情绪忧郁，长期大量出血、潮红、失眠及其他种种不适症状等，有时这些症状还会延续数年。停经过程会出现的症状是无法预料的，它和当事人以前月经周期的状况，是否生过孩子，结婚或单身等因素都没有关系。报告指出：职业女性或有其他事要忙的女性，不容易出现忧郁及其他的生理病症，而专注于照顾孩子和家庭的家庭主妇比较容易出现更年期的症状，并且这些症状出现的时机多半和孩子离家独立生活的时间重叠。不过，我也曾遇到过完全不符合这个理论的案例。

每位女性更年期的症状都不同，因此芳疗师在治疗这类病症时要仔细考虑个体差异。许多能调节月经周期的精油都可以减轻更年期时出现的生理病症，特别是可以调节激素的天竺葵，以及可以滋养、清洁子宫及调节月经周期的玫瑰。具有温和镇定及抗忧郁效果的洋甘菊精油，效果也不错。所有能抗忧郁的精油，像佛手柑、快乐鼠尾草、茉莉、薰衣草、苦橙花、檀香和依兰依兰等，都很有帮助。

在更年期的早期，使用"月经"（369页）提到的方法可以稳定不规律的月经周期，并减少出血。丝柏精油最适合用来治疗大量出血，但必须先和医师或妇科医师讨论后才能使用，因为子宫纤维

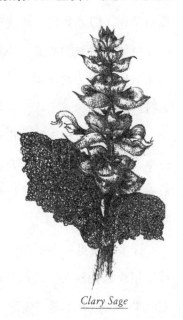

Clary Sage

囊肿或其他病变也会出现大量出血的症状。子宫纤维囊肿并不是停经造成的，但它却常在这时候作怪，因为这种纤维囊肿长得很慢，往往要 20 年以上的时间才会让人感到疼痛或造成大出血，而这时，正是女性 40 岁左右的年纪。

讨论到停经的问题，就必须讨论到激素替代疗法（H. R. T）。当女性体内动情激素的浓度降低，就会停止排卵，而更年期前后出现的种种症状，像潮红、骨质疏松症，以及患心脏病的危险等，都是动情激素不足引起的。虽然补充激素有助于减轻病症，但许多女性却不愿服用，因为她们无法忍受服药出现的短暂副作用，也不想为是否会有其他长期副作用而担心，更不愿使用从怀孕雌马尿液中提炼的激素药物。幸好，芳疗师和药草医师提供了其他的方法。快乐鼠尾草、甜茴香、八角茴香和龙艾等具有类似动情激素作用的精油及天竺葵精油，或贞节树、假独角根、斗篷草等具有平衡激素作用的药草制剂，都可以保持体内激素的浓度。补充月见草油胶囊（或类似的油脂）也是非常重要的，因为它所提供的 γ-亚麻酸正是人体合成动情激素的重要原料。

适量的运动和充足的营养，有助于降低患心脏病和骨质疏松症的概率，因此这个阶段的营养和运动变得格外重要。年长的女性必须摄取充足的维生素、矿物质和种种微量元素，摄取充足的钙也有助于预防骨质疏松症。

许多进入更年期的女性会担心自己失去了女人的魅力，这个问题可以用玫瑰油解决。玫瑰精油会让她们重新感受到自己的女性魅力，充满爱心。这并不是"安慰"作用——玫瑰油的确可以解决许多更年期的问题，例如它具有抗忧郁、催情作用，也能够减缓皮肤老化，这些都能真正帮助女性增强她们的信心。

月经（Menstruation）

虽然现在已经没有人再将月经视为一种病症，但伴随月经出现的长期或暂时性不适，仍然困扰着相当多的女性。而芳香疗法，可以解决经期中的一些问题。

月经期出现的问题中，最常见的就是痛经。痛经是由子宫肌肉痉挛性地收缩造成的。用抗痉挛的精油在腹部轻轻按摩，通常可以很快地缓解痛经。还有些女性发现，在腹部进行热敷并按时更换敷料，保持敷料的热度，会让人觉得舒服。根据我的经验，抗痉挛效果最好的三种精油依次是马郁兰、薰衣草和洋甘菊。有些女性热敷或按摩腹部就能减轻痛经，但部分女性热敷或按摩下背部的效果比较好，还有些人觉得同时在背部和腹部进行按摩才能真正减轻疼痛。

有几种抗痉挛精油还具有调经的功效，也就是说，这些精油可以使月经周期正常或增加经血量。经血量正常或偏高的女性，要避免使用这类精油来治疗痛经，以免经血量大增。根据我的经验，这类精油包括：快乐鼠尾草、没药、鼠尾草，而罗勒、杜松、甜茴香和迷迭香等精油可能也有类似功效。为了安全，经期的头几天最好不要使用这些精油。

这些具有调经作用的精油可以帮助女性维持正常的月经周期。但要注意：任何已怀孕的女性都要避免使用这类精油。此外，在怀孕的前 5 个月，流产概率还很高的时候，绝对不能使用这类精油。

有些妇女的经血量总是特别多。丝柏、天竺葵或玫瑰精油都具有调节经血量的功效，很适合解决她们的问题。各种月经问题都非常适合使用玫瑰精油来处理，因为它不会直接增加或减少经血量或改变月经周期，它可以调节月经周期，还具有调理子宫的功效。

如果月经周期非常不规律而且无法预测，最好在前半段月经周期时使用具有动情激素功效的精油。在正常而规律的月经周期中，前半段时间体内动情激素的浓度较高，而后半段时间黄体素的浓度较高。要使月经周期规律，就要恢复体内正常的内分泌周期。使用具有与动情激素功能类似精油的时间，不得超过 10 天（从月经开始第 4 天到第 14 天）。使用时间过长，会使月经周期缩短至 20 天左右。目前没有与黄体素功能类似的精油，因此后半段的周期最好使用具有调理和清洁作用的精油，再配合使用可刺激黄体素分泌的药草酊剂即可。

月经开始第 4 天到第 14 天，可以每天用快乐鼠尾草精油按摩腹部。第 15 天到第 28 天可以改用杜松、针松和佛手柑的复方精油来按摩。此外，这段时间（15~28 天）还要再服用西洋牡荆的药丸或酊剂。这个方法非常适合已经停止服用避孕药并正试图怀孕的女性。事实上，这个方法可以正确预测排卵时间，因此非常适合每位想怀孕的女性。这个方法治疗痛经或经血量过多等问题也非常有效。

如果月经周期非常不规律或毫无规律可言（但必须先确定患者没有怀孕，卵巢也没有其他严重病变等问题），可以将农历每月初一当作月经周期的第一天，其他的日子就依次算下来。如果 28 天后仍然没有经血出现，停 4 天再重来一次。如果连续进行 3 个月之后还是没有任何明显的改变，最好直接求助妇科医师。

事实上，任何长期或严重的月经周期问题，像是经血过多或严重痛经，月经周期不规律或异常出血等，都应该立刻到妇产科检查，查清病因以及确认是否需要接受进一步的治疗。如果真的有其他的疾病，也不必停止使用芳香疗法。对妇科医师来说，芳香疗法是种非常有益的附加治疗方法。但使用前一定要先通知医师，并和医师讨论过才行。

请参看"激素"（187页）、"更年期"（366页）、"动情激素"（190页）和"经前症候群"（391页）。

心理倦怠（Mental Fatigue）

凡是归类为具有激励性或有益于头部的精油都可以减轻心理倦怠，但也要避免过度使用这些精油。当我们必须提神，或急需保持清醒的头脑时，可以暂时使用这类精油来达成提神的目标。但从长远来看，适度的休息和适时中断脑力劳动，才是最好的方法。

罗勒、欧薄荷和迷迭香等精油是最常用来减轻心理倦怠的精油。在这几种精油中，我觉得迷迭香精油的效果最好，也有些人认为罗勒的效果更好。下班回家洗个加4滴迷迭香精油的芳香浴，可以洗去一整天的劳累，让自己可以面对艰苦的挑战。欧薄荷茶是使用欧薄荷的最佳方法，用它来保持长时间的工作效率比使用咖啡或浓茶更为安全。

我最喜欢在桌上的熏灯中滴加8滴迷迭香精油，借着它的香味来保持头脑清醒及神智清明。如果环境不允许我们这么做，像是驾驶长途车之类的情况，可在每只袖口滴上1滴迷迭香精油。当我们挥动手臂时，就能吸入迷迭香精油挥发出来的蒸汽，来振奋精神。我在写作时也常用这种方法提神。

请参看"兴奋剂"（241 页）。

偏头痛（Migraine）

用芳香疗法来预防偏头痛的效果，比用它来治疗偏头痛还好。当偏头痛开始侵犯患者，让患者感到头痛时，他们往往无法忍受精油的香气，也无法让人接触头部。

如果患者可以忍受治疗师的接触，也可以容忍精油的气味，在偏头痛刚发作时使用下面的方法或许可以帮助患者减轻症状。

用等量薰衣草和欧薄荷调成的复方精油来冷敷前额和太阳穴，当敷料被体温温热后就换新的。如果按摩头部不会让患者觉得非常不舒服，可用薰衣草精油非常轻柔地按摩太阳穴。许多偏头痛患者的疼痛都是由脑部血液循环不良引起的，因此在脖子背面用马郁兰精油进行热敷或温敷，可以增加头部血流量，减轻病症。马郁兰精油是血管舒张剂（它可以让血管管腔略微扩张），温热的温度也有益于血管扩张。

由于偏头痛多半和压力有关，因此在肩膀和脖子等肌肉紧张的部位规律地进行按摩，可说是预防偏头痛的最佳方式。自行按摩，包括轻拍头皮（当然是在头不痛的时候进行），是非常有益的。

大多数患者偏头痛症状的出现都和饮食有关，如果无关，就要特别注意患者的症状。奶酪、巧克力和红酒是最容易引起偏头痛的食物，但其他的食物也可能引起偏头痛。其他非食物因素也可能会引起偏头痛，像照明不足，工业和家庭化学药剂等。

口腔溃疡（Mouth Ulcers）

造成口腔溃疡的原因很多，假牙或未加工牙及循环不良，细菌或真菌（念珠菌）感染及食物过敏等都可能是致病原因。除了这些原因之外，还有一些意外也可能导致口腔溃疡，像不小心咬伤舌头或脸颊内侧等。这种情况通常发生在极度疲惫或承受着心理和情绪压力的人身上。睡眠不足、营养不良、缺乏维生素C及抵抗力差等因素，也都是引起口腔溃疡的常见原因。

适合治疗口腔溃疡的精油有很多种，这些精油也能促进口腔和齿龈的健康。几千年前，人们就发现了没药的疗效，而且它很适用于潮湿的皮肤。此外，它还是良好的杀真菌剂，因此它是芳香疗法中唯一可以治疗念珠菌引起的溃疡的精油。使用没药酊剂是最简易的方法，一般的药草店都可以买到。使用方法很简单，用棉花棒或清洁的手指沾点药剂直接涂在伤口上，或用半杯温水稀释后当作漱口水。直接在伤口涂药会有些刺痛的感觉，但这却是最有效的疗法。没药漱口水的预防功效胜过治疗效果。甜茴香、橘和欧薄荷精油也都有很好的疗效，可以将上述精油各滴1~2滴到白兰地或伏特加酒中，直接涂在伤口上，或经过稀释当成漱口水使用。

高剂量的维生素C（最好混合了类生物黄碱素）也有助于治疗口腔溃疡。在伤口痊愈之前，每天至少要服用3克维生素C，还有些人体质特殊，必须服用 9 克。如果患者经常出现口腔溃疡，最好检查自己的日常饮食，看看饮食中是否含有丰富的维生素 C 和维生素 B 群。有时候，对食物过敏也会导致溃疡，因此如果用精油治疗，补充维生素，摄取均衡的饮食都没有效果，溃疡依然存在，可能要进行食物测试，找出引起溃疡的食物。

肌肉（Muscles）

当我们提到肌肉这个名词时，我们所指的通常是骨骼肌或随意肌，也就是指这些靠近身体表面，位于皮肤下方，我们活动时所使用的肌肉。比较不明显但对生命有重要影响的心肌以及平滑肌还有不随意肌，它们是组成心脏和内部器官的重要肌肉群。

用在按摩或沐浴中的精油，几乎可以立即影响随意肌，借着按摩的动作和热水的温度达到放松的效果。洋甘菊、薰衣草、马郁兰和迷迭香等具有止痛功效的精油，可以减轻肌肉疼痛，特别适用于活动过度引起的肌肉酸痛。快乐鼠尾草和茉莉都具有放松肌肉的功效，其他像黑胡椒、杜松和迷迭香等精油具有调理肌肉和增强肌肉活动力的效果。运动员或舞蹈家等需要经常使用肌肉的人，如果在训练和表演前后能适时使用这些精油，就可以有效强化肌肉的功能。

对随意肌有益的精油，绝对不止上述几种。事实上，只要配合按摩，几乎每种精油都具有调理肌肉的功效。

具有抗痉挛作用的精油可以让组成内部器官的平滑肌放松，因此可以缓解平滑肌痉挛引起的消化不良、腹泻、痛经等症状。这类精油包括：佛手柑、黑胡椒、洋甘菊、快乐鼠尾草、丝柏、甜茴香、杜松、薰衣草、马郁兰、香蜂草、苦橙花、欧薄荷、迷迭香和檀香等。细心的读者应该会发现，这些精油中可以影响随意肌的也不少。用这些精油在疼痛部位进行热敷是缓解平滑肌痉挛的最佳方法。

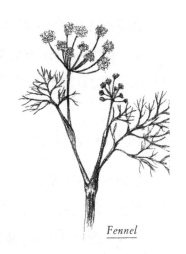

Fennel

　　有少数几种精油具有调理心肌的功效，像薰衣草、马郁兰、苦橙花、欧薄荷、玫瑰和迷迭香，最好配合按摩或沐浴来使用这些精油。在此读者又会发现某些上文已经提过的精油，事实上，有些精油对三种肌肉都很有益。

肾炎（Nephritis）

　　肾炎就是肾脏发炎的病症，分为急性和慢性两种。但不论是哪一种肾炎都是非常严重的病症，病人绝对不能只接受芳香治疗。患者一定要接受医师、顺势治疗师或针灸治疗师的诊治，再用精油治疗（切记：精油会抵消顺势疗法的功效，因此使用前一定要告知顺势治疗师）。

　　具有调理和清洁肾脏功能的精油，对治疗肾炎非常有益，其中又以洋甘菊的效果最好。大西洋雪松和杜松都具有清洁和排毒的能力，但每次只能使用少量，加入洗澡水中是最适合的。轻轻按摩背部靠近肾脏的部位也很有帮助。

药草茶对肾脏也很有益，特别是洋甘菊和荨麻。在进行其他治疗的同时，饮用药草茶，疗效将更加显著。

请参看"肾脏"（353页）。

神经（Nerves）

能调整情绪的精油，有时被称为"神经性"精油。这些我们都会在"焦虑"（264页）、"沮丧"（303页）和"压力"（421页）中讨论。

生理上所说的神经，是指神经系统。和神经系统相关的精油，我们会在"神经系统"（376页）中说明。

神经系统（The Nervous System）

若将整个神经系统视为数个不同但相关的系统，有助于了解它。中枢神经系统包括了脑和脊髓。周围神经系统的主要工作是将身体各部位所感受到的热、冷、压力和痛苦等感觉传入中枢神经系统，并将中枢神经系统的指令送达各部位的随意肌，产生适当的活动。自主神经系统扮演着各器官和中枢神经系统之间传递信息的角色，并传递视觉、听觉和嗅觉等特殊感觉神经所获得的信息。

芳香疗法中精油和按摩对神经系统的影响是很重要的。例如：具有止痛效果的精油之所以能缓解疼痛，是因为它可以降低痛觉神经末梢的活动力，抗痉挛的精油可以镇定启动肌肉活动力的神经，镇静的精油可以降低神经系统过度的活动力。这几类精油的功效有些重复，许多可以止痛的精油都具有镇定或抗痉挛的功效。例如：佛手柑、洋甘菊、薰衣草和马郁兰等精油，就同时具有上述三种功能，而尤加利、欧薄荷和迷迭香精油，虽然没有镇静效果，但具有止痛和抗痉挛的功效。由此可知，这些精油都是芳香疗法中最常使用也最有价值的精油，而我们在说明治疗各种随意肌或内脏的疼痛及痉挛症的方法时，也会反复地提到这些精油。

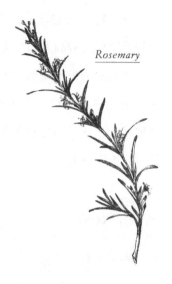

Rosemary

其他具有镇静和抗痉挛效果的精油还有：快乐鼠尾草、丝柏、杜松、香蜂草、苦橙花、玫瑰和檀香。这几种精油中，苦橙花精油对控制肠道的自主神经的影响最大，很适合治疗神经性腹泻和腹部绞痛。檀香对气管的神经有相当大的影响，是非常适合治疗神经反射性咳嗽的精油之一。

能调理整个神经系统的镇静性精油包括：洋甘菊、快乐鼠尾草、杜松、薰衣草、马郁兰、香蜂草和迷迭香。相信每位读者都会发现这几种精油的名字非常熟悉，因为我们已在其他的章节提过了它们对神经系统的种种功效。

神经痛（Neuralgia）

神经痛是指神经引起的疼痛。它代表周围神经系统中任何一部分（例如坐骨神经引发的坐骨神经痛就是其中之一）的疼痛症状，但大多数时候这个名词都用来指颜面神经痛。

神经痛的痛感非常强烈，医学有时候会用切断痛觉神经等非常极端的手段来缓解病人的疼痛。

使用强效的止痛精油是个缓解神经痛的好方法，最有效的使用方法就是在身体疼痛的部位热敷精油。洋甘菊、快乐鼠尾草、薰衣草、马郁兰和迷迭香等精油的效果都很好，可以轮流使用或混合使用达到最佳的止痛效果。

鼻子（Nose）

如果没有鼻子这个小小的器官，可能就没有芳香疗法了。因为在精油与身体、心灵的互动关系中，鼻子扮演了非常重要的角色：

1. 鼻子是呼吸系统的第一部分，通过呼吸系统精油才能随着呼吸进入血液。

2. 鼻腔顶端具有嗅觉神经，可以将精油的气味传到大脑。

请参看"鼻喉黏膜炎"（287 页）、"感冒"（293 页）、"花粉热"（327页）、"流行性感冒"（345 页）和"鼻窦炎"（414 页），了解鼻子可能出现的病症。

请同时参阅"呼吸系统"（404 页）。

流鼻血（Nosebleeds）

止住鼻血最简单也最有效的方法，就是在冷水（冰水更好）中加入 1~2 滴柠檬精油，再将沾了这溶液的湿纱布或湿棉花塞入鼻孔中，塞得越深越好。柠檬精油具有止血作用，可以加速血块的形成，达到阻止血液流失的功效。

　　让患者躺在安静的地方，并冷敷患者的背颈部，加1~2滴薰衣草精油更好。如果仍然无法止住鼻血，就要尽快寻求医师的帮助，以免严重失血。

　　大多数人流鼻血的原因都和受伤有关，但也有些人是由高血压或其他更严重的病症引起的。因此，对经常流鼻血的人来说，这个止血方法只能当作初步急救，患者最好接受更详细的医疗检查，找出真正的流血原因。

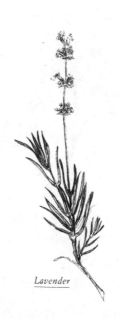

Lavender

肥胖（Obesity）

　　有少数几种精油具有减轻体重的功效，其中最著名的莫过于甜茴香。最晚从恺撒时代开始，人们就知道甜茴香具有止饥的效果。罗马士兵在长途行军时包袱里总会放甜茴香种子，在抵达下一个扎营区之前，可以咀嚼它来暂时止饥。中世纪过后的都铎王朝，虔诚的基督教徒用甜茴香来度过宗教禁食日。甜茴香也是温和的利尿剂，可以减轻体液迟滞的症状。此外，甜茴香还有解毒的功效，可治疗饮食不当造成的毒素堆积。甜茴香具有上述种种功效，但不能直接减轻体重。

　　部分法国药草家认为大蒜和洋葱有减重的功效，而事实上这两种精油都会强烈地刺激甲状腺。如果患者的肥胖是由甲状腺功能不佳，代谢速度迟缓而引起的，可以任选其中一种精油来治疗。服用大蒜

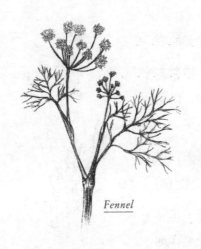

Fennel

或洋葱胶囊，或在饮食中直接增加洋葱及大蒜的摄取量，是更理想的方式。

迷迭香精油是一般的刺激和调和剂，可以刺激迟缓的代谢。天竺葵精油具有平衡激素的功效，可以治疗激素失调引起的肥胖症。

不过，由生理病症而引发肥胖的病例毕竟很少，芳疗师最重要的工作就是帮助肥胖的人找出造成肥胖的心理上的原因。由于每个人的差异很大，因此精油的选择范围也很广，凡是能减轻压力、忧郁、焦虑和能增加自信的精油都可以试一试。在此，我必须提到佛手柑精油，因为我发现它的部分功效和世人对它的认识有些不同，必须做个澄清。人们通常用佛手柑精油来刺激食欲，但我曾用它成功地帮助强迫性贪食症患者。这现象有两种可能：一是佛手柑精油具有调节的功效，不单是刺激大脑的食欲中枢；二是它不直接影响食欲，而是通过情绪或精神间接影响食欲。根据我对佛手柑的认识，我认为后者的可能性较大。

许多超重的人都非常不喜欢自己的身体，规律地接受按摩可以缓解他们心中的不满。尊重、爱护自己的身体，对他们来说可能是个全新的体验，按摩可以帮助他们建立更积极的自我概念。当他们能够接纳自己时，再要求他们做些运动或改变从前的饮食习惯会比较容易（我通常避免用"节食"这个名词，以免引起他们遭遇挫折和失败的联想，带来负面情绪）。

体重减轻特别是迅速减轻的状况，很可能让原本肥胖的人看起来"松松垮垮"的。因此，减重后期也要接受按摩，借此调整肌肉和皮肤的弹性，让患者对自己的变化感到高兴而充满信心，并持之以恒。

寻找互助团体的支持和精神治疗也能帮助某些人。但别忘了，可以再配合芳香治疗来达到更好的疗效。

水肿（Oedema）

身体组织中体液过多就称为水肿。水肿可能短暂出现在局部，像足踝扭伤所出现的水肿，但也有可能出现大面积或全身性的水肿。

一般性水肿通常是严重疾病的征兆，像累进性心脏衰竭或严重的肾脏疾病等。因此，除非受过医学训练，否则一般的芳疗师一定要和医师、针灸治疗师或受过医学训练的顺势治疗师共同治疗，绝不可单独医治。

不过，有几种较轻微的水肿可以用精油处理，像月经来临前体液滞留的现象，如果在月经来临前7~10天时接受按摩，可以非常有效地减轻症状。天竺葵、杜松和迷迭香都是适合的精油。

长时间站立或在怀孕后期，腿和足踝出现的肿胀现象可以用针松精油来减轻。从足踝向上长时间按摩双腿，的确可以有效减轻肿胀。虽然由技巧高超的按摩师来按摩效果会更好。双腿是我们自己可以按摩的部位，平时可以每天在家进行按摩，多少会有些帮助。我喜欢将精油加入乳霜中，而不是调成按摩油，因为我觉得乳霜比较容易使用。

有些人在经过长途飞行之后也会出现肿胀，这时用丝柏、天竺葵、香桃木或针松精油会有些帮助。这几种精油可以刺激淋巴系统的功能，帮助人体组织排出过多的体液。特殊的淋巴按摩是治疗各类水肿的最佳方式，但如果不会也不要紧，任何一种按摩法配上合适的精油都能减轻水肿。

体液迟滞通常都和体内有毒废物有关，像蜂窝组织炎就是身体试图稀释有毒废物，降低毒性引起的病症。使用甜茴香、杜松和柠檬等具有排毒功效的精油，可以有效减轻病症。

有时候，腹部或全身性的体液迟滞也是食物过敏的表现。身体为了使过敏物造成的伤害降到最低，用大量液体来包围它。如果芳香疗法不能有效地减轻水肿，也找不出引起水肿的特殊病因，可能就是食物过敏引起的。可以直接向营养师或慢性病防治医师寻求帮助。

请同时参看"蜂窝组织炎"（288 页）、"淋巴液/淋巴系统"（361 页）和"经前症候群"（391 页）。

油性肌肤（Oily Skin）

皮肤之所以会有过多的油脂，就是因为皮肤下层的皮脂腺分泌太旺盛的缘故。皮脂是一种天然润滑液，能让每个人的皮肤看起来健康有光泽。但过多的皮脂会让人看起来蓬头垢面，还很容易出现黑斑、黑头粉刺和青春痘。青少年特别容易出现这些症状，因为皮脂的分泌和内分泌系统有密切的关系，而青春期正是内分泌系统剧烈变化的时期。在这段非常重视外貌的时期，拥有油性肌肤的人唯一可以感到安慰的就是：油性肌肤比干性肌肤老化得慢。

　　精油可以直接减少皮脂的分泌，还能间接控制细菌在油性肌肤上的生长，解决皮脂过多引起的种种问题。大西洋雪松、丝柏、葡萄柚和檀香等都是很好的选择，它们的确非常有效，而且还有宜人的气味，不论男性或女性都很容易接受。市售的清香剂多半也具有它们的味道。

　　等量的天竺葵和薰衣草精油调成的复方精油是我治疗油性肌肤的第一选择。天竺葵精油可以直接减少皮脂的分泌，而薰衣草精油具有平衡的作用。此外，这两者都是良好的杀菌剂，因此可以控制皮肤表面细菌的生长。由于使用同种精油的时间最好不要超过 1~2 星期，因此

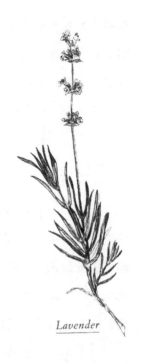

Lavender

我通常会用大西洋雪松、葡萄柚或檀香精油来替换。上述精油中，任何一种精油或复方精油都可以当作平时使用的清洁和调理化妆水。大多数市售的油性肌肤专用化妆水中，酒精成分所占比例太高，很容易清除皮肤上所有或绝大部分的皮脂。短期来看，它似乎很有效，但事实上，当皮脂腺发觉皮肤上没有皮脂时，反而会增加皮脂的分泌。

　　有些人觉得用油来治疗油性肌肤，似乎有些不可能。但事实上，精油一点儿也不油腻，而且混入精油中的少许基础油会在治疗后被除去。

　　天竺葵精油具有平衡内分泌系统和皮脂腺分泌的功能，因此也可以用来治疗油性肌肤或与其他的精油混合，增强它们的功效（天竺葵、

葡萄柚和薰衣草的复方精油具有宜人香气，也非常有效）。由于天竺葵精油具有平衡功效，因此也很适用于混合型肌肤（脸部大部分属于干性肌肤，但鼻子和下巴附近因为皮脂腺的数目较多而属于油性肌肤）。

请参看"痤疮"（250 页）、"皮肤"（415 页）和"护肤"（237 页）。

耳炎（Otitis）

"耳炎"是用来指各种耳部感染症状的医学名词。依据耳朵感染部位的不同还分为：外耳炎，即外耳部位的感染症；中耳炎（最常引起耳痛的原因），即中耳部位的感染症；内耳炎，即内耳部位的感染症。耳炎很容易在双耳之间相互传染，也很容易通过耳咽管感染鼻腔，甚至从内耳感染到颅腔。

由于耳炎很容易蔓延到其他部位，而耳炎引起的并发症也非常危险，因此不应该忽略任何耳痛症状。耳痛时可以立刻用精油治疗，减轻疼痛并抵抗感染。但如果 24 小时内病情没有缓解，或出现持续严重的耳痛、发烧或耳内有脓等任何一种症状，都要立刻就医。这时就要使用抗生素，但最好还是继续使用芳香疗法。忽略任何一种简单的头痛都可能引发永久失聪。

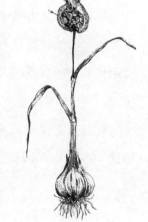

耳炎通常是感冒、鼻窦炎或其他鼻部疾病引起的二度感染，因此在治疗耳炎的同时也要治疗鼻子方面的病症，才能真正根治。

Garlic

用洋甘菊或薰衣草精油热敷可以缓解疼痛，并可借着热度将感染和脓液"牵引"至外耳，降低中耳炎蔓延到内耳的危险性。也可以用上述精油温和地按摩耳朵。通常大家都用洋甘菊精油来治疗耳痛，但我发现洋甘菊和薰衣草的复方精油效果更好，比单独使用上述精油更为有效。我有时也会用止痛效果更好的桦木油，但如果痛得很厉害还是应该找医师。若想抵抗感染，可在 1 茶匙微温（等同于体温）的甜杏仁油或橄榄油中加入 3 滴薰衣草或茶树精油，再滴几滴混合油到耳朵里。用一小撮棉花轻轻塞住耳朵，让这油在耳内停留的时间更长。要特别注意：只有在接受医师检查，确定耳膜没有破洞时，才可以使用这个方法。

如果经常发生耳炎，就表示耳朵和鼻腔经常处于堵塞和感染状态，特别是鼻喉黏液很多的病人，通常需要很久的时间才能治好感染症。服用大蒜胶囊，吸入蒸汽以及增加新鲜蔬菜水果的摄取量，减少摄取乳制品和精制淀粉等，都可以减少黏液的分泌，帮助根治感染症，让耳痛不再成为困扰。

请参阅"鼻喉黏膜炎"（287 页）、"感冒"（293 页）和"鼻窦炎"（414 页）。

心悸（Palpitations）

医学上把心悸定义为病人自己能感觉到心跳，可能是因为患者自己很关注自己的心率，要么就是心脏收缩比平时更有力。当人们感到害怕、惊吓或焦虑时特别容易产生心悸，此时可以使用苦橙花等具有镇静功效的精油。如果是非常紧急的情况，可以直接让患者闻闻瓶子

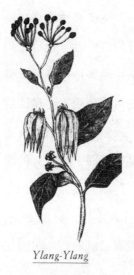

Ylang-Ylang

中或滴在手帕和面纸上的纯苦橙花油。有心悸困扰的人可以用具有镇静效果的精油进行按摩，像洋甘菊、薰衣草、苦橙花、玫瑰和依兰依兰等都非常有帮助。

心悸这个名词经常被误用来指害怕以及受到惊吓或焦虑时所出现的心跳加快现象。就学术上来说，这应该称为心跳过速。但就治疗方式而言，治疗心悸和心跳过速的精油种类和使用方法是完全一样的。其中又以依兰依兰精油缓解心跳过速的效果最好。

瘟疫（Plague）

14 世纪中叶人类史上最著名的传染病——席卷欧洲的黑死病，17 世纪侵害人类的大瘟疫，虽然这些疾病不同，但见证这些疾病爆发的人，特别是医师留下来的记录，能帮助我们分析这些瘟疫蔓延的原因。肺炎和淋巴腺鼠疫的周期性出现，是由鼠蚤身上的鼠疫巴氏杆菌引起的。这病菌原本只会让啮齿动物严重发烧，但如果人类和老鼠接触也可能会感染。当带有这些病菌的老鼠死亡后，鼠蚤会带着病菌寻找新的寄主。

当时许多人的肺部遭到细菌感染，患了流行性肺病，而这些患者的脸色多半会转为深蓝色，还有许多人患淋巴腺鼠疫热，血液会从皮下的血管中慢慢渗出，使皮肤上出现深黑色的斑块，这就是"黑死病"

一词的由来。

有许多团体或个人凭借芳香植物的帮助成为瘟疫中的幸存者。在种满薰衣草的田野中工作的工人，用精油来增加毛皮香味的揉皮工人都没有生病。在"菲齐克花园"工作的园丁也没有生病。在图卢兹有5个盗贼被罚脱光衣服，赤身裸体地接触死于瘟疫的尸体，可是他们却没有生病。他们提到醋、丁香、鼠尾草、马郁兰、迷迭香、杜松和樟树中所含的芳香物质救了他们——这些都是芳香疗法中常用的杀菌剂。另外，还有苦艾、绣线菊、苦薄荷和欧白芷等。

丁香可说是芳香疗法中最强效的杀菌剂。16和17世纪时，人们常在甜橙上插些丁香来保护自己，避免感染；在地板上撒些芳香植物，借着脚力让植物体中的挥发性油质散发出来；在恶臭的街道行走时，捧着芳香植物的花束等，都具有保护的作用，因为这些植物都有杀菌的功效。

知道这些并不只是了解历史事件，还是为了保护自己。虽然从17世纪后就没有大规模的传染病流行，但我们无法预测未来热带地区是否会出现这类问题——1994年印度就曾发生传染病大流行的事件。在公共卫生极差的时期，像战争期间或经历了地震、洪水等自然灾害后，传染病都会流行蔓延，令人措手不及。

肺炎（Pneumonia）

许多药草书中都记载了可以治疗肺炎的精油种类，但如果只靠芳香治疗而不找医师诊治是非常不负责任的做法。我就知道有一个患者只是自己用精油治疗肺炎，没去医院，最终因病情恶化而死亡。这类急性感染症如果使用抗生素来治疗，可以迅速降低儿童和中年患者的死亡率。老年肺炎患者的死亡率仍然很高，但这类肺炎多半不是原发性的——通常老人的抵抗力较差，手术、骨折或其他病症都很容易并发肺炎。

病毒或细菌感染都可能引起肺炎，甚至像普通感冒这样的轻微呼吸道感染，也会引发肺炎。还有些肺炎发作前完全没有征兆。肺炎患者的肺泡［请参阅"肺脏"（359 页）］很容易充满液体而造成呼吸困难，使进入血液的氧气减少。事实上，这些肺脏内的积水和痰液使肺部感染很容易扩散到肺部之外。

肺炎一定要接受医师诊治，另外我们也可以利用精油补充治疗。尤加利、薰衣草、针松和茶树等都是非常有效的精油，而茶树的近亲——白千层和绿花白千层的效果也不错。如果患者可以坐起来，使用蒸汽吸入法是最有效的治疗方法。最好每隔半小时就在患者的胸部和背部温和地擦些精油——上述任意一种精油，或其中 2~3 种精油的混合液都可以。如果患者发烧就不要进行按摩。如果患者觉得身体状况还不错，可以改用精油沐浴。一旦不再发烧，可以为患者用力地按摩，特别是轻敲身体的边缘，帮助肺脏排出痰液和体液。

怀孕（Pregnancy）

在讨论到怀孕期间使用芳香疗法的问题时，我们必须先提醒大家：有些精油具有毒性，可能会伤害胎儿或母亲的健康；还有些精油可能会造成流产，这些精油绝不可在怀孕初期使用。只要以小心谨慎的态度避开这类精油，就可以安全地用芳香疗法来维护孕妇和胎儿的健康，以及减轻怀孕期间恶心、背痛、脚和足踝水肿等症状。

怀孕初期的 3 个月要避免接触的精油包括"调经剂"——可引发月经的精油，分娩时加强子宫肌肉收缩的精油，还有几种毒性较高，可能会伤害胎儿与母亲的精油（这三类精油有部分重复）。

这些不该使用的精油有：洋茴香、阿默思（艾草）、山金车、罗勒、桦树、樟树、大西洋雪松、快乐鼠尾草、丝柏、甜茴香、牛膝草、茉莉、杜松、马郁兰、没药、牛至、胡薄荷、欧薄荷、玫瑰、迷迭香、鼠尾草、香薄荷、百里香、冬青以及其他有毒的精油。

有人认为洋甘菊和薰衣草也是调经剂，只要少量使用并充分稀释（1%~1.5%）就可以安心使用。但担心会流产的孕妇，像曾经流产，有家族流产史，出现异常出血及其他异常症状，或医师警告有流产危险的女性，最好避免使用。怀孕晚期，约从 6 个月开始，我通常会使用薰衣草来缓解背痛，另外我还会用 1%~1.5%浓度的玫瑰油来帮助怀孕的女性保持平和的心态。

许多女性在怀孕后期都会感到下背部疼痛，这是因为胎儿体重增加以及孕妇体型改变，使腰椎的受力增加而弯曲。温和的运动，比如孕妇瑜伽和特殊的产前运动可以缓解背痛。另外，每天平躺在地上，把双腿架在椅子上休息 20 分钟也非常有帮助。进行时要注意保持大腿和身体之间及大腿和小腿之间的正确角度。这个位置可以拉直弯曲的腰椎，并让负荷过重的下背部肌肉深深地放松、休息。如果用精油按摩，可以更有效地减轻疼痛，还能调理肌肉。随着胎儿的成长，让妈妈趴下接受背部按摩是不可能的，此时可以换成侧躺的姿势。另外，我发现有个让孕妇更舒适、按摩师更方便按摩的姿势——让孕妇坐在按摩床边的小凳子上，双臂交叉放在按摩床上。按摩师屈膝跪在孕妇后方的地板上为她按摩背部肌肉，这可比侧躺时更容易按摩。怀孕4个月时只能轻轻按摩腰部的肌肉，不过此时孕妇多半没有背痛问题。等到怀孕后期（也就是怀孕6个月以后）背痛成为孕妇的困扰时，按摩这些部位就非常安全了。

怀孕初期的4个月按摩腹部时动作要非常轻柔。如果孕妇有任何犹豫的神色，最好就不要按摩。但4个月以后，腹部按摩不但非常有益，还非常舒服。通常，发育中的胎儿会对母体接受的按摩产生反应。有时候，胎儿在子宫中踢打或翻滚会让母亲不舒服，但当母亲接受温和平静的精油按摩时，宝宝通常会安静下来。如果怀孕期间定期接受按摩，宝宝在出生时也会变得比较平静。

和接受按摩师或朋友按摩一样，孕妇最好从怀孕5个月开始，每天在自己的腹部和臀部涂些油避免妊娠纹的产生。即使是擦没有香味的甜杏仁油也有帮助，但若使用浓度为1%~2%的精油按摩油将更有效和舒服。请参阅"妊娠纹"（423页）。

喝姜茶可以安全地预防与治疗怀孕初期常见的呕吐症状。最好避免欧薄荷茶和欧薄荷油。

脚和足踝水肿是怀孕末期常见的问题。如果水肿症状很严重且持久不消肿，最好请医师或医护人员详细检查，以免忽略了潜藏的严重病症。如果是轻微水肿，长久站立或每天傍晚才出现的水肿症状，可用天竺葵精油按摩，有效地减轻水肿。由芳疗师定期按摩的效果当然是最好的，但让孕妇自行按摩也是可行的。只要将精油涂在脚上，再稍用力，从脚踝向大腿按摩即可。让双脚抬高超过头部是减轻水肿的传统方法，效果也不错。孕妇不妨试着抬高双足，可以同时达到减轻水肿与背痛的功效。减少摄取盐分、咖啡因和浓茶也可以减轻水肿，最好多喝干净的清水（矿泉水或滤煮过的沸水）。

有时，胎儿成长会压迫母亲下腹部的动脉和静脉，造成母亲的循环系统产生问题，如静脉曲张、痔疮和静脉瘤（非常罕见）。如上所述，休息时就把脚抬高是很重要的，此外还要避免便秘。这些状况，使用芳香疗法治疗会有些困难，因为许多适合治疗循环问题的精油都是怀孕时不宜使用的精油。不过，用稀释至2%的柠檬精油进行温和的按摩，多吃新鲜的大蒜或大蒜胶囊都会有帮助。

怀孕期间还可能出现高血压、膀胱炎、昏厥等问题，这些会在相关章节提到，也会详细说明治疗方法。但切记：避免使用具有毒性的精油。

整个怀孕期间都可以进行舒服的芳香浴，事实上，这可说是孕妇最豪华和最舒适的享受。再强调一次：避免使用危险的精油和温度过高的热水。

请参阅"分娩"（291页）、"婴儿"（457页）、"哺乳"（461页）等。

经前症候群（Pre‐Menstrual Tension）

经前紧张症或经前症候群是指许多女性在月经来潮前7~10天所感受到的不适症状。有些严重的病例症状可能会持续2周——也就是半个月经周期，从月经周期中排卵开始时一直延续到下次月经周期开始时。

经前症候群的生理症状有：轻微到严重的体液迟滞、胸部胀大、腹部肿大、头痛和呕吐。此时在情绪方面，女性可能会感到忧郁或悲伤、敏感、贪食，注意力无法集中等，有少数人的个性还会出现剧烈变化。

芳香疗法可以成功地解决这些问题，有时还可以让这些症状完全消失。当然，和营养疗法配合才更容易达到最佳效果。

淋巴按摩再加上天竺葵和迷迭香精油，可以减轻体液迟滞，甚至完全消除。如果要达到最好的疗效，起初 2~3 周必须每周按摩两次，以后每个月按摩一次即可。最好在体液迟滞出现的前 1~2 天进行按摩。如果体液迟滞症状非常严重，可以每月进行两次淋巴按摩，不过每月一次的按摩已经可以非常有效地减轻症状。通常消除体液迟滞也会让其他的不适症状一并消除。许多女性都发现经过治疗后，情绪也改善了，即使这治疗原本只是为了减轻生理上的不适而已。

佛手柑、洋甘菊、苦橙叶和玫瑰等精油都能有效减轻忧郁和敏感。进行按摩是最好的方式，沐浴的效果也很好。

补充月见草油胶囊、维生素 B_6 和维生素 B 群也都非常有帮助。以前有人建立一套营养疗法，效果非常好，其中包括了：避免摄取精制淀

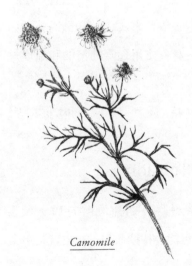

Camomile

粉类食物、加工食品和食品添加剂，减少糖、茶、咖啡和酒精的摄取量，并以全植物饮食为目标，强调多吃新鲜蔬菜和水果。

　　减少或停止吸烟也很有帮助。但许多女性感到紧张或情绪不稳定时，总是以吸烟或喝咖啡等来调整情绪。但事实上，只要她们减少长久以来对茶、咖啡、糖、香烟或酒精的依赖，她们的经前症候群都会明显地改善。

　　在觉得忧郁或无法控制愤怒的情绪时，做些温和的运动，像跳舞、游泳、瑜伽或散步等，都会有很大的帮助。

　　就如我们在"月经"（369页）中提到的，使用具有动情激素功效的精油，或服用与黄体激素的功效类似的药草，都能减轻女性经前的各种症状。

瘙痒（Pruritis）

　　这里的"痒"，指的是黏膜组织（特别是生殖器）的瘙痒症。具有抗发炎作用的精油，可以治疗身体任何部位的发痒症，但要特别注意所用的精油的浓度和功效——只有浓度很低的精油才能用于黏膜组织。

　　在洗澡水中加6滴洋甘菊或薰衣草精油是最安全且最有效的使用方式，如果有需要的话，也可以制成洋甘菊或薰衣草精油的局部灌洗液，供白天使用。最安全有效的精油灌洗液做法如下：用伏特加酒稀释精油，再将1茶匙的稀释精油加入约568毫升的冷却沸水中。

　　如果是念珠菌引起的阴道炎，没药是最有效的精油。不论是单独使用或与薰衣草或茶树精油混合使用，都有很好的效果，因为这三种都是抗真菌的精油（在这种情况下，治疗阴道炎和止痒一样重要）。避免穿合成纤维的内裤或裤子，造成鼠蹊部不透气而使发痒的症状更严重。

牛皮癣（Psoriasis）

这种有损容貌又令人焦虑的皮肤病是非常顽强的皮肤病。不论是医学疗法或辅助的医疗方式，除了暂时减轻症状之外，很难再有其他突破，而用芳香疗法治疗也只能略微改善症状而已。

不过，还是有些成功的例子，因此了解一下精油的功效多少会有些帮助。

皮肤表层是由死细胞组成的，真皮层的活细胞会不断向上推挤，逐步取代每天脱落的死细胞。患牛皮癣的人，下层活细胞生长的速度要比表层死细胞脱落的速度快得多，因此皮肤会出现发红和增厚、结痂的情况。牛皮癣的范围可能很大，也可能很小，严重的可能全身都出现鳞状剥落的皮肤。患部不会发痒也不会疼痛。患者多半因为它的出现而觉得自己失去吸引力，变成特殊分子或不干净的人，产生强烈的焦虑症状。

牛皮癣和过敏无关，也不会传染。某些人受遗传因素的影响而容易患牛皮癣。另外，压力也是一个引起牛皮癣的重要因素：患者感受到的压力大小关系着病情的好坏。例如：工作时经常承受巨大压力的人，假日时病情总会明显好转。阳光对牛皮癣的病情有点帮助，但假日中病情的好转并不全是阳光的影响，因为阴雨天病情也一样会好转。

芳香疗法是非常有效的减轻压力的疗法，至少可以减轻患者的压力。凡是具有镇静和抗忧郁功效的精油都很适合，而许多治疗师都认为佛手柑的效果最好。

具有柔软皮肤功效的软膏能减轻皮肤疤痕，改善皮肤的状况。用可以促进皮肤温和脱皮的东西，像微湿的细燕麦片，可以促进细胞表层死细胞的脱落。

除了芳香疗法之外，还可以配合自然疗法清除体内的毒素。首先要大量饮用新鲜果汁和开水，接着只吃新鲜的生菜和水果。慢慢再加入轻微烹煮的蔬菜，最后再吃简单的天然食物。禁酒精、咖啡、红肉和所有的食品添加剂，这对牛皮癣病症有很大的帮助。适量补充维生素和矿物质也很有益，特别是维生素C、维生素B群、维生素E和矿物质锌。另外，补充月见草油或其他来源的γ-亚麻酸也很重要，可以口服胶囊或油脂，也可以将油脂加入冷霜或乳液中直接涂在皮肤上。

巴赫花精疗法中的野生酸苹果十分有益，也可以依照患者的需要使用其他的花精。

心身症（Psychosomatic Illness）

"Psychosomatic"这个词来自于两个希腊词语："psyche"意思是心智，"soma"代表身体，合起来就表示由心智或情绪引起的生理病症。

心身症不是精神病。患者会出现一些生理病症，像背痛、失声、偏头痛、恶心、膀胱炎、胃溃疡、甚至暂时性麻痹症。气喘、湿疹和其他过敏性反应大多属于这类病症。虽然过敏物是引起气喘或湿疹发作的因素，但通常患者只有在处于压力下才会发作，如果在放松的状态下，即使接触过敏物也不会有事。

对生理症状的焦虑——特别是医师找不出引起生理病症的原因时，患者通常会备感压力，因而陷入了"焦虑——病症"的恶性循环。

芳香疗法非常适合治疗心身症，因为精油在很多方面都有治疗效果，有些精油的功效十分微妙。治疗师可以选用合适的精油立即缓解生理不适，同时深入情绪或精神层面，探寻引起这些病症的真正原因。所有的芳香疗法都有放松的作用，因此可以迅速打破"焦虑——病症"的恶性循环。精油治疗可以缓解生理不适，解除患者的精神焦虑，一旦患者的焦虑减轻，生理症状就会明显地改善。

按摩时，治疗者和患者之间的接触是最佳的治疗。治疗师要以敏锐的观察力找出最适合缓解患者压力的精油。凡是可以松弛、抗压力的精油都十分有效。患者的生理症状可以作为选择精油的指南，这些可以减轻生理症状的精油多半也能同时作用在精神层面，使患者的情绪放松。

举例来说，苦橙花精油可以减轻压力引起的呕吐和腹泻，洋甘菊和香蜂草是最常用来减轻皮肤过敏的精油，同时它们也都具有深度抗忧郁的功效。玫瑰精油可以调整情绪，也最适合调整月经，治疗更年期或其他生殖方面的病症。对情绪和精神有益的精油，往往对预防和治疗气喘有非常好的功效。例如：乳香精油有加深和减缓呼吸的功效，这都是气喘发作时患者最需要的。另外乳香精油还能调整情绪，可以让患者不再回想过去的痛苦的事情，减少气喘发作的机会（因为过去的创伤经常成为气喘发病的原因）。还有许多例子，有些精油在生理和

心理疗效上的关联性或许不是十分明显，但只要用心观察，一定会有
所发现。

肾盂炎（Pyelitis）

　　肾盂是肾脏中尿液要进入输尿管（将尿液从肾脏引入膀胱的导管）
的部位，该处发炎就形成了肾盂炎。肾盂炎通常是膀胱感染后，细菌
沿着输尿管向上扩散引起的并发症，这就是绝对不能忽视膀胱炎的原
因之一。就像所有的肾脏疾病一样，肾盂炎必须接受医师或其他医护
人员的诊治，芳香疗法可以当作有效的辅助医疗手段。在背部靠近肾
脏受感染的部位用洋甘菊、大西洋雪松或百里香精油温和地按摩，并
进行热敷和芳香浴。肾盂炎多半是膀胱炎的并发症，因此膀胱炎早期
使用精油治疗，可以避免肾盂炎的出现。

齿槽脓漏（Pyorrhoea）

　　这是指牙龈遭到感染而发炎出脓的症状。可参阅"齿龈炎"（321 页）
以寻求合适的治疗方式。

脓性扁桃腺炎（Quinsy）

　　这是古时用来称呼扁桃腺周围组织化脓的症状，有些古书用它来
称呼白喉。
　　现代人多半会妥善治疗扁桃腺炎和其他的喉咙感染症，因此并发

化脓症状的情况减少很多，这类感染症就很少出现了。

吸入蒸汽或经常漱口，特别是添加了百里香、柠檬或姜精油的，是治疗各类喉咙痛和喉咙感染症的最佳方法。百里香或许是最有效的精油，它不但具有很强的杀菌力，还是温和的局部麻醉剂，可以减轻喉部的疼痛。

连续数日服用高剂量的维生素C也是迅速而有效地治疗喉咙感染的方法。

放射线（Radiation）

早在人类发现和了解放射性物质之前，我们就已经接触了各式各样的放射线——阳光以及地壳中的放射性物质还有其他各种天然射线等。这些放射线都很弱，不会伤害人体。但人类的发明，从核武器到微波炉，都增加了放射线的强度，相信每位读者都能了解它所带来的危险。

以下这个药方不属于芳香疗法，事实上，它属于巴赫花精疗法，但我觉得这是个可以减轻放射治疗副作用的方法。接受放射治疗的癌症患者可以把它当作参考，因此将该药方收录进来。

威斯雷克医师的药方：

100毫升蒸馏水中加入3.5克的海盐。下列几种巴赫花精每种取2滴装入一个10毫升的滴量瓶中：樱桃李、龙胆草、岩玫瑰、圣星百合、葡萄藤、胡桃和野燕麦等，最后用海盐溶液加满滴量瓶。

每天服用3~4次，每次2滴，或每天在洗澡水中加入10~15滴。

曾暴露在放射线下的人，像是接受X光、钴射线或其他医疗射线的照射，遭到核能电厂或核废料处理厂外泄的放射线污染，最好连续两星期都采用上述步骤清洁身体。经常会接触到有低能辐射的办公室或家庭用品的人，像接触彩色电视机、微波炉或计算机屏幕等，最好每周能用巴赫花精沐浴 1~2 次。

回春（Rejuvenation）

自古以来，人们就一直想要捉住时光，永葆青春。为了延长生命或返老还童，不少人一直在搜寻灵丹妙药。

虽然没有证据显示芳香疗法可以延长生命，但如果我们接受"死亡是必然的，但死亡的时间是不确定的"这样的说法，我们就可以用精油来维持身心两方面的健康，保持活力，减缓老化的过程。

若说"精油可以使人返老还童"那是骗人的，但精油可以减缓老化过程却是真的。在年轻充满活力时就开始捉住青春是最有效的。不过，瓦涅医师和玛格丽特·摩利夫人曾提到一个例子。这位患者在老年仍然拥有愉快的生活并且充满活力。摩利也指出年轻人（包括儿童）如果出现老年人才有的生理衰弱现象，经过治疗之后也可以"返老还童"。

所有的精油从某种程度上说，都具有帮助细胞抵抗疾病的功效，也就是说，它们可以刺激健康新细胞再生。所有的老化现象，随着年龄增长一定会出现的老化征兆，其实都是从细胞开始。体内一个细胞的寿命或许只有几天或几个月，全看这细胞的种类和作用。新细胞的活力和健康程度就决定了该部位的健康程度。感染、营养不良、环境及其他因素，例如年龄的增长等，都会减缓细胞增殖的速度。更糟的是，如果新细胞一形成就遭到破坏，那么该器官或系统的工作效率就会降低。以前人们认为这种身体机能的降低是无法避免的，但事实上它是可以预防的。

最能促进细胞新生的精油是薰衣草和苦橙花，规律性地使用这两种精油，特别是用沐浴或按摩的方式，可以让细胞保持着旺盛的增殖力，自然就能保持活力以及良好的健康状况。

每天在家使用精油，不论是用沐浴、扩香器、熏香或其他的方式，都可以预防感染，增强抵抗力，这些都是保持健康和拥有年轻身体的重要条件。

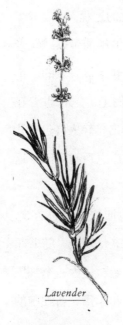

Lavender

精油可以治疗老化引起的退化症——风湿症和关节炎、坐骨神经痛和慢性支气管炎等。

有些精油具有平衡激素的功效，很适合更年期前后的女性使用。还有些精油可以镇定或刺激中枢神经系统或各个器官——心脏、胃、肺、肝等，或调理和刺激心智，避免记忆力衰退或注意力不集中等。

如果用乳香、檀香、茉莉和玫瑰，以及前面提到的薰衣草和苦橙花等精油来保养皮肤，可以减少老化的外在特征，特别是皮肤上的皱纹和皱褶

我们也不能忽略营养的重要性。如果缺乏

营养，像缺乏各类维生素、蛋白质和氨基酸、矿物质和微量元素等，细胞无法有效地分裂和发挥作用。受过良好训练的芳疗师会建议患者实施抗老化饮食计划，或建议患者寻求营养师的帮助。虽然没有人知道食物、饮水和空气中究竟含有多少化学添加剂和污染物，使我们提早老化，但越来越多的证据显示这类物质的确有很大影响。因此，最好尽可能避免这类物质。我们可以吃有机蔬果、新鲜的食物，谢绝或移除不必要的添加物。烹煮会破坏许多营养素，因此最好有半数的食物采取生食方式。基本的素食，外加一点白肉和鱼（如果觉得不足）可说是最佳的食谱。对于肉类我们要小心：饲养的动物多半以喷洒化学药剂的植物为食，还经常吃含有抗生素的饲料，有些动物甚至还可能被注入或植入生长激素或性激素，即使这是不合法的。因此，食用这些肉制品我们将会在不知不觉中摄取过多的化学药剂。如果不能完全不吃肉，最好购买有机肉制品以保证安全。

　　运动也是必需的，不只为了拥有强健的肌肉，还可确保体内每个细胞都能获得充足的氧气。缺乏氧气我们就会死亡。如果细胞供氧不足，细胞的功能就会降低。运动比其他方式更能让我们获取足够的氧气，确保我们的心脏可以有效率地工作，让带着氧气的血液在全身循环。

　　适度休息和放松也是很重要的。压力和紧张对身体机能的伤害最大。我们再回到芳香疗法，精油按摩和沐浴正是减轻压力的最佳方式。不过，保持一颗年轻的心或许是最重要的。

放松（Relaxation）

　　寻求芳香治疗的人，多半是为了缓解压力引起的各种症状。按摩是种减轻压力的好方法，让人沉浸在深度的放松之中。严格来说，按摩只是治标之道，真正的治本之道，是患者学会控制压力并放松自己，否则患者的问题会反复出现。

　　许多芳疗师将传授简单的放松技巧列入治疗的内容中，有些则会建议患者找老师或机构学习。瑜伽、自体疗法及为生命放松等都是有效的技巧，也都很容易学到。

　　进行芳香按摩的过程中，可以播放让患者放松的特殊音乐，但我觉得学习放松技巧更重要。如果正在学习放松技巧，可以播放这类音乐来增强效果。

反复性拉伤（Repetitive Strain Injury, R.S.I.）

　　反复性拉伤是种会让人疼痛和引起残疾的病症，这种病症越来越普遍。正如字面意义所示，它是因为长期重复某种动作引起的。最常受到影响的关节是腕关节、腕关节与踝关节。最容易出现这种病症的是打字员和计算机操作员。不过我接触到症状最严重的患者，却是个制鞋厂的女工，她每天需要花数小时反复拉动一根杠杆，让机器裁制出鞋底。其实，任何一种重复性的动作都有患反复性拉伤的危险。在计算机和电动打字机成为办公室或家庭标准配备之前，很少有人患这种病，这是因为旧式的打字机速度较慢，不容易引起伤害。

　　有些人将反复性拉伤和腱鞘炎混为一谈，其实，它们是两种完全不同的病症。腱鞘炎大多发生在腕关节，是单纯的肌腱和外层基膜的发炎病症，而反复性拉伤却多了肌肉的拉伤或损伤。不过，这两种病症的治疗方式倒是相同的。

所有抗发炎的精油都有帮助，特别是德国洋甘菊和桦木。我发现桦木精油的效果较好。它的止痛效果很好，因此很受患者欢迎，但要特别注意：不可用它来止痛，然后继续过度工作。休息也是必要的治疗方法，最怕患者不顾自己的病情而继续重复会引起病症的动作。如果持续使用手臂，会使发炎更加严重，还会让发炎蔓延到肌腱和上臂。有许多病情严重的患者，最后变成终生残疾。这都是因为患者害怕丢掉工作，不顾医师劝阻用止痛药或弹性绷带支撑，勉强坚续工作造成的悲剧。

如果已经出现反复性拉伤的症状，立刻用德国洋甘菊精油冷敷，可以迅速减轻发炎。初期冷敷次数越多效果越好——每天不要少于3~4次。利用桦木等止痛精油进行温和按摩可以帮助减轻疼痛。许多患者会发现热敷比较舒服，可以轮流使用冷敷热敷来加速患部康复。顺着肌腱做深度按摩或许有些疼痛，但可以更深入治疗并加快康复。我喜欢用桦木油做深入按摩，让它的抗发炎功效深入肌肉，直达病灶。

这种病症不会迅速康复，疗程会长达几个月，因此需要经常变换使用的精油。不过，我还是建议尽量使用德国洋甘菊和桦木精油，因为它们的疗效的确胜过其他精油。

有时仅依靠芳香疗法不能完全治愈，因此我强烈建议患者配合针灸疗法治疗。我曾遇过同时接受这两种治疗而迅速恢复的案例。内服或涂些顺势疗法的山金车和漆树毒药片，也对某些反复性拉伤的患者有益，但若想同时使用顺势疗法和芳香疗法，是需要一点技巧的。轮流使用顺势疗法和芳香疗法，当使用顺势疗法的那个星期就暂停使用精油，隔周再交换，或许是个可行的方法。接受芳香治疗期间可以服用山金车或漆树毒药片，但两种疗法不可重叠，至少要间隔一小时以上。有些人或许会觉得其中一种的效果较好，我只能建议大家最好一次试验一种疗法，再比较疗效。

　　每位反复性拉伤患者的状况都不同，因此必须详细了解患者的生活习惯，特别是工作内容，才能找出最适合每个人的治疗方案和解决方法。

呼吸系统（Respiratory System）

　　吸气、呼气和处理气体时，空气会通过和停留的数种器官与通道共同组成了呼吸系统，包括鼻子、喉咙（又分为咽、喉与气管）、支气管和肺。肺是人体呼吸作用进行气体交换的主要场所：空气中的氧气和其他物质，多从肺进入血液中，而血液中的二氧化碳也在此时离开血液，排出体外。

　　要想了解芳香疗法的功效，就必须先了解呼吸的过程，我们会在肺和鼻子的部分为大家详细介绍。

　　另外，我们也会探讨呼吸系统的疾病，请参看"气喘"（269 页）、"支气管炎"（277 页）、"鼻喉黏膜炎"（287 页）、"感冒"（293 页）、"咳嗽"（297 页）、"流行性感冒"（345 页）、"喉炎"（354 页）、"肺炎"（387 页）和"鼻窦炎"（414 页）。

风湿症（Rheumatism）

医学上的风湿症是指关节或肌肉的疼痛病症，包括了风湿症、各类关节炎、痛风和纤维组织炎。一般的认识则是指风湿症和纤维组织炎等肌肉方面的疼痛，关节炎和痛风等关节疼痛不包括在内。

凡是能缓解患部疼痛并帮助排毒的精油（毒素的累积是造成风湿症疼痛的原因）都是抗风湿的精油。具止痛效果的精油也很有帮助，洋甘菊、薰衣草、马郁兰和迷迭香等效果最好。热敷可以让疼痛得到缓解，但不可将热敷法视为唯一或主要的治疗方式，以免患部温度过高造成充血，反而使病情恶化。如果条件允许，最好经常按摩患部，刺激血液循环，加速排除有毒物质。芳香浴可让具有排毒功效的精油发挥作用，得到最佳治疗效果。杜松是最主要的排毒精油。丝柏、薰衣草和迷迭香的效果也不错。

如果患者可以接受，在患部交替进行冷热敷也十分有益。像关节炎患者一样，调整饮食也是非常重要的。

请参看"关节炎"（266 页）。

金钱癣（Ringworm）

金钱癣和足癣一样是真菌引起的病症。有好几类不同的真菌都可能会引起金钱癣。它可能在身体任何一个部位出现，但当它出现在头皮，导致暂时性的局部秃头，这是让患者最伤脑筋的。

可以在患部涂抹添加了没药或薰衣草等抗真菌精油的软膏，一天四次。有些真菌比较怕没药，而有些比较怕薰衣草，因此与其一一尝试哪种精油比较有效，不如混合这两种精油。软膏中精油的比例不可过低，约5%才能发挥作用。

这两种精油都有促进皮肤愈合的功效，因此消除真菌之后再继续涂抹软膏可以帮助皮肤尽快恢复。如果金钱癣已经伤害头皮，在完全清除真菌之后最好改用含有迷迭香精油的软膏来促使新发生长。可以直接在患部涂些少量的纯迷迭香精油，或用迷迭香纯露来按摩整个头皮，或在酒精中加些迷迭香精油调成按摩水。除了薰衣草和没药之外，还可以使用茶树精油，也可以轮流使用。

疥癣（Scabies）

疥癣是种令人困扰的病症，是由一种疥虫属的小昆虫咬伤所致，患者感到奇痒。这种小虫会在人类的皮肤表层挖个洞，并产下它的卵。当卵孵化后，幼虫在皮下活动就会让患者感到奇痒并且还会过敏。感染葡萄疮则是接下来可能出现的问题。疥癣的传染力很强，而且有越来越普及的趋势。饲养羊群的地区多半都有这种传染病，这些小虫会寄居在羊毛里，再传染到放牧人身上，之后经人类之间的接触而扩散、蔓延开来。我还曾遇过几个案例，他们是在舞蹈或运动中心的更衣室中染上小虫的，因为这些房间的温度很适合这些小虫繁殖。

医师开的处方药膏可以杀死这些小虫，但也会伤害皮肤。重复涂抹对皮肤的影响更大，但这却是患者必须做的事。

芳香疗法通常将外部软膏治疗和每日服用大蒜胶囊数次这两种方法结合，直到完全消灭小虫为止。薰衣草和欧薄荷混合油的效果很好，肉桂、丁香、柠檬和迷迭香的效果也不错。瓦涅医师引述一个配方（哈姆里克的油膏）："将肉桂、丁香、薰衣草、柠檬和欧薄荷精油混合加入乳霜中。"但我喜欢将其中 2~3 种精油长期交换使用。一般来说，治疗疥癣的油膏中精油的浓度都很高，约占 5%，但肉桂和丁香等精油的比例不能太高，以免过度刺激皮肤。

每天至少要在发痒的患部涂两次软膏，最好是在沐浴后涂，如果洗澡水中也加入精油效果会更好。薰衣草和迷迭香是最合适的精油，若加入洋甘菊还可以滋润皮肤。洗澡水中不要加入肉桂和丁香精油，如果加柠檬和欧薄荷精油，用量要很少（最多 3 滴）。

一旦清除疥癣，患部皮肤会变得干燥、脱皮。在使用精油治疗之前就用西医药膏，通常会产生这种不良后果。安息香、薰衣草、没药和苦橙花精油，再加上一点小麦胚芽油，可以帮助这些受伤的皮肤恢复并促进健康皮肤生长。

在治疗期间，注意保养是很重要的。疥虫会寄居在衣服或床上，特别是羊毛制品中。因此患者穿过的每样衣物或亚麻制品都必须消毒以清除小虫。用高温的水清洗这些衣物是最好的方式，床垫、枕头等不能用水洗的东西，可用樟树与薰衣草和酒精（每种精油的浓度为 5%）的溶液来擦拭。如果患者的病情非常严重，恐怕需要烧毁一些衣物来完全消除病源，避免再度感染。

猩红热（Scarlet Fever）

和其他儿童期常见的传染病不同，猩红热不是病毒感染引起的，它是由一种叫"Streptococcus pyogenes"的细菌感染造成的。患者会出现严重的喉咙痛和高烧，并冒出猩红色的疹子，这就是这个疾病名称的由来。

过去50年来，猩红热从严重的致死性疾病变成一种无害的病症（主要是因为现代药物学的发展和抗生素的发现）。但近年来，又有些更可怕的菌种出现，增加了猩红热的危险性。我曾遇过患严重猩红热的儿童。绝对不要只用芳香疗法来治疗猩红热，事实上，每种病都先听取医师的建议会比较好。

治疗猩红热的方法和治疗麻疹的方式相同，我想读者可以直接阅读"麻疹"（365页），我就不再赘述。不过治疗猩红热时，德国洋甘菊似乎是最能有效减少疹子，减轻患者的不适以及退烧的精油。

凡是患猩红热的孩子，病后都要继续谨慎地观察几个月。病后患者会非常虚弱，很可能引发风湿热或急性肾炎。有个孩子就是在某次严重猩红热之后，患溶血性贫血症。当然医药治疗是必不可少的。

坐骨神经痛（Sciatica）

这个名词经常被人误用来称呼下背部疼痛。正确地说，它应该是指因坐骨神经受压迫引发的神经刺痛感，沿着坐骨神经的任何部位都可能出现。

坐骨神经源自骨盆，穿过骶骨与髋骨间的关节进入臀部，再通过臀部关节下方进入股骨，从膝盖分成两支，继续向小腿和脚掌延伸。设计不良的椅子或不正确的坐姿以及椎间盘的压力会导致坐骨神经痛。即使是放在后裤袋的皮夹太过饱满也可能会引起疼痛。有些病症是由神经敏感引起的，肥胖和酒精中毒者都可能会患某种类型的坐骨神经痛。

坐骨神经引起的疼痛是个征兆，只缓解疼痛是没用的，必须找出引发病症的真正原因并加以治疗。患者通常要接受整骨治疗师的检查和治疗，找出压力所在，同时还要检查椅子和患者的坐姿。如果疼得很厉害，最好不要按摩，用洋甘菊或薰衣草精油冷敷患部，可以减轻过敏，缓解疼痛。轻微疼痛或不痛时，再用这类精油温和地按摩患部，也会有帮助。芳香浴也能减轻病症，切记：水温不可过高。

季节性情绪失调症（Seasonal Affective Disorder）

数千名北半球居民受到季节性情绪失调症的影响。大多数人都会觉得冬天的情绪比夏天低落些，但对季节性情绪失调症的患者来说，冬季会带来真正的忧郁，有些患者还会觉得极度忧郁。患者通常会感到疲倦、无力、渴求食物和体重增加，还会有其他情绪和生理问题。区分季节性情绪失调症和其他忧郁症的方式很简单，前者的情绪受到季节变化的影响。

季节性情绪失调症和阳光减少有关——冬季的白天较短，且多为阴霾的天气。位于人体大脑基部的松果体，控制着数种大脑内化学物质的平衡，特别是影响人类睡眠和清醒的因子（以及某些动物的冬眠行动）。松果体的活动力会受到光线的影响，当白日减短、日照减少，它就会增加褪黑激素（melatonin）的分泌量，这种化学物质会抑制身体的活动力、代谢功能及生殖力。在远古时期，这个功能是非常有用的，当冬天食物量减少时，整个部落的人活动力降低，全体成员就迁入洞穴或冬季营帐中过冬。但在20世纪的今天，这个反应却产生了不少问题。

让病人照射接近自然光的全光谱灯，是个有效的处理方法。另外，还可以利用芳香疗法来增强疗效。罗勒、黑胡椒、迷迭香、百里香等精油可以减轻患者疲倦和昏昏欲睡的感觉，其他可以抗忧郁和符合病人需求的精油也都有帮助。

我觉得最有效的是具有"阳光"特质的精油，特别是柑橘属植物精油，而其中又以葡萄柚、甜橙和苦橙叶的效果最好。许多患者觉得他们的大脑几乎处于半睡眠状态，而葡萄柚精油可以提神，因此很受欢迎。在家里或办公室中熏香葡萄柚精油，可以刺激心智，调整情绪。它的味道清新宜人，在办公室使用也不会惹人厌。早晨沐浴时，加些苦橙叶和迷迭香或葡萄柚和迷迭香的复方精油，可以帮助患者度过不爱起床的黑暗时期。有时候我也会使用温热、干燥与促进活动力的没药精油。

充足的营养似乎也可以减轻季节性情绪失调症。比如大量的复合碳水化合物，含糖量低的食物，充足的维生素和矿物质（包括维生素C及维生素A与D），红色与橙色的食物，像干杏仁、红椒、甜菜根和红肾豆都很有帮助——并不是因为它们有类似阳光的颜色，而是因为它们具有可以对抗忧郁的营养素，从能量学的观点来说，它们都属于"阳性"的食物。

有些季节性情绪失调症患者觉得针灸疗法在冬季可以帮助他

们提神，增强活力。按"天门穴"可以刺激大脑释放较多的内啡肽（endorphins）——这是种可以让人感到快乐的化学物质。按压天门穴还可以帮助人们戒瘾，因此它也可以降低人们对食物的渴求。

皮脂（Sebum）

皮脂是一种皮下腺体（皮脂腺）分泌的蜡状物质。皮脂腺的开口在毛发生长的毛囊中。当皮脂的分泌量正常时，它是种非常有益的分泌物，可以润滑皮肤，保持皮肤的弹性，并可在皮肤外形成保护膜，隔绝外界环境的伤害。

当皮脂的分泌量过少或过多，造成皮肤过分干燥或油腻时，才出现各种皮肤问题。当皮肤过度油腻时，混合着尘土和表皮死细胞碎片的过量皮脂，可能会阻塞毛囊。对细菌来说，这个由皮脂和死细胞碎片组成的块状物可是绝佳的居住场所，因此毛囊会发炎、感染，皮肤上就会出现红肿的小粒子。如果有好几个毛囊受到感染变成脓疱，且情况一直恶化，最后就会形成痤疮。

一般来说，青春期体内的内分泌浓度正剧烈地变化，因此很容易出现皮脂过量分泌的情况。通常，皮脂的分泌量会随着年龄增长而减少，因此年轻时属于油性肌肤的人不必觉得不好，因为肤质会逐渐转变成中性，且肌肤的外表和光泽也比干性肌肤的人好。

有2~3种精油，最著名的是天竺葵和薰衣草，具有平衡皮脂分泌的功效，可以改善特别干燥或特别油腻的肤质。最能有效降低皮脂分泌的精油是佛手柑，其他像大西洋雪松、葡萄柚和杜松等效果也不错。

适合缺乏天然润滑液，极度干燥型肌肤的油品是：洋甘菊、茉莉、苦橙花和玫瑰等，但最有效的大概是檀香。

这些精油都可以加入脸部按摩油中，没有按摩的时候也可以加入乳霜和化妆水中来加强疗效。非常干燥的皮肤最好选用具有软化肌肤作用的基础油，像鳄梨油或杏桃核仁油等。

请参看"皮肤"（415 页）。

敏感性肌肤（Sensitive Skin）

敏感性肤质的人看起来都特别年轻，甚至可以和婴儿或幼童的肌肤相比。这类肌肤多半非常洁白、精细，几乎是晶莹剔透，皮肤较为脆弱、干燥，少有粗大毛孔。此外，对冷或热也特别敏感，变化的气温经常会让他们的皮肤干燥或紧绷，还会出现又痒又痛的红斑块。化妆品、肥皂及其他物质通常会刺激这类肌肤，且肌肤也很容易被阳光晒伤。肩带、松紧带与衣服接缝的摩擦都可能使皮肤变红。有些较为严重的案例，按摩时所施加的正常压力也能引起红肿的反应。遇到这类肌肤的患者，治疗师按摩时要格外轻柔。

为这类肌肤选择精油时必须特别小心，最好先涂在一小块肌肤上测试反应。只能用最温和的精油测试，像洋甘菊、苦橙花和玫瑰等。薰衣草精油有时也可能让肌肤敏感，变红和脱皮。另外最好用浓度很低的精油，至少要低于平常按摩油所用的 3% 的浓度，身体按摩浓度大约为 2%，而脸部按摩则为 1%。精油加入洗澡水前最好先用基础油稀释。事实上，敏感性肌肤使用精油要注意的事项，和宝宝使用精油必须注意的事项非常相似。

化妆水和非常稀薄的乳液比高油性的黏稠乳霜更适合这类肌肤使用，按摩用的基础油最好也是芝麻油和葡萄籽油等流动性较大的油脂。最好避免使用肥皂，选择化妆品和保养品时也要特别小心，避免引发敏感症。最好用不含酒精的调理水。可参阅"附录 C"（505 页），其中记载了许多调理水做法。纯植物来源的天然化妆品是最安全的。蜂蜜与甜杏仁油或细燕麦的糊状混合物，是不会引起敏感的很好的敷面剂。

震惊，休克（Shock）

有好几类精油对治疗休克、震惊特别有效。直接吸入瓶中或手帕、面纸上的欧薄荷或苦橙花精油，是种有效的急救方式。

根据我的经验，最适合治疗休克的是巴赫医师的急救花精。尽快在患者舌头上滴 4 滴花精，如果有必要的话稍后可再滴几滴，此时也可以让患者闻闻精油的气味。急救花精是 5 种巴赫花精的混合液：岩玫瑰、铁线莲、凤仙花、樱桃李和圣星百合。在感到有压力时使用，或听到意外事件，受伤或手术后再用，效果都很好。

顺势疗法中常用山金车来治疗休克，用法和巴赫花精相同。切记：使用顺势疗法时不可同时使用精油，因为最适合处理休克的精油——欧薄荷，会抵消顺势疗法的疗效。

鼻窦炎（Sinusitis）

鼻窦是鼻子内部骨骼围成的腔室，位于鼻子上方的两侧，开口在鼻腔。鼻窦的作用就像鼻子的音箱，可以让声音产生共鸣——这或许可以解释鼻子和鼻窦阻塞时，声音听起来就变得非常平的原因。

鼻窦内部有层和鼻腔内部非常相似的黏膜，因此鼻腔若遭受感染，很容易就会蔓延到鼻窦。由于鼻子通往鼻窦的开口非常狭小，因此只要患感冒、花粉热或鼻喉黏膜炎，导致鼻腔的黏膜肿胀，这个通道就会阻塞，把感染留在鼻窦内部。

寒冷潮湿的空气或感冒都可能会引发急性鼻窦炎。急性鼻窦炎患者可能会出现严重的头痛，痛得无法移动，还可能觉得非常虚弱，甚至发烧。急性鼻窦炎需要立即治疗，因为它有可能会向内蔓延而引发脑膜炎。

慢性（长期）鼻窦炎疼痛的感觉不明显，多半出现在前额或眼睛与颧骨之间，患者总会觉得有鼻塞的感觉。这也需要彻底治疗，清除各部位的感染。

每天进行5~6次的蒸汽吸入法是最佳的治疗方式。尤加利、薰衣草、欧薄荷、针松、百里香和茶树精油等都很有效，我认为这些精油可以轮流使用。出现剧烈疼痛时，可以用薰衣草和百里香精油。缓解鼻塞可用尤加利、欧薄荷和针松精油。而茶树是这几种精

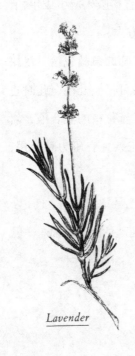

Lavender

油中最有效的杀菌剂——非常适合用来消灭感染。

大蒜有解除充血、解毒和抗感染的功效，因此容易患鼻窦炎的人可以提高食物中新鲜大蒜的含量。如果得了鼻窦炎，可以服用高浓度的大蒜胶囊或药片。

某些食物，特别是乳制品和小麦，会使人体产生较多的黏液，让人更容易患鼻窦炎。因此，急性鼻窦炎患者最好避免摄取所有的乳制品和小麦制品，至少要禁食数日。慢性鼻窦炎患者或经常患鼻窦炎的人，最好也完全避免摄取这类食物。数个月后如果病症好了，再慢慢开始试着食用。山羊和绵羊的奶会比牛奶更适合鼻窦炎患者饮用。

特殊的脸部按摩可以促使鼻子和鼻窦中的黏液排出，但对急性鼻窦炎的患者来说，这按摩可能不大舒服。可以先进行蒸汽吸入法，减轻鼻塞，等1~2天患者能接受按摩之后再进行。非常轻柔地拍抚（轻扣式按摩法）受感染的鼻窦部位，按压相关的针灸穴位，沿着眉骨和颧骨作圆圈状按摩等，都对患者有益。

针灸疗法也能有效治疗鼻窦炎，可以配合芳香疗法一同进行。

请参看"鼻喉黏膜炎"（287页）、"针灸疗法"（196页）。

皮肤（Skin）

皮肤并不只有覆盖和包围身体的功能，它还是人体最大的器官。对芳香疗法来说，皮肤具有相当重要的地位：它是精油进入血液并循环至全身的两大主要途径之一（另一途径是通过肺）。

皮肤也是巨大的排泄器官，将部分人体产生的废物溶在汗液中再

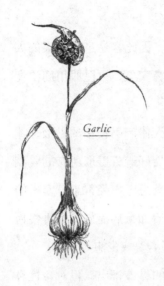

Garlic

从皮肤的毛细孔排出。如果其他的排泄器官（肾脏和大肠）不能正常工作，身体就会将大量废物运到皮肤，希望通过皮肤排出体外，但这往往超出皮肤所能承受的范围，因此常常会出现各类皮肤病症，像湿疹、痤疮与疔疖等。

如果皮肤可以安全地排出人体的废物，那么它也可以吸收有益物质，同时避开部分可能伤害皮腺下的肌肉和器官的有害物质。因为具有这种筛选的功能，因此人们认为皮肤具有"半透性"。该分子能否进入皮肤，根据其粒子大小而定。

精油的分子很小，构造很简单，因此可以轻易地进入皮肤。从大蒜精油的实验就可以证明这一点。在接受测试者脚底涂些大蒜精油，10分钟后就可以在接受测试者的呼吸中测到大蒜味。这表示：10分钟内大蒜精油就穿过皮肤，进入血液循环，最后进入缺氧血而到达肺部。

并非所有的精油都能如此迅速地穿过皮肤。沐浴或按摩所加的精油，可能要花20分钟到数小时的时间才能被人体完全吸收，但也有少部分的精油涂在皮肤上之后会迅速地进入血液中。

精油是油溶性物质，这是另一个皮肤可以迅速吸收精油的原因。皮肤会分泌一层具有保护作用的油性蜡状物，称为皮脂。精油可以溶在皮脂中，加速皮肤吸收精油的速度。

进入皮肤之后，精油就进入了细胞间质液中，从这儿，它可以穿过淋巴管和微血管的管壁。接着，芳香分子就进入血液循环之中，运行至全身。

由此可知：精油从皮肤进入人体是种非常有效率、安全的方法。读者或许会发现我是诸多反对口服精油的芳疗师之一，我认为在皮肤上涂抹精油的方式不但迅速有效，还可以完全避开消化系统。如果是治疗比较严重的疾病，像是感染症，每隔半小时就在背部进行精油按摩所吸收的精油量，要比口服精油所能吸收的更多，而且还不会伤害胃部黏膜。

有几点要注意：使用精油进行按摩前，一定要稀释精油，用基础油将精油浓度稀释至3%以下。避免使用能引起皮肤过敏的精油。如果是敏感性的肌肤，最好在使用任何一种精油前都先抹一点，测试皮肤的反应。

精油可以促进身体健康，增加皮肤光泽，细节可参看"护肤"（237页）、"干性皮肤"（306页）、"油性皮肤"（382页）、"干燥的皮肤"（302页）、"老化的皮肤"（253页）、"皱纹"（442页）等。

芳香疗法也可以治疗皮肤病，可参看"痤疮"（250页）、"湿疹"（307页）、"皮肤炎"（304页）等。

喉咙痛（Sore Throat）

引起喉咙痛的原因很多——细菌感染及咳嗽引起的机械性伤害，或鼻腔感染引起的鼻喉黏膜炎等。

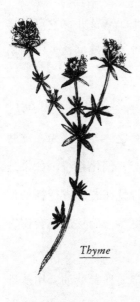

Thyme

吸入精油蒸汽可以缓解上述各种症状。安息香、薰衣草或百里香都很有效，也都可以治疗引起疼痛的感染。

请参阅"吸入法"（224 页）、"喉炎"（354 页）、"扁桃腺炎"（430 页）。

痉挛（Spasm）

为了要运动，肌肉必须收缩（变短）。动作结束后，肌肉会舒张并恢复到原本的长度。

这些反应都在很短的时间内完成，特别是对形成内部器官的肌肉而言（平滑肌）。

在某些异常状况下，肌肉收缩后无法顺利恢复舒张的状态，这种情况我们称为"痉挛"。平滑肌与协助我们肢体活动的随意肌都可能发生痉挛，出现疼痛的感觉。虽然受伤、用力过度、局部血液循环不良，血液中缺乏钠离子或其他成分，疲倦、过度活动或其他因素等，都可能引起痉挛，但很多时候我们都不清楚出现痉挛的真正原因。压力恐怕是其中的一个原因。

能缓解平滑肌痉挛的精油有：佛手柑、洋甘菊、快乐鼠尾草、甜茴香、杜松、

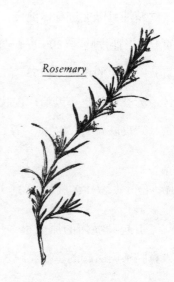

Rosemary

马郁兰与迷迭香，而最有效的使用方式就是热敷患部，轻微按摩也有帮助。

如果是外部随意肌的痉挛症状，深入按摩疼痛的患部是最好的处理方式。但进行深入按摩前，最好先用表层的温和按摩来温热患部。适合的精油有：黑胡椒、薰衣草与迷迭香。精油本身的功效与按摩都可以增加患部的血液循环，缓解痉挛。

扭伤（Sprains）

治疗扭伤最有效的方法就是冷敷，用纱布与绷带将患部固定并包好，注意不要包得太紧。扭伤部位绝对不能按摩。

扭伤是指支撑关节的韧带受损而导致关节受伤的状况。关节会肿大、发热，而且还会非常疼痛，无法正常工作。薰衣草和洋甘菊等具有止痛效果的精油是最有效的，且在缓解疼痛时还能减轻发炎与发热的症状。在韧带恢复前，必须将关节固定。关节的活动越少，韧带恢复得越快。另外，最好经常冷敷患部。

脚踝是最常发生扭伤的关节。如果扭伤关节复原得很慢，或其他关节也出现了扭伤的症状，最好去找医师仔细诊治，因为碎骨、关节骨膜炎或其他原因也可能会造成关节肿大。

请参阅"贴敷"（211页）来了解正确的冷敷方式。

不孕症（Sterility）

无法怀孕的原因很多，芳香疗法并不是治疗不孕症的万灵丹。不

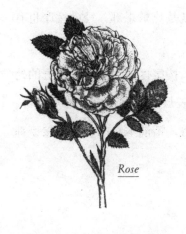

Rose

过，某些不孕的因素可以用芳香疗法来有效克服的。

月经周期不规律或经血不足，使得排卵时间难以预测或根本不排卵，是造成不孕的常见原因。玫瑰精油对女性生殖系统的亲和力特别强，可作为子宫调理剂与清洁剂。它可以有效地调整月经周期，同时调整卵巢与子宫功能。天竺葵是另一种可以平衡激素分泌的精油，可促使月经与排卵周期变得规律可以推算。

如果男性精液中的精虫数目过少，可用玫瑰精油来增加精虫数目。由此可知，玫瑰精油可同时增强两性的生育力。因此，想要生宝宝的父母不妨用玫瑰精油进行芳香浴或按摩。

试图怀孕却没有成功，可能会使夫妻产生压力并且感到紧张，而这些情绪因素又会阻碍怀孕，形成一个恶性循环。规律地利用可以放松情绪的精油来进行按摩和沐浴，可以破除这个恶性循环。

我建议不妨轮流或混合使用快乐鼠尾草、茉莉、苦橙花、玫瑰、檀香、花梨木与岩兰草等精油。规律地接受按摩是最能缓和情绪的方法——与芳疗师接触，和精油对情绪、心理、生理的影响一样有益。

在接受医学上较为激烈的治疗不孕症的方法前，可先用几个月的时间试试这些比较温和的可以促进健康的方法，也许就可以免去后续的医治过程。

胃（Stomach）

精油会伤害胃的内壁，这就是我以及越来越多的芳疗师反对口服精油（即使经过稀释步骤）的原因。食用未经稀释的精油会造成慢性溃疡，这是一种很难治疗的病症，就算饮用稀释精油也可能会产生某些危险。

另外，食用精油也是种没有效率的方式，因为精油很容易从消化道排出体外，而呼吸吸入或通过皮肤吸收的精油，停留在人体的时间较长。

胃病、消化不良、呕吐等病症，都可以用冷敷或按摩胃部的方法来治疗。

压力（Stress）

压力或与压力相关的病症，可说是文明世界中最普遍的健康问题，也是任何一位芳疗师遇到最多的病症。

凡是会破坏心理与生理健康平衡的因素都是压力，而心理、生理与环境都可能产生压力。例如：意外事故或受伤是生理压力，光线不良、噪音、空气污染或丑陋、无人性的环境会形成环境压力。

然而，在讨论压力时我们从心理与情绪方面考虑得更多，像担忧工作、财富、人际关系或生命的终点等。任何一种压力都会降低我们面临与处理其他压力的能力。例如：当我们心中充满忧虑时，我们可能容易发生大大小小的意外，且情绪低落时，还比较容易感染传染病。

通常外在压力本身并不是问题，而我们面对压力的态度才是关键。

汉斯·色雷医师用"一般调节现象"一词来称呼。刚面临外在压力或打击时，身体会尝试适应环境，促使各项机能继续正常地运作，使身体在压力仍然存在或偶尔出现的情况下能逐渐适应。这些适应反应会让身体的紧张度提高，特别是肾上腺。如果压力持续增加，或新的压力出现，直到身体的适应能力无法承受，崩溃，各类病症，从过敏到心脏病等就会陆续出现。

面对压力时，我们所能做的就是提醒自己：这些压力会危害我们的健康，我们必须采取有效手段来减轻压力，保持健康。瑜伽、冥想、运动及创造性的活动都有帮助，芳香疗法更是有效减轻压力的方式。许多人与芳疗师交谈之后，都发现自己承受了压力，并选择用精油与按摩让自己深度放松。还有许多人很关心压力引起的生理病症，其实这些病症都会在压力减轻后自动消失或缓解。

处理压力问题时，有许多精油可供选择，所有具备镇静和抗忧郁作用的精油都可使接受治疗的人放松。佛手柑、洋甘菊、快乐鼠尾草、茉莉、薰衣草、马郁兰、苦橙花、玫瑰、檀香和岩兰草等精油都很有帮助。

能增加肾上腺素的精油也有暂时的功效，但不能过度使用。最有效的精油是天竺葵和迷迭香。迷迭香精油也是常用的激励物，通常和黑胡椒、欧薄荷、百里香等精油混合使用。如果被压力折磨得筋疲力尽，喘不过气，可暂时用这些精油提神。

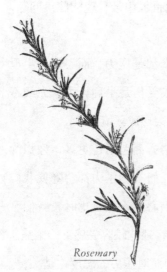

Rosemary

上述几种是我个人觉得相当有效的精油，但事实上能处理压力的精油绝对不只这些。芳疗师可根据接受治疗的人的压力来源以及出现的病症等选择合适的精油。

如果自己发觉自己正处于压力下，不论是长期或暂时的，都可用芳香浴来使自己放松。若将沐浴当作重要的仪式会更好，把时间丢在一旁，拒绝任何打扰，有必要的话可将电话拿起来。将自己最喜欢的一种或混合的精油加入洗澡水中，再端一杯能放松情绪的药草茶进入浴室，好好享受一番。

很明显地，如果可以把压力消除在根源处会很有帮助。与信赖的朋友或专业顾问谈谈工作、经济或人际关系方面的困扰，拒绝食用含有人工添加剂的食物，选购家庭自制、不含人工合成化合物的食品，以减少生理性压力因素的影响。加入环保团体，尽力使水、空气或农业污染降到最低，远比什么都不做，只待在家中担心自己与家人的健康更有意义。

承受压力期间，身体吸收营养的能力会降低，因此补充营养素——特别是维生素B与维生素C是非常有益的。人参又称为"适应原"，可以帮助身体应对压力，有多人发现补充含有铁元素的药草制剂也很有帮助。

我的最佳建议是：如果可以的话，经常接受按摩。

妊娠纹（Stretchmarks）

消除妊娠纹的最佳时机，就是在它尚未出现前就开始处理——这也是预防胜于治疗的最好的例子。妊娠纹是怀孕期间皮肤急剧伸展所产生的疤痕，一旦形成后就很难消除，不过每日持续进行细致的按摩可以减轻妊娠纹。

怀孕的第5~6个月开始，母亲就可以每天按摩自己的腹部与臀部，增加皮肤的弹性。用甜杏仁油或含高油脂的乳霜来按摩，若再加橘和苦橙花精油会更有效。最好的按摩油是以玫瑰果油种子油（Rosa rubiginosa）当作基础油，调成含1%橘精油和2%苦橙花精油的混合油。玫瑰果油种子油中含有30%~40%的γ–亚麻酸，对皮肤非常有益。另外，还可以在按摩油中加些富含维生素E的榛子油。

有些女性觉得乳霜比按摩油容易使用，读者可以参考使用"附录C"（505页）中提到的可可油乳霜外加10滴橘和15滴苦橙花精油。

晒伤（Sunburn）

阳光对健康的影响很大，特别是皮肤只有在阳光的照射下才能制造维生素D。不过，这不表示我们需要花数小时来晒太阳以获得健康的身体。其实，每天只要在户外10分钟，即使是冬天，我们也能获得充足的日照量。

过度被阳光照射，特别是让皮肤晒伤，会增加患皮肤癌的风险。臭氧层逐渐变薄，使人们患皮肤癌的危险大增，即使身在温带地区也不能幸免。避免晒伤是最佳的防皮肤癌策略，但如果已经晒伤，就要和处理一般烧烫伤一样治疗。即使是轻微的晒伤也不能大意，因为晒伤的部位可能相当广。

洋甘菊精油可以冷却晒伤的肌肤。最迅速有效减轻大面积皮肤发红和刺痛症状的方法就是：用加了 5~6 滴洋甘菊精油的微温水沐浴。这个方法很安全，因此在晒伤的感觉消失前，可以每隔几小时就洗一次。如果是处理儿童晒伤，只能用 3~4 滴洋甘菊精油，并且加入洗澡水前还要先用一点甜杏仁油稀释。

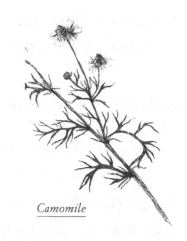

Camomile

比较严重的晒伤最好用可以治疗各类型烧伤的薰衣草精油。将薰衣草精油加入煮沸过的冷水中（每汤匙水加入 12 滴薰衣草精油），如果患部没有出现水疱或伤口，就将这溶液轻轻拍在患部。如果患部出现水疱，水疱部位最好涂抹纯的薰衣草精油。

佛手柑精油、大多数的柑橘属植物精油、欧白芷根和其他几种精油，会让皮肤对光线更敏感，更容易晒伤，这就称为"光敏性"。因此，如果要到户外接受强烈日晒，就千万不要在洗澡水、按摩油、皮肤保养品或香水中添加佛手柑精油，否则肌肤会被严重晒伤。光敏性的影响大约可持续 24 小时或更久，但如果将佛手柑或其他光敏性精油的浓度稀释到 2% 以下，就不再具有光敏性了。香水和芳香剂中若含有佛手柑精油，也要特别注意，像古龙水、匈牙利纯露、柑橘类芳香剂和剃须后所用的润肤水等。

对于晒伤，我的建议是：预防就是最好的治疗。精油不能预防晒伤，每次进行日光浴时，请根据自己的肤质和当地的气候等条件来选用合适的防晒用品保护自己。

请参阅"佛手柑"（8 页）和"光敏性"（168 页）。

心动过速（Tachycardia）

通常人们在面对压力、焦虑或震惊时，容易出现心动过速的现象。

最常用来缓解心动过速的精油是依兰依兰。情况紧急时，可以直接让患者吸闻面纸或瓶口的精油蒸汽，解除紧急状况之后，最好尽快让患者用依兰依兰精油进行芳香浴或按摩，如果患者很容易心动过速，最好规律地使用依兰依兰与洋甘菊、薰衣草、苦橙花和玫瑰等几种精油，避免病症复发。

请参阅"心悸"（385 页）。

长牙（Teething）

如果适当地使用精油，可以减轻宝宝长牙时出现的种种不舒服感觉，以及其他健康上的问题。最有效的精油是洋甘菊，其次是薰衣草。

当牙齿正要长出时，宝宝的脸颊经常会有点红肿，脾气也会变坏，经常哭泣，睡不安稳。这时，宝宝的免疫力会降低，很容易出现感冒、咳嗽、耳痛和腹痛等症状，还会出现尿布疹或加重尿布疹的病情。

精油可以减轻这些不舒服的感觉与并发症，不过要特别注意"儿童与芳香疗法"（208 页）中提到的安全问题。最简单的方法就是在宝宝即将长牙的脸颊上涂抹稀释的洋甘菊精油（1%~1.5%）（较大的孩子可能会两侧同时长牙，因此要同时按摩两边脸颊）。最适合的，就是德国洋甘菊精油，只要在 5 毫升的基础油中加入 1~2 滴（不要超过）精油，调匀后轻轻按摩脸颊即可。通常，正要长牙的孩子会摩擦或拉扯自己的耳朵，有可能是他将长牙的不适误以为耳痛，或者他的耳朵的确遭受感染。这时，最好将脸颊按摩的区域扩展到耳朵。按摩前，可先用手温热精油，如果气温实在很低，最好将精油放入热水中微微加热后再使用。

正处于长牙阶段的幼童通常睡不好，因此可在宝宝的洗澡水或睡衣上加 1 滴薰衣草或洋甘菊精油（要先稀释）以帮助睡眠。如果用洋甘菊精油来按摩脸颊，最好换成薰衣草精油来促进睡眠，读者可以趁机观察一下哪种精油最适合宝宝使用。

顺势疗法的洋甘菊胶囊也对宝宝长牙很有帮助，可以配合洋甘菊精油使用。

请参阅"婴儿"（457 页）、"洋甘菊"（15 页）与"薰衣草"（70 页）。

腱鞘炎（Tenosynovitis）

腕关节或足踝（较少见）的肌腱与外围腱鞘的发炎症状，就是腱鞘炎。过度使用肌腱进行重复性的动作，是绝大多数腱鞘炎的成因，另外风湿症或细菌感染也可能引发腱鞘发炎。

腱鞘炎非常疼痛而且很难痊愈。止痛和抗发炎的精油可以减轻病症，但休息还是最重要的治疗方式。

详细的疗法请参阅"反复性拉伤"（402 页）。

微血管扩张（Thread Veins）

微血管扩张是脸部微小静脉（微血管）过度曲张产生的病症。

脸部肌肤下层的微血管通常都很明显，对瘦弱的人来说更是如此。如果微血管突然变得比平常更明显，人们通常会说这是微血管"破裂"，事实上，正确的说法应该是"微血管扩张"。微血管管壁通常具有相当好的弹性，当皮肤温度偏高或接触到香料食物、酒精、过热的饮料或其他刺激时，它们就会扩张。此时，患者的皮肤会变红，但只要这些外在刺激一消除，微血管就会立刻恢复原本的大小。

如果微血管管壁失去部分弹性，或者是饮食不当，饮用过多酒精或咖啡及浓茶等刺激性物质，气候过于极端（过冷与过热）或循环系统异常，使微血管无法正常收缩，就会造成脸部特别是脸颊总是红红一片。

配合精油进行温和的脸部按摩，可以使血管恢复天然的弹性，消除脸部发红的症状。不过，唯有耐心地每天按摩，持续进行数月才能见到成效。通常在使用几周后就可以见到症状略微减轻，可能要连续使用半年或更久的时间才看得到明显的效果。

我常用洋甘菊、欧芹和玫瑰精油来治疗微血管扩张，通常我会将精油加入化妆水中，让患者每天进行两次温和的脸部按摩。山金车浸泡油可加强微血管的收缩，因此可当作基础油，调入精油即可。不过，还要同时调整饮食，否则所有的治疗都没用。患者最好戒除酒精、咖啡和茶，或将饮用量降到最低，还要避免过冷或过热的环境。最好不要用过热的水洗脸，也不要洗桑拿浴或蒸脸。

鹅口疮（Thrush）

　　鹅口疮是念珠菌感染黏膜组织造成的。念珠菌有时也会侵犯口腔（特别是幼童的口腔），引起口腔鹅口疮，但仍是以阴道鹅口疮最常见。此外H. I. V.的病毒携带者也常会并发口腔鹅口疮。

　　服用抗生素后很容易患阴道炎，因为抗生素经常误杀肠道中的益菌。每个人体内都有念珠菌，但在正常情况下肠道中的微生物会抑制念珠菌的生长，使它不会大量繁殖而危害身体。

　　用芳香疗法治疗鹅口疮的方法有：芳香浴、按摩及局部涂抹茶树、薰衣草、没药精

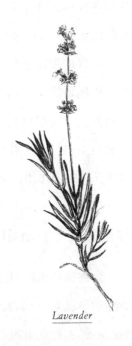

Lavender

油或这三种抗真菌精油的混合。茶树精油还能刺激免疫力，因此可以提高身体抵抗感染的能力。如果想治疗口腔鹅口疮，可用这几种精油制成漱口水，或使用没药酊剂。

　　此外，最好再补充酸奶片、乳酸菌胶囊或食用大量活性酸奶，重建肠内益菌菌丛。如果经常患阴道炎，最好将饮食调整成特殊的抗念珠菌饮食。由于真菌依赖各种糖类和淀粉生存，特别是精制糖类，因此必须严格限制糖类的摄取量。另外，还要避免摄取酵母、酵母的衍生物和发酵性食物味噌、豆瓣酱、醋等。

　　进行精油和饮食治疗都要持之以恒，即使症状很快就消失，也不

429

代表完全治愈。通常要 3 个月，甚至 6 个月的时间才能控制住侵入人体的念珠菌，如果太早中断治疗会使病症复发。就如同其他需要长期治疗的病症一样，最好经常变换精油的种类。

鹅口疮和膀胱炎经常交替出现，形成一个令人痛苦又沮丧的循环。治疗膀胱炎的抗生素会降低体内益菌的数目，使念珠菌的生长不再受到控制，引发鹅口疮。使用精油来治疗膀胱炎，不论是单独使用或配合着抗生素（如果非得进行）治疗，加上补充酸奶或乳酸菌，都可以减轻药物的副作用，终止这个恶性循环。

扁桃腺炎（Tonsillitis）

扁桃腺是由淋巴组织形成的，位于喉咙的上端（咽部）。与脾脏、胸腺和淋巴系统相同，它们都是身体抵抗感染的防御系统。扁桃腺和胸腺一样，在儿童时期它的体积比较大，成年后缩小。这可能是因为在成长的过程中，儿童经常接触各种能引起感染的不同的细菌与病毒，而成年后，体内可抵抗多数疾病的各类抗体都已在孩童时期产生，就不再需要发达的扁桃腺了。

扁桃腺炎就是扁桃腺的感染症，通常是由链球菌引起的。经常让患者进行蒸汽吸入法，可以缓解患者的疼痛并帮助抵抗感染。百里香是最合适的精油之一，它不但是强效的杀菌剂，还是温和的局部止痛剂，可以缓解患者的不适，至于详细的使用方法请参阅"吸入法"（224页）。薰衣草与安息香的效果也不错。

如果经常感染扁桃腺炎，就表示患者的抵抗力很差，要采取措施来增强体质。改善饮食，每晚服用大蒜片或胶囊，用茶树或其他精油进行芳香按摩，补充大量维生素C等都是可行的方法。

幸好，现在为儿童摘除扁桃腺的风气已经没有二三十年前那么盛行了。如果采用天然的精油治疗，外加充分的营养调理，应该就不需要摘除这个可以保护儿童的重要腺体组织了。

牙痛（Toothache）

芳香疗法中有1~2种紧急缓解牙痛的方法，可在获得牙医诊治前缓解患者的疼痛。熟悉芳香疗法的人，应该都知道这个典型的方法：将丁香精油涂在疼痛牙齿的孔洞上。丁香是局部止痛剂，也是强效的杀菌剂。在找到牙医处理前，可用丁香精油来防止牙根感染，避免病情恶化。用棉花棒沾1滴丁香精油，再涂在牙齿上即可。如果牙齿出现一个大洞，像补牙的填充物掉了，或牙齿断裂等情况，可用一团棉花球沾1~2滴丁香精油，再将棉花球塞入牙齿的洞中。如果止痛的效果消失了，可以再加点丁香精油。另一个方法比较适合治疗慢性疼痛：用洋甘菊精油热敷脸颊。敷布冷了，就要再换热的。如果已经出现或可能出现化脓的现象，最适合的治疗方法就是热敷法。热敷提供的热量与洋甘菊的功效可以治疗感染，尽快消除脓疮，让患者接受牙医师的诊治。

请参阅"脓疮"（250页），详细的热敷方法请参阅"贴敷"（211页）。

尿道炎（Urethritis）

尿道是将膀胱的尿液排出体外的管道，尿道炎则是尿道发炎的病症。患者会出现尿频，排尿疼痛的灼热感与刺痛感的症状。发炎症状还可能向上蔓延到膀胱，引发膀胱炎（特别是女性）。

大多数的尿道炎都是 E 型大肠杆菌引起的，正常状况下它是肠道中的无害细菌，但如果迁移到身体的其他部位，就会变成具有伤害性的菌株。另外，尿道炎也可能是淋病的征兆，因此必须找医师详细诊断病因。

刚出现感染的症状时，重复清洗患部可以避免感染加剧。佛手柑是最适合的精油。先用少量伏特加酒稀释 3~4 滴精油，再将稀释精油加入 0.5 公升煮沸过的冷水中，每次排尿后就用这种溶液冲洗。将 6 滴佛手柑精油加入一浴缸的水中，每次浸泡 20 分钟，如果可以每天泡 2 次。如果这些措施都不能缓解症状，请立刻就医。

请参阅"膀胱炎"（300 页）和"泌尿管"（433 页）。

尿酸（Uric Acid）

尿酸是蛋白质被消化后的副产物，在正常的情况下肾脏会过滤血液中的尿酸，再由尿液排出体外。不过，有些人产生的尿酸远高于肾脏所能承受的水平，或是肾脏无法有效过滤尿酸，此时，尿酸就会在身体中堆积，产生各种疾病，特别是关节炎与痛风。柠檬精油和新鲜的柠檬汁都可以平衡身体过多的酸性物质。用添加了柠檬精油的按摩油为关节炎患者按摩，并鼓励患者多饮用新鲜柠檬汁可以减轻关节炎与痛风的症状。虽然柠檬的味道是酸的，但它在体内会产生碱性反应。其他像甜茴香和杜松等具有排毒功效的精油也都可以帮助排除体内的有毒物质。

泌尿管（Urinary Tract）

泌尿管包括了输尿管——将肾脏制造的尿液运输到膀胱的管道，和尿道——将膀胱的尿液排出体外的管道。女性的尿道长约4厘米，男性的尿道经过阴茎，因此要比女性的尿道长得多。也是这个原因，女性比较容易患膀胱感染症，像是膀胱炎等因外部细菌入侵引发的感染。许多膀胱炎都源自尿道炎，细菌沿着尿道迅速向上蔓延，感染膀胱。刚出现尿道炎的症状时就立刻处理，通常可以避免病情发展。处理方法请参阅"膀胱炎"（300页）。如果不幸患了膀胱炎，必须立刻就医，绝对不能忽视，以免细菌由输尿管向上蔓延引发肾炎。如果使用芳香疗法治疗两天，病症仍然没有减轻，患者出现高烧、尿血或尿脓的症状，请不要迟疑，立刻就医。

有许多种精油是良好的尿道杀菌剂，最有效的是佛手柑、洋甘菊、尤加利、杜松、檀香和茶树等。持续在下腹部进行热敷，并大量饮用矿泉水和洋甘菊茶，有助于减轻症状。服用新鲜的大蒜或大蒜胶囊也可以加强疗效。

热敷还能减轻男士前列腺炎的不适。中年以后男性经常会出现前列腺肥大的现象，膀胱附近的尿道环绕着的是前列腺的组织，因此前列腺变大会阻碍尿液的排

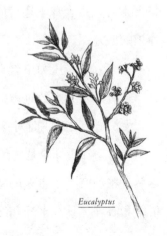

Eucalyptus

出。如果一直忽视排尿困难的症状，就会产生突发性的急性尿液滞留，使肾脏的负担加重。直接在膀胱的部位热敷洋甘菊、杜松或针松精油可以促进排尿，但别忘了要立即接受医师的诊治。热敷下背部（肾脏的位置）也会有些帮助。

请参阅"膀胱炎"（300 页）和"尿道炎"（432 页）。

荨麻疹（Urticaria）

荨麻疹是种皮肤过敏症，与被荨麻刺到产生的症状类似，故名荨麻疹。

被荨麻刺到会使身体产生组织胺，促使皮下微血管扩张以便让体液渗透到伤口附近，因而出现灼热与发痒的感觉。物质引发的过敏也会引起类似的生理反应。食物和尘土，清洁剂等外在刺激物都可能是过敏物。当身体过敏时，皮肤上会出现发痒的红色斑块，有时还会肿起来。通常，这些斑块会很快消失，但会在身体的其他部位出现。病情严重时，患者身上还可能出现大片的红肿痕迹，特别是皮肤与衣服摩擦的地方。

许多人处于压力下就会出现荨麻疹，但在平静或放松的时候就不会。这可说是大多数过敏症的特征。主要的原因是：处于压力下的身体，无法适当处理平时对身体无害的刺激物质。

洋甘菊和香蜂草是传统治疗过敏症的精油，可以迅速缓解荨麻疹。这两种精油有个很重要的特性：除了具有生理疗效外，它们都能影响情绪和心理，具有平静和缓解压力的功效，因此它们可以直接作用于过敏的根源，迅速减轻不适症状。

有些人觉得洋甘菊精油的效果比较好，有些人则持相反意见。如果不知道哪种精油对自己比较有效，但又想立刻缓解病情，不妨使用复方精油。如果身上的斑块很大，最简单且最温和的处理方式就是先在微温的水中加入 4 滴洋甘菊精油和 2 滴香蜂草精油，再让患者全身浸泡在水中。不要加过多精油，否则会刺激皮肤而不能达到治疗的效果。

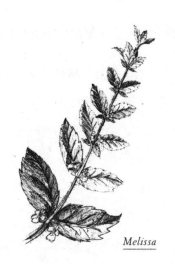

Melissa

如果出现局部性的斑块，直接在患部涂抹稀释的洋甘菊或香蜂草精油即可。用冷开水将精油稀释为 1% 的浓度，再轻轻擦在发痒的部位，或将海绵浸泡在稀释液中，再用海绵擦拭患部。基础油和油性乳膏会使病症恶化，最好不要使用。如果有不含香水的非油性化妆水，可直接滴入几滴洋甘菊精油，再涂抹于患部。每隔几小时就重复擦一次，直到发痒的红斑完全消失为止。

如果压力是引起荨麻疹的罪魁祸首，在治愈皮肤上出现的急性病症后最好继续进行按摩和沐浴来缓解压力，避免复发。

阴道炎（Vaginitis）

阴道炎是阴道发炎的症状，通常是由念珠菌和滴虫引起的。治疗方法请参阅"鹅口疮"（429 页）。

静脉曲张（Varicose Veins）

静脉曲张是腿部静脉异常肿大的现象，通常意味着患者有循环不良、静脉管壁以及静脉瓣缺乏弹性等健康问题。正常的静脉瓣可以避免血液倒流，让血液能顺利流回心脏，但若静脉瓣的功能不佳，血液将会瘀积在静脉，使静脉肿大、扭曲、变形，患者会觉得腿部特别疼痛和疲倦。遗传虽然也是影响静脉瓣功能的因素，但主要的影响因素是站立过久、营养不良和肥胖等——通常都是 2~3 种因素共同作用的结果。怀孕时增加的体重与骨盆部位增加的压力，也可能让孕妇患上静脉曲张。

芳香疗法的治疗重点在于增加静脉的强韧度，当然还要调整饮食。丝柏精油最能增强静脉韧度，将它加入洗澡水中，再轻轻涂在患部即可。另外还可按摩患部上方（较患部更接近心脏的部位），但绝对不要按摩患部的下方，以免增加静脉的压力。使用浓度为 3% 的丝柏精油，可用基础油或乳膏稀释。对患者来说，最方便最适合每天居家使用的，是添加精油的乳膏。

大蒜胶囊也能增强循环系统的功效，每天服用 3 颗大蒜胶囊，或从饮食中摄取新鲜的大蒜都有帮助。另外，还可以服用维生素 E 和维生素 C，不过这只是用来短期补充维生素，长远来看还是要调整饮食，从日常饮食中获取足够的营养素。

每天将脚抬高（高于头部）20 分钟可以减轻病症，也可以缓解患部不舒服的感觉。瑜伽的倒立姿势及躺在斜板上或躺在地上将脚放到椅子上等，都是可行的姿势。

温和的运动也有帮助——瑜伽是最佳的选择，游泳也不错。散步和轻微的伸展运动也有帮助，但慢跑、跳跃、有氧运动与其他冲击较大的运动反而有害。不过，对静脉曲张患者来说，做这些运动会觉得非常不舒服，因此很少有人长期做。

静脉曲张是种不易治疗的病症，通常要几个月的时间才能见到疗效。就像其他需要长期治疗的慢性病一样，最好经常变换精油的种类。我有时会用薰衣草、杜松或迷迭香来替代丝柏精油。但不管使用哪种精油，坚持每天使用，就能有疗效。

脚底肉疣（Verrucas）

脚底肉疣是指脚底出现的疣状突起，就像其他的疣一样，它也是由病毒引起的，一旦身体出现抵御病毒的抗体，肉疣就会消失。不过，由于生长在脚底，经常承受身体的压力，脚底肉疣通常会非常疼痛，以至于患者都想尽快治好，不愿等身体自然产生抗体。运用精油来治疗脚底肉疣的简单有效方法，请参阅"柠檬"（76页）。此外，茶树精油的效果也不错。

这种病毒有很高的传染性，像游泳池和公共更衣室等需要赤脚进出的公共场所，通常就是这类病毒聚集之处，有许多人就是出入这些场所才得病的。

如果脚底肉疣的数目只有1个，或2~3个，局部治疗就有很好的效果。但若肉疣的数目很多，或是一直冒出新的肉疣，就要进行增强免疫力的按摩，帮助身体抵抗病毒。可选用迷迭香、天竺葵、葡萄柚或杜松精油，或任选两种精油混合作为按摩油，从脚踝开始往大腿的方向按摩腿部即可。最好再仔细检查饮食或压力等其他可能降低免疫力的原因。

请参阅"茶树"（138 页）。

病毒感染（Viral Infections）

绝大多数的传染病，像感冒、流行性感冒、水痘、天花、小儿麻痹症和麻疹等都是病毒侵入人体引起的。除此之外，还有许多发烧和腹泻病例也都是病毒感染引起。细菌会引起肺炎，但还有部分肺炎是由病毒引起。这些我们都会在讨论各类病症时提到。

有少数几种精油是强效的抗病毒剂，重要的有佛手柑、尤加利、松红梅、桉油樟和茶树。这几种精油中又以松红梅、桉油樟和茶树的效果最好。它们能刺激身体的免疫系来统抵御感染。

芳香浴、挥发精油蒸汽（帮助呼吸道的蒸汽吸入法也算在内）是最有效的治疗方式，因为病毒感染症多半会伴随发烧的症状，而在发烧期间是不能进行按摩的。挥发精油蒸汽，不论是用熏灯、电汽式芳香灯、喷雾扩香器或简单地在灯泡或电热器的湿布上滴几滴精油，都可以帮助患者缓解病情，还能降低疾病在屋内蔓延的危险。

请参阅"感冒"（293 页）、"流行性感冒"（345 页）、"水痘"（289 页）、"麻疹"（365 页）等。

呕吐（Vomiting）

轻轻按摩或热敷胃部可以缓解呕吐的症状。洋甘菊、薰衣草、柠檬和欧薄荷等精油都有帮助。

如果是感冒引起的呕吐症状，黑胡椒或马郁兰等温暖的精油效果更好。如果是情绪低落引起的，选用洋甘菊和薰衣草会更合适。

补充洋甘菊、甜茴香及黑胡椒药草茶，或巴赫急救花精都能缓解呕吐带来的不适。

疣（Warts）

由病毒感染导致皮肤出现小而圆的肿瘤就是疣。拉丁文的"Verruca"专指长在脚底的疣。

身体会对入侵的病毒产生抗体，因此每个肉疣都会自然消失，但若疣破坏外表的美观或让人感到不舒服，可用简单而有效的方法——将纯茶树精油抹在患部。用牙签或修指甲棒挑起一滴茶树精油，再将它滴在疣的中央，然后用干燥的绷带包住患部。每天重复上药，直到疣收缩和脱落为止。有些疣会在一星期内消失，但有些却要一个月以上的时间。疣消失后，用富含维生素E的小麦胚芽油按摩患部，直到结痂与疼痛的症状消失为止。可在小麦胚芽油中添加薰衣草或金盏菊精油加快愈合的速度。除了茶树精油之外，也可以使用柠檬精油，或两者交替使用。有些人会在很短时间内长出大量的疣，这表示身体对病毒的抵抗力很低。大蒜胶囊（每天3~6粒）可以增强免疫反应，用迷迭香、天竺葵、杜松或上述几种精油的混合油进行淋巴按摩会有同样功效。有时遭遇车祸或丧亲后也会长出大量的疣，此时凡是能治疗生理及心理创伤的疗法，都对治疗疣有益。

良好的营养，特别是维生素（维生素E）和矿物质，可以让身体产生很强的抵抗力。

请参阅"脚底肉疣"（437页）。

趾头疽（Whitlow）

趾头疽是脚趾尖的感染症，通常发生在趾甲的两侧，有时也会出现在趾甲的下方。患部会出现脓包，而当脓包出现在趾甲下方时，患部会格外疼痛。有时还必须拔除趾甲。

重复在趾甲周围进行芳香热敷，佛手柑、洋甘菊、薰衣草或茶树精油都是很好的选择，最好敷料一冷却就立刻换热的。这样可以消除脓液，促进伤口愈合。如果疽疮破裂，脓液流出来，可在伤口上敷块滴了薰衣草精油的纱布，再用胶布固定。不要将伤口包得过于密实而无法接触空气，以免伤口过于潮湿，延缓愈合。

除了使用精油治疗之外，最好再补充大量维生素C，且因为趾头疽多和营养不良有关，因此最好详细关注患者的饮食状况。

百日咳（Whooping Cough）

百日咳也是种儿童常见的传染病，如果善于运用精油可以控制病情。

长久以来，人们就常在病房中放置热水，让热水的蒸汽缓解病患的咳嗽。如果在热水中加入精油，则会出现双倍的效果。茶树或绿花白千层（与茶树有亲缘关系）、迷迭香、薰衣草、丝柏、百里香和这几种精油的混合油都是很好的选择。不论是多大的病童都适合用蒸汽蒸馏法，但对幼童来说，还要特别注意热水壶或其他加热装置的安全。

年龄较大的儿童还可进行芳香按摩：在 50 毫升的甜杏仁油、葵花油或其他温和的基础油中加入 5 滴绿花白千层、10 滴丝柏和 10 滴薰衣草精油，就能调成很好的按摩油。每天在病童的胸部和背部按摩 3~4 次，可以减轻咳嗽引起的痉挛。

百日咳很难治愈，会让人变得非常虚弱，因此一旦发现孩子患百日咳，一定要通知医师，以免儿童身体过于虚弱而死于肺炎之类的并发症。

使用精油可以降低儿童患并发症的危险，还能缩短患病时间。

伤口（Wounds）

几乎每种精油都具有杀菌力，因此也都具有清洁以及治疗伤口的功效，但有些精油在这方面的功效特别突出。其中还有几种精油具有促进伤口愈合和止痛的能力，而它们当然就成为非常适合治疗伤口的精油。另外还要注意：精油与人体接触会引起皮肤损伤或过敏反应（有些精油虽然是非常强效的杀菌剂，但只适合用来消毒用具或房间，不适合直接涂抹在皮肤上）。

综合上述几个条件，我们能选择的精油种类就减少很多，不过这些精油都具有非常好的疗效，经过这样的筛选也没什么不好。几千年前，人们就用薰衣草来疗伤和杀菌（事实上，薰衣草的英文名称正是来自拉丁文的"清洗"，因为它可以清洗伤口）。古希腊人也用没药来疗伤，而近代才引入欧洲的茶树，澳大利亚土著用它来疗伤的历史也很久了。

纯的精油可以清洁小伤口，刚开始会有刺痛的感觉，但很快疼痛
就会消失。最安全的避免触碰到伤口的方法是：在绷带上滴几滴精油，
再将绷带包在伤口上。如果伤口很大，可在纱布上滴些精油，再将纱
布覆盖于伤口上。在此同时，最好仔细考虑自己是否需要接受其他的
医药协助。如果有需要，特别是伤口过大需要缝合的时候，可先用精
油急救，再尽快将患者送往医院或急救中心。

还有许多其他精油也可以治疗伤口，像安息香、佛手柑、洋甘菊、
尤加利、杜松和迷迭香等。但我觉得茶树和薰衣草精油的效果最好，
而没药适合不易痊愈的伤口，特别是潮湿性的伤口。

皱纹（Wrinkles）

随着人们年龄的逐渐增长，皮肤内层（真皮层）的结缔组织会逐
渐失去弹性，因而产生皱纹。就像一条橡皮筋，当它还很新时弹性很
好，随便拉扯它都能恢复原状；但当它的橡皮老化，弹性消失时，随
便拉扯就会变形，无法恢复原状。同样地，我们也经常拉扯我们的皮
肤。当我们年轻时，微笑、皱眉或挤眉弄眼后，皮肤可以迅速恢复原状。
但结缔组织老化后，皮肤就不易复原而出现皱纹。

经常用精油进行芳香按摩，可以减少皱纹。不过，预防胜于治疗，
在皱纹出现前就开始使用才能获得最佳效果。按摩可以促进局部血液
循环，让皮肤内层的微血管充满氧气。皮肤内层的细胞需要氧气来维
持健康与生长，就像身体其他部位的细胞一样。不过直接按摩脸部时
要特别注意力道，一定要非常轻柔以免让皱纹更明显。按摩头皮可以

刺激整个头部的血液循环，又不容易让皱纹出现，会是较好的选择。下面提供给读者一个可以每天使用的简单按摩方法：像洗头一样按摩头皮，并用手指轻轻拍打整个头皮。按摩与增加血中的含氧量，都能增加皮肤下层肌肉的弹性，让人看起来更年轻。

乳香与苦橙花精油是最常用的精油，人们使用它们来保养皮肤的历史已有数千年了。埃及人将乳香视为化妆品，制作木乃伊和举行宗教仪式时都会用到它，而乳香，似乎也真的具有保护皮肤的作用。乳香可以减少皱纹，避免皱纹继续出现。苦橙花精油的特殊功效在于它能促使身体产生健康的新细胞，因而减缓结缔组织老化的过程，让皮肤保持光滑。

按摩所用的基础油也很重要，含油量很高的鳄梨油或是荷荷芭油，再加上浓度为25%的小麦胚芽油，就能调制成最有帮助的基础油。

凡是对身体健康和活力有帮助的，都能减少皱纹，像可以增加循环与肌肉弹性的各类运动和按摩都非常有益。良好的营养也非常重要，特别是能提供大量维生素B、维生素C和维生素E的食物，另外额外补充维生素或矿物质也有帮助。抽烟、喝酒、饮用过量的咖啡或茶都会降低皮肤的活性，增加皱纹。

读者或许会发现我特别重视皮肤的内层。皮肤的外层——表皮层，只是由一群死细胞组成，就像我们的头发和指甲一样。因此，要改善皮肤的外观就必须从皮肤的内层着手——毕竟真皮层才是"活的"，也是表皮细胞的原始诞生地。

干皮病（Xeroderma）

这是种皮肤异常干燥的病症，与鱼鳞癣的病症有些相似。患者皮肤的皮脂腺比正常人少，使得皮肤缺乏天然润滑液。这类患者皮腺会有鳞状物（这就是鱼鳞癣名称的由来，希腊文"Icthyosis"是毒鱼的意思）。这与一般性的皮肤干燥不同（这类患者皮肤干燥的原因，是皮脂腺的分泌不足而不是皮脂腺的数目过少），比较难医治。

含油性高的乳霜很有帮助，而适合干燥肌肤使用的精油，像洋甘菊、天竺葵、薰衣草和苦橙花等，效果都很好，但需要常常涂抹才能见到成效。事实上，目前还没有真正根治的疗法。适用于牛皮癣的疗法也会有些帮助。

请参阅"牛皮癣"（394页）。乳霜的制作方法请参阅"乳霜"（212页）。

带状疱疹（Zona）

"Zona"是个希腊词语，意思指"带状物"或"肩带"。它比"Shingles"这个词更能正确地描述带状疱疹这种痛苦而又令人苦恼的病症，因为带状疱疹患者的躯干上总会出现连接成带状的小疹子。

引起带状疱疹的病毒与引起水痘的病毒是同一种，都是带状疱疹病毒。在人们患水痘后它就一直潜藏在人体内，直到数年后（通常是成人期）人们承受压力或生理功能降低时，它才会以带状疱疹的形式再度出现。

病毒在侵犯脊髓前会先侵害感觉神经，并在该感觉神经分布的皮肤上产生连串的水疱。这些水疱会产生很大的疼痛感，事实上水疱还没长出来就开始疼了。有时候，患者初发疹子时还会发烧几天，但这不是绝对的。水疱消失后疼痛还可能持续一阵子，有时还会延续数周或数月，并伴随着疲倦和虚弱的症状。

佛手柑、尤加利和茶树精油都能有效缓解疼痛，消除水疱。这几种都是具有止痛及抗病毒功效的精油，而混合使用的效果比单独使用好得多。值得注意的是，佛手柑精油是芳疗师最常用的抗忧郁精油之一，而患带状疱疹的人，发病前通常都是处于紧张、焦虑或忧郁的状态。带状疱疹的痛苦，通常会造成患者的深度忧郁，因此具有抗忧郁作用的精油就非常适用，更何况是具有抗忧郁与抗带状疱疹病毒双重功效的佛手柑精油。

如果皮肤出现水疱与疼痛的部位很小，可将纯的佛手柑与茶树精油以1：1的比例混合，直接抹在皮肤上。最好及最能减轻疼痛的方法，就是用画图的水彩笔将精油涂到患部。如果患部的面积很大，可用酒精溶解精油擦于患部，或直接将精油加入洗澡水中。每天在出水疱与疼痛部位刷上稀释精油数次，再配合晚上的芳香浴，可说是最有效的疗法了。

西医认为带状疱疹无法治疗，发病期也无法缩短，医师所能做的，只是减轻病患的疼痛。但我的经验却和西医的看法不同。我曾经治疗或观察过好几个使用佛手柑和尤加利精油的病人，和其他人相比，这些患者出水疱的时间较短，疼痛也比较轻微。

如果水疱消失后还是一直有疼痛的感觉，可用薰衣草和洋甘菊精油替换佛手柑、尤加利或茶树精油，或改用佛手柑与薰衣草的复方精油。

第六章

其他

掺混劣品（Adulteration）

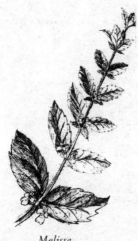

Melissa

　　精油的生产成本很高，因此总有一些不法商人会出售掺混其他油脂的劣质精油，以获取暴利。市面上需求量特别高的精油，或价格特别高的香蜂草和花瓣原精，都很容易买到不纯的劣质品。市面上常见的掺混手法有以下几种：把便宜的油脂掺混到昂贵的纯精油中，降低成本；把从普通、便宜的植物油脂中萃取出的化学物质掺到珍贵的精油里；或直接在精油中加入合成化合物。

　　除了芳疗师之外，工业生产有时也会用到精油，且对工业领域来说，不纯的精油也可以利用，例如生产家庭清洁剂、便宜香水、化妆品和保养用品的制造商，他们就不关心精油的纯度，因为不纯的精油气味还是很香，还能节省成本。他们这么做不能算是欺骗消费者，因为消费者在购买和使用这些产品时，就已经认定这些产品没有医疗效果。

　　但是对芳香治疗来说，我们就必须确定所有的精油都是好的，都是从天然植物体中提炼出的精纯、天然、没有任何添加物的精油。对芳疗师和患者来说，使用这些精油唯一的目的，就是希望得到医疗效果，因此确定精油的来源和纯度是非常重要的事。

　　从专为芳疗师提供精油的代理商处购买精油是最安全的。因为这些代理商明白芳疗师对精油的需求与工业需求不一样，他们能保证所售精油的来源与纯度。

喷雾产生器（Aerosol Generators）

喷雾产生器——借着电动的抽气机，可以在空气中喷洒细微颗粒的精油油滴。喷雾产生器和喷雾器不同，一般的喷雾器，大都装盛一些有毒的气体或液体，像杀虫剂。

借着选择不同的喷雾产生器以及机械本身的操控指令，可以调整精油的喷出量。在喷洒精油的过程中，精油的温度不会升高，也不会产生化学变化，比起传统蒸发精油的方式有更多的优点。

喷雾器（Airsprays）

让空气中充满精油的最简单方法，就是将精油和水混合，装在喷雾器中喷洒出去。精油和水混合之前，如果先加入酒精或其他分散剂，就能让精油和水混合得更均匀。如果没有加入任何酒精或分散剂，虽然不能让精油完全溶在水中，但只要剧烈而充分地摇晃，也可以让精油和水暂时混合，形成良好的喷雾剂。一般简单的植物喷雾器就可以当作精油喷雾器使用，但如果使用塑料或金属做的喷雾器时要特别注意，因为塑料和金属做成的容器易与精油产生化学反应，为避免下次使用时改变精油的特性，用完后一定要把残留的精油清洗干净。你也可以用花艺店出售的陶瓷喷雾器，我自己使用回收的玻璃瓶当喷雾器。

芳香喷雾的用途很多，不但可以让房间充满香气，抵抗感染，在夏天喷洒防虫油，还可以让房间甚至整栋房子都不再有苍蝇。除臭油

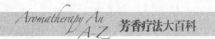

像佛手柑，就可以除去空气中不好的气味。芳香喷雾最重要的功能就是治疗传染性疾病，以及避免传染扩散。在流行性感冒肆虐期间，或麻疹、水痘等儿童传染病流行时，在病房里不断地喷洒茶树、佛手柑、尤加利和薰衣草等可以抗病毒或细菌的精油，就能加速患者的康复，同时避免家庭其他成员患相同的传染病。

200 毫升的水中加入 20 滴精油做成喷雾剂，可以清洁空气，产生清香和驱除害虫，两倍的剂量可以用来治病和预防传染病。

酒精（Alcohol）

精油可以非常迅速地溶在酒精里，因此用不同的酒精和精油混合后，可以制成各种香水和药剂或混合剂。

有些跌打损伤药、除臭剂或剃须后的柔软水，会掺入异丙醇（isopropanol），但异丙醇会刺激皮肤，所以只能少量使用，且最好配合纯露或蒸馏水稀释后使用。部分大型药店可以买到异丙醇，但每次能购买的剂量会受到限制。

酒精或称香水级酒精（乙醇），受到关税和营业税的影响，必须具备特殊的执照才能购买。

如果想在家自制些剃须后的柔软水、皮腺收敛水和除臭剂，伏特加酒（酒精含量最高的酒类）是很好的替代品。如果有机会前往欧洲大陆，不妨带回一些白兰地（eau de vie），它比伏特加酒更好。白兰地是漱口药水的最佳调配基剂。

食欲（Appetite）

食欲是个非常有趣的生理现象，影响的层面很广。从最表层来说，食欲是一种生理状况——胃部已经消化了上一餐的食物，准备好要消化下一顿，更正确地说，这应该称为"饥饿"。食欲也是一种心理作用，而且除了胃里有无食物之外，还有许多因素会影响食欲。例如：就算我们刚吃饱，看到美食或闻到食物的香味，依然会激发我们的食欲（试着在早晨走过面包店，就知道的确如此）。有时，阅读描写美食的文字，也会令我们口水直流。更深一层来说，压力、焦虑、忧郁和意外打击等心理和情绪因素，都会影响食欲。控制着人类食欲的下视丘——位于大脑的基部，和大脑中控制情绪的部位非常接近。在这两个区域间，有许多感受器传递着生理和心理的信息。因此，情绪影响食欲的说法是有科学依据的。

令人困惑的是，为什么不同的心理状态，对食欲有相同的影响呢？而不同个体身上相似的情绪和心理状态，为什么会产生完全相反的影响呢？一个陷入热恋或刚和男友分手的年轻女孩，可能都会拒绝食物，而她的父亲可能会担忧女儿的情况而跟着食不下咽，但她的母亲可能会偷偷地吃下奶油棒和巧克力来减少她对这件事的焦虑。

芳疗师必须采取整体治疗的方式来治疗食欲异常的患者。芳疗师要了解患者，找出患者内心的需求，帮助患者找出食欲异常的真正原因——不安全感、沮丧、焦虑或其他因素。任何抗忧郁的精油都是合适的，要根据患者的特点和需求来选择。如果患者是为了外观身材问题而影响食欲，可以细致地按摩治疗，让患者感到舒服并恢复自信。

假如患者的食欲只是稍微减退，如病后的康复期，胃口自然会差一些，这时使用精油很容易就可以让患者恢复原有的食欲。洋甘菊、豆蔻、牛膝草和佛手柑等精油，具有很好的提高食欲的功效。有些药书记载："甜茴香可以刺激食欲。"但有些药书的叙述却正好相反。罗马士兵长途行军，无暇休息和吃饭时，经常咀嚼甜茴香种子来减轻饥饿感。而我自己也曾在节食期间，咀嚼过甜茴香的种子来抵挡饥饿感。但综合上面这两种截然不同的说法及我亲身的体验，我认为甜茴香和大多数的精油一样，能促进正常的食欲，也就是说，甜茴香不会特别抑制或促进食欲。

佛手柑也一样。我在前面提到，佛手柑可以刺激食欲，但我也曾用它来治疗贪食症。佛手柑是最能安抚人们忧郁和焦虑情绪的精油之一，与其说它是一种抗忧郁剂，倒不如更正确地说：它可以振奋精神。因此，利用佛手柑油制作按摩油、个人香水或进行芳香浴，可以直接从根本上治疗食欲不振。

另外，不良的饮食习惯也可能导致食欲不振，尽快排出体内累积的毒素，重新调整饮食习惯，再用精油刺激食欲，很快地身体就能恢复正常。

请参看"神经性厌食症"（263 页）、"贪食症"（282 页）和"肥胖"（379 页）。

占星学（Astrology）

早期的医师，从阿维森纳到文艺复兴时期的药草学家等，大多有另一种身份——占星学家。卡尔培波的诸多著作中有一本是《由占星学判断疾病》，说明了当时人们对星座的详细研究。有些现代芳疗师也喜欢将芳香疗法和占星学这两个学科结合，找出患者所使用的精油和患者本人星座的关系。借着出生的星座图分析，就可以找出每个人身体或精神上比较脆弱的地方，再设法和精油联系起来。例如：黄道十二宫，每个星座掌管身体不同部位，这可以提示治疗师某个星座的人在某个部位比较虚弱，容易生病。而行星子午线可以提示每个星座的人，容易生病或发生意外的时间。

中世纪和文艺复兴时期的药草学家认为：每个行星各有其掌管的药草，而这个行星的本性和特质，都和它掌管的药草有关。例如：红色的星球和火星掌管罗勒、黑胡椒、大蒜、针松等药性偏热或较激烈的药草。其他的依此类推，金星掌管冻性兼潮湿的药草，以精油中花朵炼制成的种类来说，天竺葵和玫瑰花最具代表性；月亮掌管寒冷而潮湿的药草，如洋甘菊；太阳掌管干、热的药草，像欧白芷、迷迭香、乳香和没药。火星掌管的精油适用于身体觉得冷、湿的时候，或精神及情绪上缺乏耐力，需要勇气来对抗怯懦的时候。月亮掌管的精油可以治疗发烧或发炎。金星掌管的精油和女性的生殖能力有关。如果我们仔细比较这些行星和精油的特性，会发现两者之间有很多一致性。比起我们用生硬的科学角度来探索精油特性，以前的人用行星特性来区别精油的方法，显得诗情画意许多。

很明显地，如果要结合占星学和芳香治疗，芳疗师就得对占星学和芳香疗法都有了解，或和占星师密切合作，才能真正帮助患者。有些人或许觉得，结合占星术和芳香疗法并没有很大的帮助，但这两个领域的结合，却会透露出某些有趣且重要的信息。

灵气（Aura）

灵气也就是灵体或神秘体，指环绕在肉体外围的空间区域，有些人认为这个空间是个体存在的能量场。神秘主义者发现：早在人类有文明记载时，就已经有灵气的存在。如西方宗教艺术中常出现在神灵或圣人四周的光环，东方宗教艺术中神明四周圆形、椭圆形或火焰状的图案，都是在描述灵气。20世纪的科学研究对灵气做出了一些人们可以接受的解释。例如：我们知道人类全身的活动都属于一连串电子及化学的反应，这些反应又可以延伸到身体外部的空间。根据科林（Kirlian）仪器拍摄的照片显示：人体、动物和植物体的能量光芒都是以光的形态发散出来，这就是所谓的灵气。虽然只有少数比较敏感的人才可以看见灵气，但每一个人都可以感觉到它的存在，如我们在施力或接受按摩的时候。

芳疗师在替患者按摩时要记住：按摩不但可以影响一个人的身体，更可以影响他的灵气，特别是按摩结束前，我们所做的一个"平衡患者气场"的手势。

阿维森纳（Avicenna）

阿布·阿里·侯赛因·本·阿卜杜拉·本·哈桑·本·阿里·本·西那（Abu Ali al–Husayn ibn Abd Allah ibn Sina），就是西方人熟知的阿维森纳。曾经有段时间，阿拉伯的医学知识领先整个西方世界。而当时最负盛名的阿拉伯医师就是阿维森纳。

公元980年，阿维森纳生于波斯的布哈拉（Bukhara）（现今乌兹别克斯坦共和国境内)。他是一位天才儿童,10 岁时就能背诵《古兰经》以及大量的阿拉伯诗歌。他的父亲聘请家庭教师指导他逻辑学、形而上学、数学和其他学科,直到他的学识超过了家庭教师。从此之后,他开始自行研读回教律例、天文学和药学,直到 18 岁。

21 岁时,他就因学识渊博及精湛的医术成名,并且成为巴格达医院的首席医师。这么优秀的年轻医师自然会成为哈里发(Caliph)(伊斯兰政治、宗教领袖的称谓)的私人医师。但也由于他年轻得志,招来不少忌妒怨恨,多次被捕入狱。

即使在监狱中,他仍旧继续研究著述。幸好他拥有强健的体魄,能承受住严峻的考验。

他所留下的著作中,最著名的是两本是《治疗论》和《医典》。在《治疗论》中,他讨论了自然科学、心理学、天文学、音乐和纯粹的医学;在《医典》中,他收录了传统的希腊、罗马和阿拉伯医学,并且加入自己的经验。12 世纪时,这些书籍被翻译成拉丁文流传到欧洲,此时,中世纪的欧洲学者正在重新发现和肯定希波克拉底、盖伦、迪奥斯科里德斯等人著作的价值,顺应这个潮流,阿维森纳因此就成为几个世纪以来对欧洲医学思想最具影响的重要人物。

阿维森纳对芳香疗法有三个重要贡献:他正确地记载了上百种药用植物以及它们的使用方法,也建立了按摩操作的详细程序(成为现在按摩教学的必备手册),还发明了从花朵中蒸馏精油的方法。

根据考古学的发现,在阿维森纳以前就已经有某种简单的蒸馏形式出现,但他在基本的蒸馏构造上添加了冷却圈环。可以确定的是在阿维森纳的时代,波斯开始生产玫瑰油,而有许多证据显示,这项生产技术要归功于阿维森纳。除了具有科学家、诗人、医师和学者的身份之外，阿维森纳还是一位炼丹术士，他用玫瑰进行了许多重要的炼丹实验。白玫瑰和红玫瑰具有明显不同的特质，必须在实验的不同时期加入。把玫瑰放入其他不同材质的烧瓶或蒸馏器中加热之后，再以另一个蒸馏瓶收集它们的蒸气，并等待蒸气的冷却。用这种加热方法，可以得到玫瑰纯露，上层浮着一层薄薄的玫瑰油。这些方法虽然都是现代人的推想，但却符合我们对阿维森纳以及当时技术的了解。

阿维森纳记载的药用植物超过 800 种，但因他使用印度、中国和中东当地的俗名来称呼这些植物，因此我们还无法完全正确地辨识所有他书上记载过的植物。在可辨识的植物中，我们已经分辨出薰衣草、洋甘菊以及著名的玫瑰等，这几种都是芳香疗法中使用价值很高的精油。

阿维森纳用非常浅显的语言描述按摩的技巧，例如：轻快地摩擦可以让局部红热，而更轻柔的抚摸可以让僵硬的身体变得轻松、柔软。对于运动员的按摩，他写道："运动前要进行准备按摩……运动后要进行复原按摩，又称为引导休息按摩。复原按摩的目的，在于排除运动过程中肌肉没有消耗掉的多余水分，让这些水分蒸发，肌肉才不会疲劳……按摩时要轻柔、温和。"即使在科学知识丰富的现代，这些指导仍有重要的价值——有些奥运代表队将这些建议当作队规来遵守。

阿维森纳的许多医学观念都很先进，他的这些观念为自然医学点燃了一盏明灯。除了按摩、药草学、药用植物油方面的知识以外，他也精通各种脊椎问题的按摩技术（以及处理骨折的骨折调整术），同时他还介绍和推广水果膳食，利用含有天然糖分的西瓜、葡萄等水果，扫除体内储存的毒素。

公元 1037 年，阿维森纳随着哈里发参加一场战争，战后他的体力衰竭，最终死于腹痛，享年 57 岁。

婴儿（Babies）

从孩子出生的那一瞬间开始，就可以使用芳香疗法来维护孩子的健康［其实，芳香疗法还可以维护胎儿的健康——参看"怀孕"（388 页）］。

幼儿时期使用精油的种类和方法，都已在"儿童与芳香疗法"（208 页）的章节里做了详细的讨论，对于婴儿还要再注意几点。所有加入泡澡水中的精油，都必须先稀释，对于幼小的婴儿，这个稀释的步骤就更加重要。婴儿经常吸吮拇指或手指，还常用手揉眼睛，如果没有事先稀释精油，浓稠的精油可能会在水面形成小油滴，很容易经婴儿的手再沾染到嘴巴或眼睛，产生严重后果。精油会刺激角膜，所以不能直接接触眼睛，不论大人或小孩都一样。若成人的眼睛沾染到精油，顶多引起轻微不舒服的感觉，但婴儿眼睛如果接触到精油，可能会导致永久的视力损伤。浓稠的精油可能会损伤口腔内部的纤细组织，更严重的是如果不小心吞下精油，可能会伤害胃壁。

要如何稀释精油呢？首先将精油滴入含数茶匙的甜杏仁油、大豆油容器中或其他润肤乳液中，或滴入 1 杯牛奶（勿用脱脂牛奶）中，仔细调匀后再加入洗澡水。1 滴洋甘菊或薰衣草精油分量稀释后，加入宝宝的洗澡水中，就可以帮宝宝解除许多小症状的困扰及促进睡眠。所有的精油都能暂时抑制皮肤滋生细菌，因此定时在洗澡水中滴加精油，可以避免患尿布疹。

如果宝宝已经患尿布疹，可以涂抹含有金盏花或洋甘菊油的软膏，如果皮肤出现脱皮及愈合缓慢的症状，可以在软膏中加入安息香或没药精油。

使用精油治疗婴儿咳嗽、感冒或其他呼吸道感染的疾病时，比较安全而有效的方法是：在婴儿床的床单上滴 1 滴合适的精油，让宝宝能持续地以呼吸方式吸入蒸发的精油。这个方法非常安全，即使是只有几天大的宝宝也可以使用。另一个有效的方法是：在婴儿房中喷洒或蒸发精油，既可以治疗咳嗽或感冒，又可以帮助宝宝睡眠。

在精力旺盛或吵闹不休的婴儿以及刚学走路的宝宝的睡袍或睡衣上，滴加 1 滴薰衣草油，会有神奇的效果。有个经常吵闹不停的孩子，在接受上述方法治疗之后，足足安睡了 14 小时，让他的母亲和家人松了一口气。

如果宝宝肚子痛，轻微按摩腹部可以减轻疼痛。在 1 茶匙甜杏仁油、大豆油或婴儿润肤乳液（最好先稍微温热一下，宝宝才不会觉得太冰凉）中，加入 2 滴洋甘菊或薰衣草油，调匀后涂在手上，以顺时针的方向稳固、轻柔地按摩宝宝的肚子，大约按摩 5 分钟左右。如果宝宝还是觉得不舒服，可能还要按摩宝宝的下背部——让宝宝趴在自己的膝盖上，用同样的方法轻轻按摩下背部。

许多宝宝在长牙或感冒的时候，都会觉得耳朵痛。减轻耳痛最安全的方法就是用稀释的洋甘菊油（有关稀释的方法，请参看"耳炎"，384 页），沿着外耳及脖子轻轻地按摩。如果耳痛的症状一直持续，就一定要看专科医师。

请参看"儿童与芳香疗法"（208 页）、"长牙"（426 页）、"感冒"（293页）、"沐浴"（205 页）。

蜜蜡（Beeswax）

制造乳霜和油膏时，常加入蜜蜡当作基础油，作为化妆品或皮肤药膏中的精油稀释剂。在乳霜中加入蜜蜡，可以增强乳霜中油脂成分的黏性，同时蜜蜡也可以作为乳霜中的乳化剂——让乳霜中的香露水、蒸馏水或泉水与油脂均匀混合。

蜜蜡本身就具有疗效——一般来说，蜜蜡含有蜂蜜、蜂胶和蜂王浆的成分，因此添加蜜蜡和添加无机矿物蜡的乳霜相比，前者较好。此外，天然未经漂白的蜜蜡，比漂白过的好，后者可能会残留一些化学漂白物质。

血压（Blood Pressure）

心脏将血液挤入主动脉所产生的压力就是血压。主动脉的血压通常都能保持稳定，因为主动脉的管壁够宽，不会减缓血流速度。当主动脉分枝成较小的动脉和小动脉时，由于管腔变窄，造成血流变慢，血压降低。当血液到达微血管时，血压只够反抗组织液的逆压将血液带入静脉。静脉中的血压很低，必须靠四周肌肉提供的压力才能将血液带回心脏。

血压随着心跳变化，心脏收缩将血液挤出心脏时，血压较高；心脏舒张，血液从静脉流入心脏时，血压较低。除了一些体质较特殊的人之外，正常的收缩压约是 12~18.7 千帕，而舒张压约是 8~12 千帕。这些数值，是用血压计测量出来的，以充气式的扁平薄带测量上臂的动脉血压（几乎和心脏附近主动脉的血压相同）。扁平薄带中的压力会让水银柱升高（就像大气压力会让气压柱中的水银升高），借着水银柱上的指示，我们就可以知道血压的数值。一般来说，收缩压约是120毫米，而舒张压是80毫米，记作"120：80"。目前，电子血压计已经有逐渐取代传统血压计的趋势。

事实上，血压随时在变化。依据每个人不同时刻的生理需求，人体复杂的化学和神经中枢不停地在监控、调整血压。借着调整血流，就可以控制血压。也就是说：心脏压挤出的血流量和动脉管壁的阻力决定了血压。当人休息时，每分钟的血流量约是5升；当人非常用力时，每分钟的血流量可能达到40升。因此，配合血管管腔的大小，血压必须做些调整。不同的时间，每个器官的需血量也不同，例如：饱餐后的胃和赛跑过后的腿部肌肉等。借着扩大器官的动脉管腔以及收缩其他的动脉管，就可以控制每个器官的血流量。而这些扩张和收缩的动作，都是由交感神经和部分激素控制。

大脑是人体最不能忍受缺血的器官。不论身体正在全速工作或休息，大脑每分钟都需要750立方厘米的新鲜血液，而维持大脑正常的供血，就是这些血压调节装置最重要的工作。血压过低造成脑部的供血量过少时，会出现眩晕的症状，严重的还会失去意识（不省人事）。

血压过高对心脏和血管都不好，因此身体会持续地控制血压，并将血压维持在正常的范围内。

可以降低高血压或升高低血压的精油种类，都记录在"高血压"（334页）和"低血压"（336页）中。

哺乳 (Breastfeeding)

亲自哺乳可能会出现一些不舒服的症状，使得某些母亲放弃了天然的哺乳方式而改用奶瓶喂奶。例如：乳头裂伤和奶水不足，通常是造成新生儿的母亲放弃亲自哺乳的两个主要原因。此外，乳汁过多造成胀奶和吸吮时的疼痛，也是常有的问题。精油可以减轻这些令人困扰的症状。

数百年来，人们就知道伞形科的植物如洋茴香、藏茴香、莳萝和甜茴香等，可以促进乳汁的分泌，而许多哺乳的妇女，也经常服用这些药草茶或药草浸液来达到这个效果。有些人认为茉莉花也有相同的功效，但我找不到足够的证据来证明这一点。而伞形科植物的催乳功能，早已经清楚地证明了。其中，甜茴香茶是最好的选择。

乳头裂伤非常疼痛，恢复的过程也很缓慢。金盏花非常适合治疗乳头裂伤，目前已经有好几家信誉良好的公司生产金盏花乳霜。自制金盏花乳霜也很简单：只要将几滴金盏花精油滴入市售的乳霜中就可以了。但在宝宝吃奶前，一定要将乳头上所有的乳霜清除干净，宝宝吃饱之后，就立刻将乳霜涂在乳头上，这样在下次哺乳之前，金盏花精油才有充裕的时间发挥作用。

如果想要减少乳汁，不论是为了减轻胀奶时的疼痛，还是为了训练宝宝断奶，都可以用欧薄荷精油冷敷。虽然许多其他的精油也有相同的功效，但欧薄荷精油最安全。如果宝宝仍然需要吸食乳汁，就要特别注意，每次哺乳前，一定要先洗去乳头上所有的精油。虽然欧薄荷精油相当温和、安全，但如果宝宝吃入体内，仍然可能有危险。

想知道冷敷的方法，请参看"贴敷"（211 页）。

循环（Circulation）

如果要精油发挥功效，良好的血液循环是不可缺少的条件。不论我们直接吸入精油或将精油涂抹在皮肤上（不可否认的是，涂在皮肤上的精油，有一部分也会被我们吸入），精油分子会很快地进入血液，借着血液循环到达全身。

所有进入身体的物质，包括食物中的营养素和空气中的氧气，都是借着血液循环绕行全身，而血液循环的过程，正是维持生命不能缺少的。肺、胃、小肠和肝脏将这些物质分解成可以进入血液的小分子，借着血液循环，这些小分子物质就可以运送到体内每个细胞中。

血液在大小不同的管道也就是血管中流动，而人体的血液循环，又分属于两个不同但相关的循环系统。小循环负责心脏和肺之间的血液循环，大循环负责心脏和身体其他部位之间的血液循环。肺吸进氧气后，由肺泡扩散至血液内，形成流往心脏的鲜红充氧血，心脏充氧血可借着大循环被带至身体各部位。同时耗尽氧气的缺氧血也被带回肺，再次进行交换。

人体中的动脉负责将血液由心脏带离，而静脉则负责将血液带回心脏。主动脉和静脉之间，有较小的血管相连，而最小的血管称为微血管，大约只有一根头发那么粗。微血管的管壁非常薄，血浆（血液中含水的成分）和溶在血浆中的各种营养物、氧气及其他物质（包括精油分子），都可以通过血管管壁，进入分散到细胞的组织血液中。这种组织血液可以很自由地进出微血管并把身体活动代谢后的废物带入血液，借此移动废物。也就是说，精油分子对每个细胞产生作用，每个细胞都获益，就等于全身受益。

精油需要依靠循环系统运送到全身，但精油也会影响循环系统。高、低血压和静脉曲张等循环系统的疾病，都可以用精油治疗（参见各项疾病）。

可当作红皮剂的精油，像黑胡椒、杜松、马郁兰和迷迭香等，涂抹在皮肤上可以刺激局部血液循环。这些精油促使微血管扩张，使更多的血液流入微血管（出现皮肤发热的现象）。随着血液流动额外获得的氧气，可以促使各种伤势愈合。

洋甘菊和丝柏精油的功能正好相反，它们会促使微血管收缩，因此当组织发热、发红和肿大的时候，非常适合使用这类精油。

大蒜不管是新鲜的还是制成药片与胶囊的加工品，对整个循环系统的健康都非常有益，而维生素C和维生素E，也有相同的功效。

尼古拉斯·卡尔培波（Culpeper, Nicholas）

尼古拉斯·卡尔培波生于 1616 年，是拥有萨塞克斯郡的威克赫斯特地区①所有权的卡尔培波家族中，一位神职人员的儿子。16 岁那年

---

① 现在的威克赫斯特地区由英国国家信托局管理，这一地区的花园由皇家植物园邱园的工作人员进行维护。对于芳香疗法和草药医学有兴趣的人，一定要参观这个有围墙的花园。那里面栽种了多种可以提炼精油的植物，有及肩高的快乐鼠尾草、牛膝草、百里香和马郁兰，还有许多种迷迭香，以及很多种我不知道的薰衣草。花园的墙上也攀爬着许多古老品种的玫瑰花。初夏时，花园中大多数的植物都开花，香味扑鼻并且赏心悦目，非常适合游览。

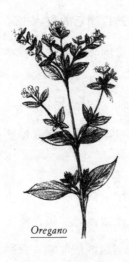

Oregano

他进入剑桥大学就读，对古代医学典籍特别感兴趣。毕业后，他在毕晓普盖特（Bishopsgate，伦敦一个地区名）担任药剂师。

1640 年他成为天文学家和内科医师，并且参与英国内战的医疗救护工作。在对抗克伦威尔军队的某次战役中，他的胸部受到严重的创伤，造成永久的肺功能损伤，严重影响他后半生的身体健康。

1649 年，卡尔培波与医师联合公会产生强烈的冲突，因为卡尔培波收录他所翻译的药典，出版了《医师指南》一书。当时，所有的医学典籍都是用学者的标准语言——拉丁文写成的，因此所有的医学知识都掌握在一小部分知识分子的手里。卡尔培波想要改变这种情况，让所有人都能获得这些医学知识，因此他开始着手将用拉丁文撰写的医学典籍翻译成英文。这个举动打破了以往医师垄断医学知识的局面，也挑起了医师们的愤怒。于是，医师联合公会开始在各类期刊上批评卡尔培波是个酒鬼、好色之徒、异教者和无神论者，就是不提他翻译的内容是否正确（事实上，卡尔培波翻译得相当好，用字遣词精益求精）。

面对这群狭隘的、排外又唯利是图的医师的攻击，卡尔培波有力地回击他们。他质疑当时医学界使用汞之类有毒化学物质的政策。当时，越来越多的处方中都加入了汞，但每次使用汞，几乎都会造成病人的死亡。

卡尔培波共翻译或撰写了 79 本书，包括了第二、第三版的《医师

指南》，盖伦和其他作者所写的希腊和拉丁
文医学书，还有在 1653 年出版他自己撰写
的《人类身体解剖学》、《助产士指南》等书。
卡尔培波不但要治病救人，还要写作和研究，
以及肩负起做父亲的责任（他有 7 个小孩），
身兼数职而忙碌不休的生活，损害了健康。
不久，他患了肺结核，而他的肺脏在先前的
战争中受创，因此毫无抵抗能力。1654 年，
卡尔培波与世长辞，年仅 38 岁。

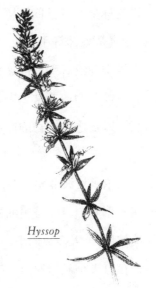

Hyssop

在卡尔培波短暂的职业生涯中，他致力
于医学知识的普及，除了翻译经典的医学著
作供大众阅读之外，还免费为穷人看病（虽然他并不富有）。他选择在
贫穷的村落行医，放弃了能吸引富有患者的地方，并且把大量的积蓄
花在出版书籍上。

卡尔培波的著作中，最为人称颂的就是《卡尔培波药草志》，于
1653 年出版。封面的词句非常引人注目：英国医师著作，369 种英国
药草的功效，首次出版。这个标题很清楚地告诉我们，这本书是卡尔
培波的原著，而不是他翻译的作品。在卡尔培波之前，有位叫约翰·吉
拉德的人曾致力于撰写盖伦和其他医师的医学发现，卡尔培波接替吉
拉德的工作，此外他还加入许多他自己的意见和建议，包括根据掌控
每个植物的行星性质，分类和订出每种植物的特性。他从植物学和医
药学的角度来分类植物，和传统药书的分类方式不同。古老药书中所
记载的神话，卡尔培波也收录到他的著作中。他没有加入前人的批评，

而是标上了自己的评语，比如说遇到有许多功效的药草，他就会加注"这真是太神奇了"或"简直是不可思议呀"。卡尔培波将这本书的读者设定为没有受过医疗训练的一般人士，他希望这本书能让他们学会一些简单的药草常识来帮助自己，因此他非常仔细地描述每种药草植物，以及这些植物的产地。他希望每位读者都觉得，这些药草植物就像我们平时吃的植物一样，容易辨识。

卡尔培波非常清楚地区分了药草制剂和精油。他鼓励一般大众使用药草制剂，而将精油视为化学药品用油，必须由药剂师开处方后才能使用。"大多数的平民百姓，不容易学会精油的使用方法，但建议他们在每天早晨空腹时，吃 10~12 个成熟的莓子，这却是非常容易的。"他非常清楚而实际地说明药草制剂的制作方法，包括浸液、药膏、芳香酒和浸泡油等。特别是浸泡油，他经常建议受苦的人们用浸泡油涂身（按摩），以净化心灵，减轻痛苦。

卡尔培波写的这本书，具有很高的历史价值，任何一位芳疗师，都可以在此书中找到许多精油的使用方法以及精油特性的说明和指引。书中所提到的 369 种植物中，有许多还是现代药草学常用的药材，光是芳香疗法会用到的植物就有不少，最常见如罗勒、洋甘菊、快乐鼠尾草、甜茴香、大蒜、牛膝草、杜松、多种薄荷、薰衣草、马郁兰、迷迭香、三种玫瑰、鼠尾草、百里香以及其他的植物。

占卜（Dowsing）

占卜时必须使用一根摆锤，让摆锤可以根据不同的问题而往不同的方向移动。许多人认为：顺时针方向移动意思为"是"，而逆时针方向移动意思为"否"，但这并不是全球通用的规定。在使用摆锤前，我们必须先找出最适合摆锤运动的方式，可以用"这是薰衣草精油吗？"之类已知答案的简单问题，做个小小的测试。

有些芳疗师用占卜来帮助选择合适的精油。我自己认为只要对精油的特性和知识有非常充分的了解，可以针对患者的需求选择合适的精油种类，并不一定需要占卜。占卜通常只能确认我们已知的知识，或肯定我们的直觉。不过对刚迈入芳香治疗这行的人来说，占卜的答案可是意义非凡。

在检验精油样品的纯度和来源时，如果我无法判断它的质量，我就会用占卜的方式处理。我可能会这样问："这瓶中装的精油都很纯吗？"或"是否有其他的化学物质残留在精油中呢？"

占卜也可以帮助过敏患者找出引起过敏的食物。它非常适合做临时检查，它花费的时间、空间都很少，也不会干扰别人，非常适合在外就餐或购物时使用。占卜只算初级鉴定，如果有必要，可以再做进一步的测试。

占卜的原理是什么？我们以钟表为例来说明。指针并不能告诉我们时间，只有钟表内部的零件能准确掌握时间，但必须依赖指针的表达，我们才能知道。钟摆和指针一样，什么都不知道，它只尝试在非意识的状态下，透露出我们直觉的想法。

占卜不需要特殊的知识和技能，只要想做，人人都能做。市面上制作精美的摆锤，在棉线一端绑个钥匙或戒指等小重物，都是很好的工具。

爱德华·巴赫医师（Dr. Edward Bach）

发明 38 种花精的爱德华·巴赫医师，1886 年生于沃里克郡。他具有威尔士血统，而他也非常热爱威尔士——他发明第一种花精疗法的地方。

起初，他在大学医学系附属医院接受正规医师训练，并且很快就获得了重要的职务。但不久之后，他开始按照自己的理念，采用顺势治疗的想法，以一个人为单位进行整体治疗。依照哈内曼的理论，他设计了几种重要的治疗方法，但他认为这几种疗法都不够精准有效，因此开始寻找其他的治疗方法。

他离开伦敦，开始在乡间郊区漫游。长期露宿屋外接近大自然的经验，使他对植物和植物体蕴藏的能量产生强烈的感受性。没有门诊和患者让他的生活陷入困境，幸好总有支持他的朋友和以前他治疗过的慷慨的病人，一次又一次地帮助他渡过难关。

当他寻找治疗某种疾病的药草时，总是先让自己患该种疾病再设法治疗，这样才能对药草的疗效有更深入的体会。这种亲自试验的态度，再加上他穷苦流浪的生活，使他的健康日益恶化，但他从不放弃理想，总是不断地在书籍或小册子中发表他的成果。1936 年 9 月，爱德华·巴赫医师死于工作过度以及全国医学总会的迫害。

盖伦（Galen）

盖伦是第一位将植物药草分类的人，他的出生时间大概在公元 129~公元 131 年之间，出生地是土耳其的帕加马（Pergamum）[现名贝尔加马（Bergama）]。当时，土耳其正受希腊统治。他的父亲是位建筑师，他非常鼓励儿子往医药界发展。

希腊诸神中负责掌管"康复"的神是阿斯克勒庇俄斯，而帕加马正是阿斯克勒庇俄斯的神殿所在地，因此神殿附近就有一所医药学校，而盖伦正是该校学生。在这所学校内，他遇见了几位对他影响深远的医师，让盖伦从其他角度探讨病因。毕业后，他前往士麦那深造，接着又到数个希腊城市及埃及的亚历山大港进修。不久之后，他成为亚历山大港中一所竞技学校的医师。根据记载，他的医术非常精湛，在他任职校医期间，没有人因为受伤而死亡。

公元 161 年他到罗马去，并且很快博得一个好名声，别的医生医不好的病，来找盖伦就对了。由于他的医术精湛，因此很快就被任命为马克斯·奥瑞里欧斯的私人医师。

他曾撰写了 11 本书，对药草医学的发展有非常深远的影响。在这些书中，他叙述了多种药草制剂的制作和使用方法。他还将植物分成几个不同大类，在许多个世纪中都是植物医药发展的基础。这个植物分类系统就称为"盖伦"系统，现代的药草医学还受他的影响。

9 世纪时，他的著作被译成阿拉伯文，并且影响到后来的阿拉伯医学。12 世纪时，阿拉伯版的盖伦著作被译成拉丁文，使他的医学概念流传到更多的医药学校。15~16 世纪时，人们将盖伦著作用原始的希腊文重新出版。盖伦的医学著作在中世纪和文艺复兴时代产生了非常重要的影响，许多后期的伟大药草医书，也都采用盖伦对植物的描述和分类系统，还有些书籍根本就是直接翻译盖伦的医书，再加一些后人对药草的新发现罢了。

我们对盖伦的晚年了解得不多，只知道他大约于公元 199 年去世。

原始的冷霜是由盖伦发明的，本书"附录C"（505 页）记载了详细的做法。

约翰·吉拉德（Gerard，John）

约翰·吉拉德是都铎时代最具影响力的药草家，1545 年生于英国柴郡的楠特威奇，幼年时期在 3 000 米之外的威拉斯顿上学。17 岁时，他成为著名的外科医师——亚历山大·梅森的学生。在完成医学学业后，吉拉德开始了他在斯堪的那维亚和俄罗斯的旅程——当时，这些地区都是尚未充分开发的半蛮荒地区。他可能也到过地中海沿岸，但这方面的信息和记录非常少。

1595 年，吉拉德受邀至巴卑尔外科医院任职。当时，他是著名的药草师，负责管理柏利勋爵位于斯特兰德街和赫特福德郡西奥博尔兹的花园。吉拉德在霍尔本也有个自己的花园，1596 年他出版了一本书，内容全是描述他在花园中所种植的植物。在当时，出版这样的书籍是种创举，这本书中所用的方法及科学态度，对后世的作者产生了深远的影响。1599 年这本书再版发行时，书中出现了每种植物的拉丁文和英文名称。

建立吉拉德不朽声誉的书籍——《药草学》于 1597 年出版，由柏利勋爵亲笔题字。书中许多内容都来自前人的著作，但吉拉德也加入了自己的看法和建议。例如：他提到许多植物的生长环境和条件，也提到了在欧洲哪些地区及不列颠群岛，能找到稀有植物。

吉拉德最后成为詹姆斯一世的药草师，1607 年他成为巴卑尔外科医院主任。能够同时兼任这两种职务，就表示当时这两种工作并不相互排斥。如果我们回顾卡尔培波的职业生涯，就会发现他那个时代将药草师和外科医师分得很清楚。吉拉德于 1612 年 2 月 19 日离世，享年 67 岁。

人参（Ginseng）

有时候，可以配合芳香疗法为病人补充人参（Panax ginseng 或 Panax quinquefolium），特别是病人的身体特别虚弱时。

东方人特别是中国人和韩国人，使用人参的历史长达数千年。根据他们的传统，人参具有调和与振奋的功能，还有多种特殊的疗效，可说是无所不能的神药。

病中和康复期服用人参的确非常有帮助，但我们必须小心不要滥用和过度使用人参。遭受心理或精神创伤后，或短时间需要消耗大量体力时，可以在短期内每天服用一颗 1200 毫克的人参胶囊，补充和恢复体力。如果需要长期食用人参，如在康复期的病人，每天摄取的人参切勿超过 600 毫克。

长久以来，人参就被当成壮阳和催情圣品，除了服用了人参之后很容易出现幸福的感觉并充满活力之外，人参中的确含有某种类似睪固酮的植物性激素。

药草茶（Herb Teas）

在用精油治疗的同时，配合饮用药草茶或药草浸液会更有帮助。

可以产生精油的植物通常也有制成药草茶或药草干（像洋甘菊、甜茴香、柠檬、柠檬马鞭草、欧薄荷、迷迭香等）的产品，在进行芳香按摩或沐浴期间饮用这类药草茶，可以增强精油的疗效。如果找不到和精油种类相同的药草茶，也可以饮用其他可以增强精油疗效的药草茶，只是芳疗师恐怕无法提供这类信息，直接咨询药草学家会比较合适。

制作药草茶的方法和泡茶类似。将干燥或新鲜的药草浸泡在煮沸的开水中，5~10分钟就行了。浸泡药草的时间约比平时泡茶长一些，和我们使用的药草种类有密切关系。卖药给我们的药草商或药草师，通常都会告诉我们正确的浸泡时间，比较好的药草书上通常也会列出浸泡时间。

最常买到的药草茶都装在茶包中，茶包虽然很方便，但茶包内的药草含量通常太少而无法产生疗效。因此，必须用很多个茶包来泡一杯药草茶，或饮用很多杯药草茶才能够见到疗效。虽然用茶包泡出的药草茶很淡，但它却比传统的茶或咖啡健康。

有些药草书的作者建议：在药草茶或果汁中滴加数滴精油一起饮用，这点我非常不能认同。精油不溶于水，而药草茶和果汁都是"水"，完全无法稀释精油。有些书中提到：未经稀释的精油会损伤胃壁黏膜，因此，我坚决认为食用精油是件危险的事，最好避免。如果有少数治疗师建议食用精油，也要特别注意稀释的问题，才不会有危险。

希波克拉底（Hippocrates）

希波克拉底是举世公认的医学之父，公元前460年出生于希腊的科斯岛。他可能出生在一个医师世家，当时许多记载希波克拉底事迹的作者，都称他是"艾斯库累普派"的一员，而"艾斯库累普派"正是一群医师的意思（从希腊词语"阿斯克勒庇俄斯"——希腊康复之神的名字而来）。虽然当时人们也将医药学校称为"艾斯库累普派"，但许多人认为这些文献中所提到的"艾斯库累普派"是家族之名，特别是他有个"伟大的希波克拉底"的称号，以便和其他同名的家族成员区分。

对芳香疗法来说，希波克拉底的事迹和著作有两方面的贡献：

1. 使用并记载大量的药草。

2. 认为身体是个整体而不是部分的总和。

就这一点来说，希波克拉底可说是"整体医疗论之父"了。

希波克拉底使用的和他在医书中记载的药草植物中，有许多种能使人上瘾的麻醉品，像鸦片、颠茄、毒参茄和天仙子等，也有像温桲和大黄等不怎么起眼的果实，另外还有许多现代芳香疗法经常用到的植物，像洋茴香、芫荽、小茴香和大蒜等，也有乳香、没药和安息香等松脂，以及藏茴香、甜茴香和几乎每种古老医学都会提到的药草——玫瑰。

希波克拉底对医学理论、医学哲学和医学伦理的贡献，或许更重要。现在许多医学院学生奉为圭臬的"希波克拉底誓言"，或许不完全是他个人的信念（可能还包含了他弟子和信徒的想法），但却是他留给后人的重要想法。更重要的或许是他认为每位医师都应该具有一定的职业道德，例如细心、谦逊和牺牲的精神等。除此之外，他还认为身体是一个完整的有机体，任何治疗的第一步，也是现今整体疗法的第一步，就是要找出疾病的病因以便彻底治疗，而不是只治疗表面的病症就结束。他同时也教育民众：饮食不当会使许多无法消化的残渣留在体内，而这些残渣衍生的蒸汽或液体就是疾病的根源。虽然我们现在已经不再谈论"体液理论"，但所有的自然疗法都非常强调正确饮食的重要性，而这一点是我们现代人刚开始重视的，希波克拉底竟然在这么久之前就已经发现了，真是令人非常惊讶。

希波克拉底经常四处旅游，不忘时时教育和治疗民众，不论他走到哪里，都能获得民众的尊敬和爱戴，不仅因为他医术高超，更重要的是，他具有高尚的道德情操——和他对学生们的要求一样。

公元前337年，希波克拉底在拉里萨逝世。

匈牙利水（Hungary Water）

匈牙利水又称为"匈牙利皇后水"，是一种具有香气的混合物。据说14世纪时一位老皇后利用它恢复年轻的活力和容貌，甚至还获得波兰国王的爱慕。传说这位老皇后当时年过七十，不但半身瘫痪还患痛风。如果这些传说属实，那这匈牙利水的功效一定十分惊人。

所有民间的故事多少都有些事实根据，这个故事也不例外。迷迭香精油的确可以减轻痛风，且数百年来人们都认为它可以治疗瘫痪（当然是指和脊髓损伤无关的瘫痪）。玫瑰纯露和苦橙花纯露都是很好的皮肤调理水，因此皇后恢复年轻容貌也一定和这两种花露有关。

现代人多半将匈牙利水当作清新的夏季香水或收敛性化妆水。虽然它的成分有很多，但绝对少不了迷迭香精油和玫瑰纯露这两种物质。根据下列配方，任何人都可以轻易地做出匈牙利水。

4 滴迷迭香精油、6 滴柠檬精油、2 滴甜橙精油、3 倍强的苦橙花纯露 5 毫升、3 倍强的玫瑰纯露 5 毫升、40 毫升浓度为 90% 的酒精（伏特加酒）或乙醇。制作方法很简单：先将各类精油混在一起，加入酒精中搅拌均匀后，再加入玫瑰纯露和苦橙花纯露，彻底摇晃均匀即可。接着找个好地方放置这瓶混合液，等它成熟。但别忘了"摇晃"的步骤。刚开始每隔几天就摇一次，接着每周摇一次，至少要摇两个月（或者更久，如果不急用）。它是非常清新的化妆水和皮肤调养液，也是温和的除臭剂，但使用后如果没有年轻 50 岁，也不要太失望。

角质素（Keratin）

头发、指甲和皮肤的粗糙外层（表皮层）的主要成分，是种称为"角质素"的蛋白质。表皮、头发和指甲都是死的组织，它们是由下层的活细胞不断向上推挤而形成的。死的细胞不论是什么疗法（包括芳香疗法在内）都无法影响它们。芳香疗法所能做的，就是促进皮肤生长层、毛囊组织和指甲基部的健康和生命力。经常按摩手、头皮和全身皮肤，可以促进血液循环从而提高这些组织的生命力。薰衣草和苦橙花精油特别有效，因为它们可以刺激健康新细胞的生长。还有许多精油也很有帮助，在"皮肤"（415 页）、"头发"（324 页）等章节中有更详细的说明。

佩·汉力克·林（Ling, Per Henrick）

佩·汉力克·林是著名的瑞典式按摩疗法的发明人，这种疗法不只对身体有益，对心灵也有很大的帮助。

林（生于 1776 年）年轻时想当一位作家，写了非常多的浪漫诗篇和小说。后来他到国外旅行，开始对体育产生极大的兴趣，数年后他回到瑞典。约在 1804 年，他得到了瑞典南部伦德大学击剑教练的职务。他对运动中的人体非常着迷，并开始研究击剑学生的肢体动作。之后，他建立了一套瑞典学校和武装部队都使用的运动系统。此外，他还对几乎失传的民俗舞蹈"拉第格"非常感兴趣，除了想钻研人体动作，还想保留传统舞蹈。

1813 年得到皇室允许后，他在斯德哥尔摩开办"体育中心"（目前还在），培养未来"苏基体育法"的专业人士，也就是自然疗法中的运动治疗师。这个特殊名词是林自己发明的，用来称呼他这套特殊按摩法——促进身体肌肉和关节运动的技术。

瑞典人称这种按摩法为"林氏按摩法"，他所建立的体育中心仍然在教授这个技术。这个按摩技术流传到国外后，才出现了"瑞典按摩法"的名称。但在流传的过程中，人们大多忽视林原本提倡的关心和专注的精神，这使现代的瑞典按摩的内涵和原本诗人按摩师所设计的有些出入。

1960 年代，美国加利福尼亚州兴起一阵风潮，试图在按摩的内容中加入"关心"，从而产生了伊沙兰式和直觉式按摩法，这两种按摩法把 1839 年林去世后，几乎已经被遗忘的重要按摩精神重新加入按摩之中。

冥想（Meditation）

本书的某些部分曾提到，冥想可以使人放松，帮助人们拥有更和谐的人生。许多长期被忧郁、焦虑、压力困扰的人，或因心理问题引发生理病症的患者，在和芳疗师交谈之后通常就开始学习冥想。芳香按摩、沐浴等，虽然都是有效减轻压力的方式，但长期来说，患者能学会自我放松与调适的方法更为重要。

有些芳疗师会教患者简单的冥想方法，有些芳疗师则会提供冥想课程或冥想中心的信息，让患者自己选择学习的内容。有些人对冥想有些误解和恐惧，例如有的人以为冥想会让他们"失去控制"或"飘走了"，有些人认为冥想的技巧很难学也不容易掌握。甚至还有些人认为冥想只是某种古老的宗教仪式罢了。虽然，冥想的确是某些宗教活动仪式之一，但我们也可以忽略它的宗教意义。如果定时进行冥想可以缓解病人的病情，当患者对冥想有上述的疑虑时，我们可以告诉患者：现在我们要教他一个简单的呼吸法，可以帮助他放松自己，减轻病症，完全不要提到"冥想"这个名词。

意识呼吸是最基本也是最常练习的冥想方法之一，另外两种常用的方法是背诵（出声或默念）字或词语，和凝视某个物体或神像（含有宗教意义）。不同的人需求不同，适合的方法也不相同，而在找到最适合自己的方式之前，可能需要多尝试几次。

许多治疗师包括芳疗师和其他治疗师，经常将冥想当作进行治疗的准备活动。有些时候，如果冥想可以带给患者极大的舒适感，治疗师也会用冥想作为治疗的开始或结束。

记忆（Memory）

所有能帮助头部的精油几乎都有增强记忆力的功效。特别是迷迭香，几百年前就有"迷迭香可以增强记忆"的谚语。

大脑中辨识气味的区域和管理记忆的区域非常接近，而这两片区域是大脑中最早出现的区域（我们的祖先脑部都有）。这或许就是各类香味和气味可以神秘而有力地唤起我们某些潜藏的记忆和情感的主要原因。

请参阅"心智"（478 页）。

牛奶（Milk）

精油在加入洗澡水之前要经过稀释，而牛奶是一种很好的介质可以用来稀释精油。要选用全脂牛奶，因为全脂牛奶中含有脂肪可以溶解精油。在牛奶中滴加 5~6 滴喜欢的精油，洗澡前再将搅拌均匀的牛奶精油倒入洗澡水中。牛奶是种非常适合敏感性肌肤和幼童使用的稀释液。

干燥皮肤的人可以在牛奶表层的乳脂中滴加几滴精油，以此当作滋润乳液。每一汤匙的乳脂中滴加 8~10 滴精油，最好立刻使用，没用完立刻放入冰箱中，大约可存放 1~2 天。

心智（The Mind）

读者可曾想过：为什么气味和记忆之间有很强的联系？为什么某种香味很容易让我们想起某个特殊的人？为什么某种特殊的花香很容易让我们想起儿时的花园？或者，为什么精油可以影响我们的心智和情绪？它是怎么办到的？

我们对于产生嗅觉的生理过程已经有某种程度的了解，但对嗅觉所产生的感受和反应所知甚少。目前一些关于嗅觉的研究成果，可以大概解释上述的种种疑惑。

　　脑部掌控嗅觉的区域，是最古老的区域之一。也就是说，早期的原始人类脑中就具有掌控嗅觉的区域。在早期人类学会说话或学会制作工具之前，随着人类的进化和脑容量的增加，大脑边缘区的功能逐渐得到充分开发。这些功能都和人类存亡休戚相关：睡眠、性反应、饥饿、口渴、记忆和嗅觉。对早期人类来说，嗅觉是个人、家族和种族生存所必需的功能。他们需要嗅觉来搜寻食物，不论是寻觅野生动物的踪迹还是可食植物的生长地。嗅觉也能让原始人类保持警觉，觉察到其他野兽或敌对种族的逼近或侵犯。此外，嗅觉还能帮助他们寻找另一半。虽然，现代人类比较依赖脑部后期发展所获得的功能，像语言、抽象思考、创造发展和机械活动等，但我们仍然有古老的记忆和技能。

　　对现代人来说，嗅觉记忆和气味所代表的意义似乎和意识的认知有关。例如：我们对腐败食物的气味会产生恶心和反胃的感觉，这似乎是种天生的反应，避免我们食用这类有害食物。气味和人或地方之间的联结是通过学习得来的，有很多时候是通过认知的过程学到的。不过，也不全然如此，因为嗅觉的记忆一旦形成，就很难通过意识将它除去。例如：某位我们非常讨厌的老师身上总是飘着某种香水的气味，之后我们只要一闻到这种气味就会不由自主地感到焦虑，即使我们非常清楚地知道眼前并没有任何事物会威胁我们。对于使用同样香水的人，就算我们非常清楚地知道他是个很好很可爱的人，我们还是

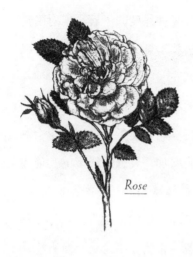

Rose

会毫无理由地讨厌他。当我们情绪愉悦时所闻到的气味，或某个我们喜欢的人身上的气味，都有可能和放松与快乐联系起来。

由此看来，玫瑰、茉莉、薰衣草和天竺葵等夏季花朵制成的精油，都具有抗忧郁效果，真是一点也不令人意外。这些精油的气味可以唤醒人们潜意识深处里隐藏的温暖阳光、花园、假日及其他种种愉快的记忆。芳疗师要注意患者是否喜爱某种精油，以及最好使用患者喜爱的精油种类的原因，就是希望使用能唤起患者愉快记忆的精油，虽然患者自己并没有意识到。

芳香疗法也可以让气味和情境有新的联系。即使不用精油，按摩本身就可以使肌肉放松。如果按摩时再加些好闻或温和的精油，这气味就会和放松联系起来。以后再闻到这个味道，不论是用它来沐浴，当作房间芳香剂或下次的按摩油，都会再度唤起放松的感觉。而这对于紧张、焦虑或压力很大的人是非常有益的。

最近有些心理学家用合成的海水气味（混合了咸味、水草等气味）做个实验。研究人员播放着海边声音的录音带让志愿者听，并用电扇将海水的气味吹向他们，各种仪器都显示出他们处于非常放松的状态。实验次数越多，他们就能越快且越深地感到放松。这完全不是芳香疗法，且还有气味以外的因素在影响。这个实验指出：愉悦的气味可以使人放松，重复使用可以增强影响。

　　精油对心智的另一个影响是：它可以使大脑的左右半球平衡。我们知道大脑的右半球掌管着直觉思考和行为，而左半球则控制着逻辑和智力。当左右半球达到平衡，我们就会出现平静和幸福的感觉。如果用脑波监测器监测脑波图，我们可以发现：当人们吸入精油气体时，大脑左右半球的活动会趋于平衡。而且，几乎每个人一闻到精油就会产生这种反应。如果吸入罗勒和迷迭香等可以使人神智清明的精油，脑波图会显示大脑正处于警戒状态；而如果吸入茉莉、玫瑰和苦橙花等具有镇静、抗忧郁效果的精油，脑波图则会显示大脑正处于冥想的状态。

　　探讨心智和身体之间的关系，是芳香疗法的重要课题，特别是研究及治疗精神或压力引起的疾病。精油对心智的正面影响，究竟是如何进一步帮助治疗身体病症的，到底两者之间有着怎样的联系，对于这个问题，我们虽然没有确切而完整的答案，但有一点可以确定，这一定和下视丘有关。下视丘位于大脑基部，也就是心智和身体相连的部位。内分泌系统和神经系统都受它调控，而身体各器官和组织以及各种生理变化都受到这两大系统的影响。下视丘通过数条神经通道和大脑各部位相连，而大脑边缘区和下视丘之间的联系特别紧密。在此，我们又能看到这种紧密的联系对早期人类的重要性：当危险逼近时，嗅觉反应可以使身体各部位立刻产生警觉，并作好应变准备。举个简单的例子来说明人体反应的程序：鼻子闻到狼的气味，大脑边缘区判断这是危险信号并将危险信号送入下视丘，下视丘将这信息传至控制内分泌系统的脑下腺，于是肾上腺分泌肾上腺素，肾上腺素进入血液，肾上腺素促使心跳加快，并提高呼吸的频率提供给肌肉足够的血液和氧气，让肌肉具有战斗力并为逃亡做好准备。与此同时，皮肤和消化器官的血液也都流向心脏和肌肉（努力让自己不要变成狼的食物比消化食物更为重要）。这些身体反应，在我们读完这一大串文字之前就已经全部完成了。

人们在面临各种压力时，都会出现这个肾上腺素激增的反应，即使是我们不需要用逃亡或攻击等策略来处理的威胁。引起我们焦虑的人就算身在数百英里以外，只要我们打个电话或听见他的声音，仍然会出现心跳加速和血液冲向脑门等反应。由于没有适当的生理反应来消耗这些多余的肾上腺素，接下来数小时中我们可能会感到非常焦躁和不舒服。当这种情况一再发生，肾上腺就会陷入疲惫状态，身体也会出现一些生理病症，即我们所说的压力引起的病症。

让大脑接受舒适和放松的按摩，可以减轻病症。下视丘接收到安全的信息，它就会让身体各器官维持在平衡的状态，并让它们充分发挥作用。这个原理，虽然是最近才由心理学家以合成海水气味的实验加以证实，但几千年前的芳疗师、按摩师、冥想者、瑜伽师等许多人就已经知道了。

情绪（Moods）

精油可以影响情绪，特别是具有抗忧郁和鼓舞作用的佛手柑、葡萄柚、甜橙及其他柑橘属植物精油，在不同时机这些精油还具有平静、振奋、平衡或其他作用。

如果用按摩、沐浴、香水或其他方法来使用精油，几乎所有的精油都具有改善情绪的功效。但最容易的用精油影响情绪的方法，就是在房间中喷洒精油——使用喷雾器、喷雾产生器、熏香灯或芳香剂等，或更简单些：直接在灯泡或电热器上滴几滴精油。

各类精油对情绪和精神状态的影响，请直接参看各类精油的说明。

营养（Nutrition）

健康食物对于芳香疗法的影响非常重大。不论精油的效果多么惊人，治疗师的技巧多么高明，如果身体营养不良或积累过多毒素，将无法有效地改善健康状况。

许多芳疗师在实施精油治疗的同时，都会要求患者调整饮食，或把患者介绍给营养咨询师。

2 000 年前，被尊为医学之父的希波克拉底就曾提出"不好的食物会导致疾病"的理论，并提出"让药物变成食物，让食物变成药物"的说法。和 5 世纪时希腊农业社会中人们的食物相比，现在我们吃的食物营养成分变少，但污染物却更多。

每个人对营养的需求差异很大。好的饮食虽然没有严格的条件限制，但多少有些规则可遵循。例如：对素食者来说，全植物膳食可说是最理想的食物。但有些人无法完全不吃肉。这些人体内可能缺乏某种酵素，以至于无法将植物性蛋白转化成他们可以吸收的物质。人们

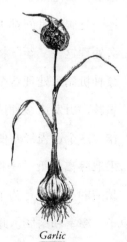

Garlic

对热量的需求也很难定量，因为每个人的体质不同，代谢能量的效率也有所差异。人们对维生素和矿物质的需求也因体质差异而不同。事实上，由多国政府统计整理而发布的每日维生素建议摄取量，远低于大多数人真正的需求量。

"避免摄取化学添加剂"是个对大家都有益的忠告。商店中售卖的食品，从种子发芽到采收制成成品，几乎每个步骤都添加了许多化学物质——市面上几乎每种食物都含有发芽剂、杀虫剂、除草剂、色素、人工甜味剂和防腐剂等物质。这诸多化学物质中，还有许多种是已知的致癌物和疑似的致癌物。

除此之外，有些物质少量时虽然无害，但在体内积累一定量之后就会出现毒性。还有些物质虽然不会伤害身体，但为了排除这些外来物，身体的负担会加重。我们人类经过数百万年的演化，我们的身体已将某些种类的有机物，不论动物或植物，视为食物。出现大量化学添加剂的这几十年时间，和人类发展的数百万年岁月相比较，简直是连一眨眼的时间都不到，在这么短暂的时光中，我们的身体还没能学会处理这些"新"物质。当身体将某种物质视为外来物时，就会启动数种机制来处理这个外来物。接触到陌生物质时，身体会产生大量组织胺，引发诸多种过敏症状。从皮肤排出有毒物质是件非常困难的工作，这个过程经常使皮肤出现湿疹或牛皮癣的症状，有些时候身体会采取隔离政策——将外来物包裹起来，以便和身体组织隔离。例如：黏液的产生就是为了要包裹外来物质，但过多的黏液却会阻塞肺、鼻子、窦室和结肠。此外，身体还有最后一招处理外来物质：直接将外来物质堆放在某个器官——通常是肝脏内。这种方式短期之内虽然没有伤害，但长期下来还是会引发某些病症。

饲养食用性动物的人经常给他们的动物注射激素和抗生素，这对人体也有伤害。经常食用注射激素的鸡肉很容易出现性早熟（例如五岁就出现月经）和男性女乳症（男士的乳房像女士般隆起）等病症。经常摄取含有抗生素的肉类也会有不良影响，当我们真的受到细菌侵犯需要抗生素时，抗生素就变得一点用也没有。

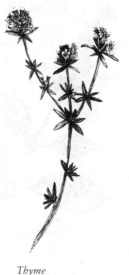

Thyme

最简单的健康饮食建议就是尽可能摄取天然的食物。最好不要食用加工处理过的食物——罐头食物、冷冻食品、预热熟食、包装食品等。读者或许觉得冷冻食品比罐头和其他加工食品更能保留食物中的维生素，应是很好的选择。但事实是许多冷冻食品中都添加了色素。

尽量摄取食物链底层的食物。从人工施肥和喷洒药剂的土壤中长出的植物就会含有这些化学物质。当它们被动物吃掉后，这些化学物质就会转移到动物体内储存和积累。如果我们吃了这些动物，这些化学物质就会转移到我们体内堆积。同样的道理，鸡蛋、牛奶和奶酪中也可能会有许多化学物质，因此素食者和肉食者都要同样关心化学物质污染的问题。

如果可以，最好食用自己栽种的蔬菜水果，或购买可靠的没有喷洒药剂的有机蔬果。如果这些办法都不可行，只好彻底清洗每种食物，虽然这不能完全除去化学物质，但至少可以减少它的含量。

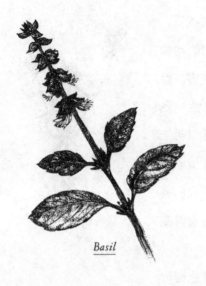

Basil

如果想吃肉，试着购买以天然方式饲养，没有被注射激素或抗生素的动物肉品。找到天然饲养的肉品来源后，最好再注意，避免购买红肉（猪肉和牛肉）。红肉中脂肪和酸性物质的含量很高，而猪肉更是所有肉食中最毒的肉品。猪肉会在体内产生大量的酸性物质（牛肉产生的量较少），导致各种疾病。

尽量生吃食物。烹煮的过程会破坏或改变某些食物中重要的营养素。最好吃新鲜的植物——发芽的谷物和豆类。让谷物、大豆或其他常见豆子发芽的方法很简单，而这些发芽食品的营养可是非常丰富的。发芽的种子可说是食物链中最底层的食物了。

我们摄取的食物中，复合性碳水化合物的含量应该最高，因为它是供给身体热能和活动能量的主要来源，也是维持消化道健康不能缺少的物质。精制过的碳水化合物，像白糖、白面粉和它们的制品中都缺乏身体必需的纤维素，因此会导致身体机能停滞。这类食品除了提供能量之外完全没有营养价值。

精制糖类还会导致血糖剧烈升高，加重胰脏负担，它要分泌更多的胰岛素来降低血糖。过多的胰岛素会使血糖过低，造成疲倦、虚弱甚至晕倒。当然，还会让人感到饥饿。补充一块精制糖制成的点心，的确可以迅速改善这些症状，但也会陷入一个可怕的循环——血糖不断地在过高和过低之间起伏。比较安全的方法就是摄取粗糙的碳水化合物，像全麦、少许未精制的糖、少量蜂蜜及干果等，这些食品所提供的糖类和淀粉能有效而平衡地被人体使用。全麦谷物和水果蔬菜还提供了大量的纤维质，可让食物以合理的速度通过消化道。缺乏纤维质的食物很容易在肠道中停留太久，产生发酵作用，导致肠炎、肠癌和其他疾病。

我们可以从动物或植物身上获取蛋白质。蛋白质的基本组成，也就是人体用来建造和修复身体组织的基本单元——氨基酸。人体的骨骼、肌肉、内脏、头发和指甲等，由 20 种氨基酸组成，但人体并不能自行合成每种氨基酸。有 8 种氨基酸人体无法合成，必须从食物中获取。含有这 8 种氨基酸的食物称为初级或一级蛋白质，肉类、蛋类和黄豆都属于这类。素食者最好多摄取含有这 8 种氨基酸的食物，以满足人体对必需氨基酸的需求。谷物加豆类、谷物加坚果或坚果加豆类的组合，都可以很容易地摄取初级蛋白质。在这几种组合中，以巴西坚果最为重要，因为它提供了许多植物中缺乏的氨基酸。

大多数西方人都摄取过多的蛋白质，而这是非常危险的，特别是这些蛋白质多属于动物性蛋白质。尿酸正是消化蛋白质所得的产物之一，通常它们可以被顺利地排出体外。但如果尿酸含量过多，身体可能会无法掌控，使尿酸堆积在关节或肾脏，导致痛风、关节炎或肾病。如果缺乏可以排除尿酸的酵素，就要更谨慎地控制蛋白质的摄取量。摄取过量的蛋白质也可能导致高血压。

动物性蛋白中通常含有大量的脂肪，这使人们患高血压和冠状动脉血栓形成的心脏疾病的危险性大增。人体的确需要脂肪，但最好是植物性脂肪。脑和神经系统、心脏、肺、肝脏，其他重要内脏以及肌肉，都需要一种称为"必需脂肪酸"的脂肪酸来维持正常的功能，而脑组织中必需脂肪酸的成分占了50%以上。就和氨基酸一样，人体可以自行合成部分脂肪酸，但有两类脂肪酸——亚麻酸和亚油酸是人体无法合成的，必须从植物性食物中摄取。补充月见草油胶囊的价值，就在于它提供了我们需要但无法合成的脂肪酸。

除了这些每日饮食中必须大量摄取的营养素之外，还要摄取一些人体需要量不大但对身体健康非常重要的物质：维生素、矿物质和微量元素。

维生素A、维生素D、维生素E和维生素F是脂溶性维生素，可以在肝脏中储藏；而维生素C和维生素B是水溶性维生素，人体无法储存，因此需要每天补充。事实上，我们所需的维生素和其他的微量营养素最好都从食物中摄取。但在生活水平较差的国家或地区，只有少数人可以从食物中获取足够的营养素，更别提还有数百万人根本就吃不饱。

此外，每个人对营养素的需求量也有很大的差异。许多政府机构提出各种维生素和矿物质每日最低摄取量的建议，标准都定得太低，通常都只能预防维生素缺乏症，如坏血病，而无法真正地促进健康。举例来说，个体对维生素C的需求量通常是建议摄取量的400倍，某些体质特殊的人可能要摄取到建议量的1000倍以上才够。疾病、压力、食品添加剂、环境污染、酒精和吸烟都会增加个体对各类营养素的需求，同时降低人体吸收营养素的效率，使得人们必须额外补充营养素。

有些芳疗师建议接受精油治疗当天最好不要吃肉。事实上，针灸治疗师和其他的自然疗法师都会提出类似的建议。他们认为：人体为了消化肉类所进行的化学反应，会影响精油发挥作用。他们或许还会建议，治疗后 24 小时内最好饮用大量开水。

当然，吃肉会改变精油（和香水）擦在身上产生的气味，许多芳疗师还能从精油的气味中分辨出素食者和肉食者。许多患者发觉：停止吃肉可以提高身体对精油的敏感度。

嗅觉（Smell, Sense of）

相对于视觉、听觉、触觉及味觉等感官知觉，我们对嗅觉的了解比较少（虽然其他的知觉或多或少也和嗅觉相关）。过去 10 年的许多研究，已经让我们对身体感知气味的生理过程有了更深入的认识，而这些发现也让我们更了解精油影响我们的身体与心灵的方式。

嗅觉神经位于鼻腔上端，与其他触觉和听觉等感觉神经有很大的不同，它直接与大脑相连。事实上，这些嗅觉神经可说是"大脑细胞的延伸"，也因为如此，嗅觉是我们能最快感受到的知觉。

鼻腔黏膜有着从每个嗅觉神经细胞延伸出的纤毛，而纤毛的顶端具有特殊的接受器，可以探测空气中的香气分子。精油及其他能挥发的芳香物质，挥发性都很高，也就是说，这些香气分子会很快地进入空气中。鼻腔内部通常覆盖着一层潮湿的黏膜，当这些香气分子进入鼻腔中，会很快地溶在黏膜上，嗅觉神经就能探测到它们。

嗅觉神经末端的纤毛会将这些气味的信息传往嗅觉神经细胞本体。接着，经过漫长的神经纤维，穿过鼻子顶端的骨板将信号传达到大脑。大脑会确认各种不同的气味，我们就产生"嗅觉"了。这一切过程都在一瞬间完成。

　　近几年，由于高倍电子显微镜的发明，使我们更了解纤毛探测气味分子的方式。纤毛顶端的接受器有各种不同的形状，而不同来源的气味分子，它们的形状与大小也各不相同。气味分子与形状契合的接受器结合后，会立刻启动神经传导，将这个信息传至大脑。大脑会依据该接受器的形状来判断气味种类。这都表示大脑会分辨"玫瑰"或"猫熊"的气味。进一步区别不同气味，还需要大脑嗅觉经验记忆区信息的协助。纤毛传递的信息只是这气味是甜的或酸的，是花香或木味，是浓或淡等。大多数气味都很复杂，并由多种不同的气味分子组成。嗅觉神经接受器的多种形状，使我们可以辨识各类复杂的气味，而这些复杂的气味信息，全都由大脑来整理并解读。

　　还不只是这些，鼻子可以探测到的气味种类，远超过耳朵所能听到的声音种类。与嗅觉相比，视觉和味觉也显得简单多了。味觉与视觉中只有 3~4 种不同的神经细胞，而嗅觉中却有 10 000 种不同的嗅觉神经，不过嗅觉神经接受器却不到 10 000 种。因此除了形状与大小外，每个气味分子的震动速率可能也与辨识不同气味有关。

　　嗅觉是传递信息最迅速的感觉，但也是信息消失最快速的感觉——嗅觉刚产生时感受最强烈，但强度会很快减弱。这可从"衰退"与"疲倦"两个现象得知。

　　当我们长期处于某种气味之下，就会出现嗅觉衰退的现象。例如：厨师由于长时间待在厨房，因此通常都闻不到自己烹煮食物的气味，而其他刚进入厨房的人可以立即闻到食物的香气。如果厨师离开厨房一会儿再回去，他也会注意到食物的香气。这是因为他离开厨房之后，厨房气味的记忆很快就消除了，当再次回到厨房时，嗅觉会将厨房的气味视为新的刺激，于是他又闻到了。

当我们在很短的时间内接触到许多种不同的味道，就会出现嗅觉疲劳的情形。这时，我们无法清楚地区别不同的气味，我们会觉得每种气味闻起来都很像。在香水店中试香水可能会遇到这样的情况。如果我们一次闻3~4种精油气味，可能也会产生嗅觉疲劳。

人类大脑中的嗅觉中枢与大脑基部调节身体重要活动的下视丘之间，有神经通道相连。了解这一点，有助于我们了解精油对人体的生理作用。这些受下视丘影响的生理活动包含生长、性，代谢有关的激素调节及其他功能，还有我们的自主神经系统，它控制绝大多数与维持生命有关的无意识活动，像消化、心跳与呼吸频率等，另外还控制体温与饥饿感。闻到美味的食物会使我们产生饥饿感，而闻到气味不好的食物，像坏掉的肉品，会使我们产生反胃的感觉。还有一些气味会使我们产生性欲。或许有一天我们可以找出这些现象背后的原因，但目前只要知道这些现象，就可以让我们了解芳香疗法的作用方式。气味影响我们情绪与记忆的方式和原因，目前还不清楚，尽管我们在"心智"的章节中提到了一些。

我有时候会觉得奇怪，失去嗅觉的人也可以用芳香疗法来帮助自己。事实上这的确是合理的，不论是从皮肤或是肺进入人体，只要精油进入血液，它就可以作用在全身器官组织上，即使患者失去嗅觉，这个反应和程序仍不受影响。只是，精油对失去嗅觉的人是否仍能发挥它对情绪和心智的影响，是不确定的。

请参阅"心智"（478页）。

伏特加酒（Vodka）

当我们要用精油制作漱喉剂、漱口水、剃须后的润肤水、皮肤调理水或将精油加入洗澡水前，我们可用伏特加酒作为稀释剂。

它虽然不是完全有效的稀释剂（只有浓度为100%的酒精才是），但在英国，没有执照我们不能购买浓度为100%的酒精，因此伏特加酒就成为家用精油制剂的稀释剂。酒精的含量越高，就越能有效稀释精油。由于很难达到完全溶解与稀释，因此使用前最好彻底地摇一摇。

X光（X‑rays）

X光也称为伦琴光，是种电磁射线。它和光线很像，只是X光的光波长度较短。以前各类诊断与治疗都会应用X光，但现在，除了治疗某些类型的皮肤癌和浅表的异常细胞增生等危险性较低的病症之外，大多数都改用更为安全的治疗方式。

目前，随着我们对X光副作用的认识与了解的增加，应用X光来诊断病症的情况也越来越少，只有在没有更安全的方法替代的情况下才用。诊断时，X光设备发出的能量要比治疗时少。

薰衣草精油可以治疗X光照射治疗后产生的皮肤损伤。虽然用芳香疗法治疗需要很长的时间，但的确有成功治愈的病例。一位皮肤癌患者因为接受X光治疗造成皮肤灼伤，挪威的芳疗师运用芳香疗法成功地治愈了他的灼伤。

凡是接受X光治疗或诊断的患者，如果担心X光的副作用，不妨试试特殊的芳香浴，详情请参阅"放射线"（398 页）。

阴/阳（Yin/Yang）

阴和阳的概念是针灸疗法或指压背后的基本道教哲学思想，但有些治疗师发展了这个思想，将精油也做阴阳类型的区分。阴阳是每个人及每种物体中都具备的相对且互补的能量或性质。阴代表女性、黑暗、潮湿、寒冷与收缩，而阳代表男性、光明、干燥、温热和膨胀。没有一种物质是纯阴或纯阳的，阳性的物体中会含有少许阴性物质，反之亦然。阴阳之间维持一种动态平衡，绝非是静态的。

维持人体阴阳的平衡可说是保持健康的重要条件。如果其中有一项特别突出破坏了平衡，就可能会出现精神或生理问题，此时治疗师的工作就是重新建立阴阳能量的平衡，让患者重获健康。

将精油区分为阴阳两类的做法，有相当多的争议，且治疗师对于各类精油的属性，意见也都不相同。有些精油很明显属于阴性，像玫瑰与洋甘菊都列入阴性精油，而那些具有燥热性质的精油，像是黑胡椒、姜、茉莉等，都属于阳性。但还有许多精油的性质不明显，随着土壤、气候和季节的变化，有时属于阴性有时又像阳性。因此，我不打算采用这个分类法。

不过，这个概念的确可以帮助我们选择合适的精油。除了我们提过的精油疗效与特性之外，这个阴阳之说可以帮助我们更加了解精油的性质。

请参阅"针灸疗法"（196 页）。

瑜伽（Yoga）

读者或许会发现本书中经常提到的瑜伽，似乎是种可以帮助放松，有效减轻压力的方法。许多接受芳香治疗的人都会去学习瑜伽，减轻自己的压力，或减轻压力与焦虑所引起的症状。

芳疗师可以运用按摩、合适的精油、芳香浴及其他的方法与技巧，让当事人在短时间内减轻压力达到身心放松的状态。不过，这是种消极的减轻压力方式，从长远来看，经常承受压力的人必须学会可以主动减轻压力的方法。瑜伽再配合冥想正是最有效的方式之一。我发现如果能配合着瑜伽进行规律的按摩，会比任何一种单独的方式更有效。

瑜伽可以与芳香疗法密切配合的原因，就是瑜伽的作用层面非常广，这点和芳香疗法相同。它可以简单地作为一种身体运动，或当作个人的哲学理念，每个瑜伽教师所强调的重点也都不相同。所有的瑜伽教师都会教授配合身体活动的呼吸方法，但有些瑜伽教师会特别重视呼吸练习。还有些瑜伽教师会将简单的冥想纳入课程中，有些则会与学员讨论瑜伽哲学，或提供给对瑜伽哲学特别有兴趣的学员一些参考书籍和宣传单。每个人都希望找到与自己理念相近的教师，因此可能需要参加好几个不同的瑜伽课程，才能找到与自己理念相近的最符合自己需要的教师。在英国，几乎每个城镇都有瑜伽课程，通常都是由当地的成人教育中心提供。合格的瑜伽教师必须受过两年完整的训练，详细的信息可以向英国瑜伽协会咨询。

瑜伽是种不具竞争性的活动，任何年龄段的人不管健康状况好坏都可以学瑜伽。瑜伽教师绝不会强迫或鼓励学员去做超过学员能力的动作，也不会让学员感受到学习的压力或焦虑。如果有些特殊的健康状况，像高血压或长期背痛等毛病，以及暂时性的病症，像头痛或鼻喉黏膜炎、肌肉拉伤或背痛等，最好在学习瑜伽课程时就告诉老师。如此一来，瑜伽老师可以根据每个人的特殊状况，提供有益的动作或帮助个人避免危险动作。

刚开始学习瑜伽课程时，如果无法做出每种瑜伽的动作，请不必担心，因为这些动作都不是最终姿势。不过，努力让自己正确地做出这些动作是有帮助的，且瑜伽教师都会指导做出正确而安全的动作的方法。绝对不要和班上其他人或其他班的瑜伽学员比较做瑜伽的能力，也不要勉强自己做那些高难度的动作。

瑜伽对气喘和多重硬化症等病症特别有帮助。有些瑜伽教师还专门指导这类患者。

芳香疗法和特殊的按摩都可以提高做瑜伽的技能。如果身体有某些部位特别僵硬，可以用特定的按摩来放松肌肉，以便做出某个特殊的瑜伽姿势，进一步放松肌肉。如果一时找不到芳疗师，或想额外增强按摩的功效，可在上瑜伽课前用薰衣草、迷迭香或马郁兰精油洗个芳香浴，同样也能让肢体柔软。

当然，除了每周一次的瑜伽课之外，如果每天能花一些时间练习瑜伽，相信读者可以获得更多益处。市面上有许多适合在家中练习瑜伽用的书籍、录音带或录像带可以买来参考。但要特别注意：这些都只能当作"复习"，如果没有受过适当训练的合格老师指导，绝对不能自行尝试，否则，瑜伽可能无法帮助我们，反而会造成更大的伤害。

酸奶（Yoghurt）

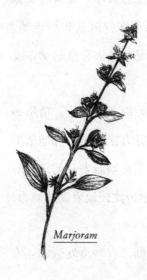

Marjoram

暂且不论酸奶的营养价值，许多芳疗师都将它视为保养面部和肌肤的圣品。若用酸奶来敷面，不论是单独使用或再掺一点蜂蜜，都具有软化肌肤，促进皮肤再生的能力。在寒冷的冬季，我们总是待在有暖气或有空调的房间里，穿着高领衣物或用围巾包住脖子。冬季结束时，脖子的色泽总是变得特别苍白，这时非常适合使用酸奶敷剂。酸奶具有温和的滋润增白功效，也能帮助脖子的肌肤恢复健康色泽。

精油可以溶在全脂酸奶中，因为酸奶中的脂肪成分可以溶解精油。不过，市售的酸奶多为脱脂酸奶，缺少了脂肪的成分，精油就无法完全均匀地溶解了。

如果要治疗肠道方面的病症，配合芳香疗法，增加酸奶的摄取量是最有益的。因为酸奶可以将肠道布置成适合益菌生长的环境。对于服用抗生素或同时使用芳香疗法与抗生素的病人来说，这个功能尤其重要，因为抗生素在杀死入侵细菌的同时，也会杀死肠内的益菌。

服用天然活性酸奶饮品是很重要的。

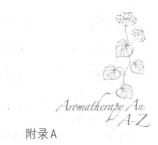

危险的精油

一、芳香疗法中绝对不能使用的精油

这些精油因为太危险而不能用于芳香疗法。它们有的会使人上瘾，有的有毒，有的会导致流产，有的会引发类似癫痫的抽搐，有的会对皮肤造成严重的损伤，部分精油还具有两种以上的危险性。

苦杏仁	almond, bitter	*Prunus amygdalis,var.amara*
洋茴香	aniseed	*Pimpinella anisum*
山金车	arnica	*Arnica Montana*
波尔多叶	boldo leaf	*Peumus boldus*
菖蒲	calamus	*Acorus calamus*
樟树	camphor	*Cinnamomum camphora*
肉桂	cassia	*Cinnamomum cassia*

肉桂皮	cinnamon bark	*Cinnamomum zeylanicum*
克托斯	costus	*Saussurea lappa*
土木香	elecampane	*Inula helenium*
苦茴香	fennel（bitter）	*Foeniculum vulgare*
山葵	horseradish	*Cochlearia armorica*
翼叶毛果云香叶	jaborandi leaf	*Pilocarpus jaborandi*
艾草	mugwort（armoise）	*Artemisia vulgaris*
芥末	mustard	*Brassica nigra*
牛至	Origanum	*Origanum vulgare*
西班牙马郁兰	origanum（spanish）	*Thymus capitatus*
欧洲胡薄荷	pennyroyal（European）	*Mentha pulegium*
北美胡薄荷	pennyroyal（N. American）	*Hedeoma pulegioides*
针松	pine（dwarf）	*Pinus pumilio*
芸香	rue	*Ruta graveolens*
鼠尾草	sage	*Salvia officinalis*
洋檫木	sassafras	*Sassafras albidum*
巴西檫木	sassafras（brazilian）	*Ocotea cymbarum*
双子柏	savin	*Juniperus sabina*
夏季香薄荷	savory（summer）	*Satureia hortensis*
冬季香薄荷	savory（winter）	*Satureia Montana*
苦艾	southernwood	*Artemisia abrotanum*
艾菊	tansy	*Tanacetum vulgare*
侧柏	thuja（cedarleaf）	*Thuja occidentalis*

皱褶侧柏	thuja plicata	*Thuja plicata*
冬青树	wintergreen	*Gaultheria procumbens*
土荆芥	wormseed	*Chenopodium anthelminticum*
艾草	wormwood	*Artemisia absinthium*

二、芳香疗法中需要小心使用的精油

　　除了上述精油之外，还有一些精油具有很好的疗效，但是使用时要很小心并且要对该精油可能会产生的副作用有很好的了解。如佛手柑，只要避免日晒，就很安全。一般读者最好不要使用这些精油，把它们交给专业的治疗师来处理。

1. 癫痫患者禁用的精油

甜茴香	fennel（sweet）	*Foeniculum vulgare*
牛膝草	hyssop	*Hyssopus officinalis*
迷迭香	rosemary	*Rosmarinus officinalis*

（鼠尾草sage和苦艾wormwood已经收录在"芳香疗法绝对不能使用的精油"中）

2. 怀孕时禁用的精油

罗勒	basil	*Ocimum basilicum*
桦木	birch	*Betula alba, B. lenta, B. alleghaniensis*
大西洋雪松	cedarwood	*Cedrus atlantica*
快乐鼠尾草	clary sage	*Salvia sclarea*
丝柏	cypress	*Cupressus sempervirens*

天竺葵	geranium	*Pelargonium asperum*
牛膝草	hyssop	*Hyssopus officinalis*
茉莉	jasmine	*Jasminium officinale*
杜松	juniper	Juniperis communis
马郁兰	marjoram	*Origanum majorana*
没药	myrrh	*Commiphora myrrha*
肉豆蔻	nutmeg	*Myristica fragrans*
欧薄荷	peppermint	*Mentha piperata*
迷迭香	rosemary	*Rosmarinus officinalis*
龙艾	tarragon	*Artemisia dranunculus*
百里香	thyme	*Thymus vulgaris*

3. 怀孕初期三个月不能用的精油

怀孕初期三个月不要使用这些精油，三个月之后使用时也要非常小心。只能使用微量，而且要经过稀释（按摩油的浓度为1%~2%，沐浴时加3~4滴精油，且要先用基础油进行稀释）。如果曾经流产，绝对不要使用这些精油。

罗马洋甘菊	camomile	*Anthemis nobilis*，et al.
天竺葵	geranium	*Pelargonium asperum*
薰衣草	lavender	*Lavandula vera*
玫瑰	rose	*Rosa centifolia v damascena*

4. 有中毒或慢性中毒危险的精油

小心使用这些精油，切勿连续几天都使用这类精油。

罗勒	basil	*Ocimum basilicum*
大西洋雪松	cedarwood	*Cedrus atlantica*
肉桂叶	cinnamon leaf	*Cinnamomum zeylanicum*
蓝胶尤加利	eucalyptus	*Eucalyptus globulus*
甜茴香	fennel（sweet）	*Foeniculum vulgare*
牛膝草	hyssop	*Hyssopus officinalis*
柠檬	lemon	*Citrus limonum*
甜橙	orange	*Citrus aurantium*
肉豆蔻	nutmeg	*Myristica fragrans*
百里香	thyme	*Thymus vulgaris*

5 刺激皮肤的精油

在使用前要稀释为 1%。

欧白芷	angelica	*Angelica archangelica*
黑胡椒	black pepper	*Piper nigrum*
肉桂叶	cinnamon leaf	*Cinnamomum zeylanicum*
香茅	citronella	*Cymbopogon nardus*
丁香	clove（all parts）	*Eugenia caryophyllus*
姜	ginger	*Zingiber officinalis*
柠檬	lemon	*Citrus limonum*
柠檬香茅	lemongrass	*Cymbopogon citratus*
柠檬马鞭草	lemon verbena	*Lippia citriodora*
甜橙	orange	*Citrus aurantium*

肉豆蔻	nutmeg	*Myristica fragrans*
欧薄荷	peppermint	*Mentha piperata*

6. 光敏性精油

日晒前切勿使用。

欧白芷	angelica	*Angelica archangelica*
佛手柑	bergamot	*Citrus bergamia*
柠檬	lemon	*Citrus limonum*
甜橙	orange	*Citrus aurantium*

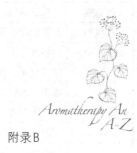

精油的主要特征

此表并不完整。只列出最重要的精油及其功效。

止痛	减轻疼痛：佛手柑、洋甘菊、薰衣草、马郁兰、迷迭香
抑制性欲	抑制性欲：马郁兰
抗菌	抵御体内的感染：白千层、大蒜、松红梅、绿花白千层、桉油樟、茶树
抗忧郁	调整情绪：佛手柑、快乐鼠尾草、天竺葵、葡萄柚、茉莉、薰衣草、橘、香蜂草、金合欢、苦橙花、甜橙、苦橙叶、玫瑰、檀香、依兰依兰
抗发炎	减轻发炎反应：佛手柑、洋甘菊、薰衣草、没药
消毒剂	避免或治疗细菌性局部感染：佛手柑、尤加利、杜松、薰衣草、松红梅、桉油樟、迷迭香、茶树 所有的精油都有杀菌力，只是有的精油杀菌力强，有的杀菌力弱。
抗痉挛剂	避免或缓解痉挛（特别是小肠或子宫）：洋甘菊、豆蔻、快乐鼠尾草、姜、马郁兰、甜橙
抗病毒	杀死或抑制病菌的成长：大蒜、佛手柑、尤加利、薰衣草、松红梅、桉油樟、茶树
提高性欲	提高性欲：快乐鼠尾草、茉莉、苦橙花、广藿香、玫瑰、檀香、岩兰草
收敛剂	使组织收缩，减少体液流失：大西洋雪松、丝柏、乳香、杜松、没药、玫瑰、檀香
杀菌剂	杀死细菌：佛手柑、白千层、尤加利、杜松、薰衣草、松红梅、绿花白千层、迷迭香
镇咳剂	缓解咳嗽：薰衣草、檀香、百里香

（续）

醒脑剂	使头脑清醒，刺激心智活动：罗勒、葡萄柚、迷迭香、百里香
利胆剂	刺激胆汁分泌：洋甘菊、薰衣草、欧薄荷、迷迭香
细胞防御素	细胞再生素：所有的精油，特别是薰衣草、苦橙花、茶树
除臭剂	减少臭味：佛手柑、快乐鼠尾草、丝柏、尤加利、薰衣草、山鸡椒、苦橙花、苦橙叶
解毒剂	排除体内有毒物质：桦木、甜茴香、大蒜、杜松、玫瑰
利尿剂	促进排尿：桦木、洋甘菊、大西洋雪松、甜茴香、天竺葵、杜松
调经剂	调理月经：罗勒、洋甘菊、快乐鼠尾草、甜茴香、牛膝草、杜松、马郁兰、没药、欧薄荷、玫瑰、迷迭香、鼠尾草
祛痰剂	促进排痰：安息香、佛手柑、尤加利、马郁兰、没药、檀香
退烧药	降低体温：佛手柑、洋甘菊、尤加利、香蜂草、欧薄荷、桉油樟、茶树
杀真菌剂	杀死或抑制酵母、真菌等微生物的生长：薰衣草、没药、茶树
保肝药	使肝脏强健：洋甘菊、丝柏、柠檬、欧薄荷、迷迭香、百里香
升血压剂	升高血压：快乐鼠尾草、牛膝草、迷迭香
降血压剂	降低血压：薰衣草、马郁兰、香蜂草、依兰依兰
免疫激发剂	增强身体抵御感染的能力：大蒜、薰衣草、松红梅、桉油樟、花梨木、茶树
化痰剂	祛痰：桉油樟、没药
强健神经剂	强健神经系统：洋甘菊、薰衣草、马郁兰、香蜂草、迷迭香
红皮剂	敷在皮肤上会让局部皮肤变红变热：桦木、黑胡椒、尤加利、杜松、马郁兰、玉桂子、迷迭香
镇静剂	安抚神经系统：安息香、佛手柑、洋甘菊、快乐鼠尾草、乳香、薰衣草、马郁兰、香蜂草、苦橙花、玫瑰、依兰依兰
兴奋剂	促进全身或特定器官的活动力：罗勒、黑胡椒、尤加利、天竺葵、欧薄荷、迷迭香
发汗剂	促进汗腺分泌汗液：罗勒、洋甘菊、杜松、松红梅、欧薄荷、桉油樟、茶树
补药	强健身体或特殊器官：罗勒、桦木、黑胡椒、乳香、天竺葵、薰衣草、杜松、马郁兰、苦橙花、没药、玫瑰、茶树
滋养子宫	强健子宫：快乐鼠尾草、茉莉、玫瑰
血管收缩剂	促使小血管收缩：洋甘菊、丝柏、玫瑰
血管舒张剂	促使小血管舒张：马郁兰
外伤敷剂	促进伤口愈合：安息香、佛手柑、洋甘菊、薰衣草、没药、茶树

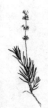

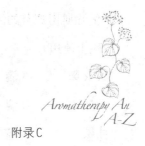

药方和调制法

1. 沐浴

• 振奋精神的晨浴

迷迭香	4 滴		迷迭香	3 滴
		或		
苦橙叶	2 滴		葡萄柚	3 滴

（这两种配方也很适合傍晚沐浴使用——在劳累的工作之后，或开始晚上活动之前。）

• 消除隔夜疲倦的晨浴

迷迭香	3 滴		迷迭香	2 滴
针松	2 滴	或	百里香	2 滴
百里香	1 滴		葡萄柚	2 滴

· 消除肌肉疲劳的沐浴

（晚上使用）　　　　　　　　　　　（白天使用）

薰衣草	3滴		迷迭香	3滴
马郁兰	2滴	或	马郁兰	2滴
杜松	1滴		针松	1滴

· 放松精神，帮助睡眠的沐浴

薰衣草	4滴		薰衣草	3滴
		或		
苦橙叶	2滴		马郁兰	3滴

苦橙花	3滴		洋甘菊	4滴
		或		
苦橙叶	3滴		薰衣草	2滴

薰衣草	3滴		薰衣草	3滴
		或		
乳香	3滴		快乐鼠尾草	3滴

（以上精油也适用于减轻焦虑和压力。）

· 缓解感冒、流行性感冒和其他病毒感染的沐浴

（晚上使用）　　　　　　　　　　（白天使用）

| 薰衣草 | 3 滴 | 桉油樟 | 2 滴 |

或

| 松红梅 | 2 滴 | 迷迭香 | 2 滴 |
| 桉油樟 | 1 滴 | 茶树 | 2 滴 |

（如果喉咙会痛）　　　　　　　　（如果出现咳嗽）

薰衣草	3 滴		薰衣草	2 滴
百里香	2 滴	或	乳香	2 滴
茶树	1 滴		檀香	2 滴

· 排毒沐浴

（晚上使用）　　　　　　　　　　（白天使用）

杜松	3 滴		天竺葵	3 滴
葡萄柚	2 滴	或	迷迭香	2 滴
薰衣草	1 滴		杜松	1 滴

· 提高性欲的沐浴

| 檀香 | 5 滴 | | 茉莉 | 5 滴 |
| 黑胡椒 | 1 滴 | 或 | 玉桂子 | 1 滴 |

玫瑰	4 滴		依兰依兰	3 滴
橙花	2 滴	或	苦橙花	2 滴
			岩兰草	1 滴

这些混合精油的剂量，是按成人全身浸浴所需的剂量调配的。

这些精油可以直接加入水中，或先用基础油稀释。

如果是 5~12 岁的儿童要使用，只要滴加 3~4 滴精油就够了，而且精油必须先用稀释油稀释，才能加入水中。

用上述精油 6 滴加入 10 毫升的基础油中，也可用来当按摩油使用。

• 宝宝的沐浴

洋甘菊	1滴
薰衣草（要先用 5 毫升的大豆油稀释）	1滴

（抚慰沐浴）

或

橘	1滴
永久花（要先用 5 毫升大豆油稀释）	1滴

（滋润和有益宝宝的皮肤）

精油加入洗澡水前，一定要先稀释。

2. 一些简单的乳霜

• 盖伦冷霜

甜杏仁油	40 克	玫瑰纯露	40 克
蜜蜡	10 克	玫瑰原精	10 滴

这些材料混在一起，就可以制成冷霜，一接触皮肤就会迅速融化。这种冷霜可以当做清洁霜、护手霜或按摩霜。材料中的玫瑰纯露，可以用橙花纯露或其他适合的液体取代，而玫瑰原精也可以换成其他种类的精油。

· 椰子油乳霜

椰子油　　 50 克　　　玫瑰纯露（或橙花纯露等）　　 25 克

甜杏仁油 20 克　　　精油（选择喜爱的不同精油）　　 20 滴

这是比较油的乳霜，适合干燥性皮肤或日光浴后使用。

· 可可油乳霜

金盏花浸泡油　 50 克　　薰衣草　 10 滴

可可油　　　　 35 克　　没药　　 10 滴

蜜蜡　　　　　 10 克　　柠檬　　 5 滴（可任选各类精油,25 滴即可）

花朵溶液　　　 45 克

这种乳霜含油量最高，非常适合干燥、裂伤或脱皮的皮肤，在户外工作或手、脚跟经常干裂的人，也非常适合涂抹。

· 方法

这三种乳霜的制作方法都一样。

首先精确地量取各个材料（称重前，先用锋利的刀将蜜蜡切成小块），再将甜杏仁油或其他的油脂倒入不锈钢碗或耐热玻璃碗中，接着加入蜜蜡（如果用到的话）。将纯露加入另一个碗中，把两个碗一起放入一个装着温水的浅锅中，搅拌装有油脂和蜜蜡的碗，直到碗中的油脂和蜜蜡全部融化，就将碗移出热水。

用搅拌器搅拌的同时，在混合油脂中加入纯露，1 次加 1~2 滴，慢慢加入，不要停止搅拌的动作，就像在做蛋黄酱一样。

当混合油脂完全吸收纯露，就立刻停止搅拌。如果使用电动搅拌器，要记得将搅拌速度设定在低速，因为过度搅拌会使乳霜分离。

最后，加入精油再轻轻地搅拌，将乳霜装入瓶子中就完成了，但记得瓶子要安置在阴凉处或冰箱里。另外一种做法是在加入精油前，先将乳霜分装到数个小瓶子中，每个瓶子滴加不同的精油，便完成了好几种香味的乳霜。

依照上述的分量，只能做少量的乳霜，一旦读者熟悉了制作方法，就可以将原材料增加两倍或三倍，做成大罐的乳霜。这些乳霜的保存期限很长，因为精油本身就是一种天然防腐剂。如果一次调出一大罐乳霜，最好放入冰箱保存，使用时才分装成小罐。

3. 化妆水和剃须后柔肤水

• 油性肌肤适用

苦橙花纯露	250 毫升		苦橙花纯露	200 毫升
伏特加	15 毫升		金缕梅止痛水	100 毫升
葡萄柚	3 滴	或	葡萄柚	3 滴
薰衣草	3 滴		天竺葵	3 滴
松红梅	2 滴			

（这个配方非常适合皮肤油腻的人或痤疮患者使用。）

• 敏感或过敏性肌肤适用

蒸馏水	250 毫升
伏特加	10 毫升
德国洋甘菊	4 滴

• 干性肌肤适用

玫瑰纯露	250 毫升
伏特加	10 毫升
玫瑰原精	4 滴
乳香	2 滴

• 正常肌肤适用

玫瑰纯露	250 毫升
伏特加	15 毫升
玫瑰草	3 滴
玫瑰	3 滴

• 剃须后柔肤水

苦橙花纯露	250 毫升
伏特加	25 毫升
檀香或其他精油	6 滴

这种剃须后柔肤水非常适合敏感性肌肤的人使用，包括正要开始刮胡子的青春期男孩。檀香精油具有良好的杀菌能力，能有效控制和避免须疹。大西洋雪松、丝柏、葡萄柚和岩兰草精油的疗效也都不错。

• 方法

将伏特加酒倒进干燥而干净的瓶子中，再加入精油，摇晃直至精油完全溶解。此时可以添加金缕梅酊水（如果需要的话），再仔细摇匀。

最后再加入花露水或水状溶液，把所有材料摇匀即可。每次使用前，也要摇一摇。伏特加酒中，酒精的含量越高越好。

4. 漱口水

低价白兰地	250 毫升
欧薄荷	30 滴
百里香	20 滴
没药	10 滴（这个配方适用于口腔溃疡或齿龈发炎的患者）
甜茴香	10 滴
低价白兰地	250 毫升
茶树	50 滴
葡萄柚	30 滴

·方法

先将白兰地倒入干净而干燥的瓶子中，再加入其他的精油，均匀摇晃。使用前记得将整瓶漱口水摇晃过后，再将 2~3 茶匙的漱口水倒入半杯温水中。

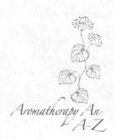

芳香疗法经典系列：

1.《摩利夫人的芳香疗法》

（玛格丽特·摩利著）

2.《芳香疗法大百科》

（派翠西亚·戴维斯著）

3.《芳香疗法精油宝典》

（汪妲·谢勒著）

4.《芳香疗法配方宝典》（上、下）

（瓦勒莉·安·沃伍德著）

5.《芳香疗法情绪心理配方宝典》（即将出版）

（瓦勒莉·安·沃伍德著）